Symposium Kassel
24. und 25. Februar 1984

Kardiopulmonale und zerebrale Reanimation

Wissenschaftliche Leitung:
D. Kettler, U. Braun und H. Sonntag
Herausgegeben von D. Kettler

Melsunger Medizinische Mitteilungen · Band 56/1984

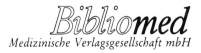

Medizinische Verlagsgesellschaft mbH

CIP-Kurztitelaufnahme der Deutschen Bibliothek
Symposium Kassel, 24. u. 25. Februar 1984 /
wiss. Leitung: D. Kettler . . . Hrsg. von D.
Kettler. – Melsungen: Bibliomed, Medizinische
Verl.-Ges., 1984.
(Melsunger medizinische Mitteilungen; Bd. 56)
ISBN 3-921958-36-9

NE: Kettler, Dietrich [Hrsg.]; GT

© Bibliomed · Medizinische Verlagsgesellschaft mbH, Melsungen 1984

Alle Rechte, insbesondere das Recht der Vervielfältigung und Verbreitung sowie der Übersetzung behält sich der Verlag vor. Ohne schriftliche Genehmigung durch den Verlag darf kein Teil des Werkes in irgendeiner Form mit mechanischen, elektronischen oder photographischen Mitteln (einschl. Tonaufnahme, Photokopie und Mikrofilm) reproduziert oder gespeichert werden.

Printed in Germany by Werbedruck KG H. Schreckhase, Spangenberg

ISBN 3-921958-36-9

Inhaltsverzeichnis

	Seite
Verzeichnis der Referenten	5

Begrüßung und Einführung 7
D. Kettler

Konventionelle und neue Techniken in der kardiopulmonalen Reanimation
– experimentelle und klinische Ergebnisse 9
K. H. Lindner und F. W. Ahnefeld

Neue Aspekte der Pharmakotherapie in der Reanimation 33
G. H. Meuret

Anschlußtherapie und Intensivbehandlung nach kardiopulmonaler Reanimation 53
U. Braun und E. Turner

Experimentelle Befunde zur Frage der Hirnschädigung nach Ischämie 69
B. Große-Ophoff und K.-A. Hossmann

Hirnprotektion nach kardiopulmonaler Wiederbelebung 79
R. Larsen

Beurteilung der Hirnfunktion unter und nach kardiopulmonaler Reanimation 95
H. Schulz

Langfristige zerebrale Folgezustände nach kardiopulmonaler Reanimation –
Rehabilitationskonzepte 121
W. Gobiet

Kardiologisch bedingte Herzstillstände: Ursachen, Symptomatologie, klinischer Verlauf 131
H.-P. Schuster

Diagnostik und Akuttherapie des schweren Herzinfarktes 143
H. Kreuzer

Einige Aspekte eines großstädtischen Reanimationsprojektes:
das „Rotterdam-Projekt" 163
H. N. Hart

Ist die primäre kardiopulmonale Reanimation eine ausschließlich ärztliche Aufgabe?
Einführung 175
W. Reifenrath

Paneldiskussion 179

Verzeichnis der Referenten

Ahnefeld, F. W., Prof. Dr.
Zentrum für Anaesthesiologie der Universität Ulm, Steinhövelstraße 9, D-7900 Ulm

Braun, U., Prof. Dr.
Zentrum Anaesthesiologie, Georg-August-Universität, Robert-Koch-Straße 40,
D-3400 Göttingen

Gobiet, W., Dr.
Abteilung Klinische Rehabilitation, Neurologische Klinik, Greitstraße 28,
D-3253 Hessisch Oldendorf

Große-Ophoff, B., Dr.
Max-Planck-Institut für Experimentelle Neurologie, Ostmerheimer Straße 200,
D-5000 Köln-Merheim

Hart, H. N., Dr.
GG en GD, Schiedamsedijk 95, NL-3011 EN Rotterdam

Hossmann, K.-A., Prof. Dr.
Max-Planck-Institut für Experimentelle Neurologie, Ostmerheimer Straße 200,
D-5000 Köln-Merheim

Kettler, D., Prof. Dr.
Zentrum Anaesthesiologie, Georg-August-Universität, Robert-Koch-Straße 40,
D-3400 Göttingen

Kreuzer, H., Prof. Dr.
Abteilung Kardiologie und Pulmonologie, Zentrum Innere Medizin, Georg-August-Universität, Robert-Koch-Straße 40, D-3400 Göttingen

Larsen, R., Priv.-Doz. Dr.
Zentrum Anaesthesiologie, Georg-August-Universität, Robert-Koch-Straße 40,
D-3400 Göttingen

Lindner, K.-H., Dr.
Zentrum für Anaesthesiologie der Universität Ulm, Steinhövelstraße 9, D-7900 Ulm

Meuret, G., Prof. Dr.
Institut für Anaesthesiologie, Albert-Ludwigs-Universität, Hugstetter Straße 49,
D-7800 Freiburg

Reifenrath, W.
Ausbildungsleiter für Notfallausbildung, DRK Göttingen, Waldweg 14,
D-3400 Göttingen

Sonntag, H., Prof. Dr. (Vorsitz)
Zentrum Anaesthesiologie, Georg-August-Universität, Robert-Koch-Straße 40,
D-3400 Göttingen

Schulz, H., Priv.-Doz. Dr.
Klinik für Anaesthesiologie und operative Intensivmedizin, Klinikum Steglitz der FU Berlin, Hindenburgdamm 30, D-1000 Berlin 45

Schuster, H.-P., Prof. Dr.
Medizinische Klinik I, Städtisches Krankenhaus, Weinberg 1, D-3200 Hildesheim

Zinganell, K., Dr. (Vorsitz)
Zentrale Abteilung für Anästhesie und operative Intensivmedizin, Städtische Kliniken, Mönchebergstraße 41–43, D-3500 Kassel

Begrüßung und Einführung

Meine sehr verehrten Damen und Herren,
dem Zentrum Anästhesiologie der Universität Göttingen wurde die thematische Gestaltung des 27. Symposiums der B. Braun Melsungen AG in Kassel übertragen. Stellvertretend für die daran beteiligten Kollegen darf ich Sie hier in Baunatal zunächst einmal sehr herzlich begrüßen. Die unerwartet zahlreiche Teilnahme spricht dafür, daß das Thema „Kardiopulmonale und zerebrale Reanimation" nichts von seiner Aktualität eingebüßt hat.

Ich möchte Sie eingangs an ein Datum erinnern, das gar nicht weit zurückliegt: Im Jahre 1960 wurde von *Kouwenhoven* die extrathorakale Herzmassage eingeführt. Ich freue mich deshalb besonders, Herrn Dr. *Hart* aus Rotterdam, einen Landsmann von *Kouwenhoven*, begrüßen zu dürfen. Er hat sich bei der Durchführung des Rotterdamer Laienreanimations-Projektes besondere Verdienste erworben, und wir dürfen uns glücklich schätzen, von ihm über dieses sozial-medizinisch so wichtige Projekt einige Details zu hören.

In der Zwischenzeit sind die Atemspende und die Herzdruckmassage als Primärmaßnahmen zur Lebensrettung eine Selbstverständlichkeit geworden, über die eigentlich nicht mehr viel geredet werden muß. Bei rechtzeitigem Einsatz dieser Maßnahmen nach Herz-Kreislauf-Stillstand kann, je nach der zugrundeliegenden Ursache, in einem bestimmten Prozentsatz mit einer Wiederherstellung der Organfunktionen und oft mit einem totalen Überleben gerechnet werden. Dennoch müssen angesichts zahlreicher neuer interessanter Untersuchungen eine Reihe von sogenannten Selbstverständlichkeiten in der Reanimatologie in Frage gestellt bzw. neu überdacht werden. Das diesjährige Symposium hat sich das Ziel gesetzt, solche neuen wissenschaftlichen Ergebnisse auf dem Gebiet der Reanimation zu sichten, in Diskussionen aufzuarbeiten und Ihnen damit nahezubringen.

Was gibt es Neues in der Reanimation? Dies steht als Motto über den folgenden beiden Tagen und, um Sie neugierig zu machen, darf ich mit freundlicher Erlaubnis der nachfolgenden Redner schon einige der Themen nennen, über die zu diskutieren sein wird. Als Beispiele nenne ich:
Ist die neue kardiopulmonale Reanimation den bisherigen Techniken überlegen?
Verbessern Hilfsmittel wie Bauchkompressen die Reanimationsergebnisse?
Ist Adrenalin wirklich wieder die Reanimationsdroge Nummer eins?
Welche Bedeutung kommt dem Alupent und Kalzium zu?
Gibt es für Kalziumantagonisten eine neue Indikation in der Reanimation?
Was ist gesichert in der zerebralen Protektion nach Reanimation; gibt es noch eine Indikation für die Anwendung von Barbituraten?

Leider sind die Folgezustände nach primär erfolgreicher Herz-Lungenwiederbelebung nicht immer erfreulich, und daher müssen wir uns bedauerlicherweise auch mit solchen Zuständen wie dem apallischen Syndrom beschäftigen, das eine spezielle Rehabilitation in dafür konzipierten Kliniken erfordert. Auch dazu werden wir etwas hören, und gerade für die Retter aus der primären Notfallszene ist es vielleicht sinnvoll, einmal zu sehen, was aus ihren reanimierten Patienten geworden ist. Angesichts dieser Ergebnisse stellt sich auch die Frage, unter welchen Umständen der Notarzt eine Reanimation einstellen darf. Welche Entscheidungskriterien gibt es dafür?

Schließlich werden die für den Notarzt so wichtigen kardialen Notfälle mit Herz-Kreislauf-Versagen von kompetenten Fachleuten besprochen. Und wir werden uns in Anlehnung an das Referat von Herrn Kollegen *Hart* über die Frage unterhalten müssen, wie wir die ersten Minuten, die bis zum Eintreffen der Berufsretter vergehen, und die so entscheidend für das weitere Schicksal des zu Reanimierenden sind, überbrücken können. Welche Vorschläge haben wir dafür?

Einige Ansatzpunkte ergeben sich von selbst. Kann und soll wie in Holland, Skandinavien und einigen Ballungsgebieten der USA eine breite Laienausbildung in der kardiopulmonalen Reanimation betrieben werden? Könnte der dabei eventuell angerichtete Schaden den Nutzen übersteigen? Welche Hinweise gibt es für den Erfolg einer solchen Massenausbildung? Was sind gesicherte Daten? Und wo soll die Laienausbildung in der kardiopulmonalen Reanimation beginnen: in der Schule, berufsbegleitend, im Anschluß an die Führerscheinkurse? Und welche Wiederholungs- und Trainingsmaßnahmen sind zur Sicherstellung des Erfolges erforderlich?

Aus der breitgefächerten Thematik ersehen Sie, daß wir alle im Rahmen des Symposiums ein gutes Stück Arbeit werden bewältigen müssen. Ich möchte Sie als Zuhörer ganz herzlich bitten, sich an den nach jedem Referat stattfindenden Diskussionen rege zu beteiligen. Dabei bitte ich Sie um die Stellung präziser und kurz formulierter Fragen in der Hoffnung auf eine dann auch präzise Antwort.

Abschließend darf ich meiner besonderen Freude darüber Ausdruck verleihen, daß neben erfahrenen und Ihnen allen bekannten Referenten auch einige jüngere Kollegen, die sich mit ihren wissenschaftlichen Arbeiten auf diesem Gebiet in der letzten Zeit einen Namen gemacht haben, zu Worte kommen werden.

Der Familie Braun und Herrn Dr. Schnell darf ich schon an dieser Stelle ganz herzlich dafür danken, daß Sie den Ausrichtern bei der Gestaltung des wissenschaftlichen Programms völlig freie Hand gelassen und die gesamte übrige Organisation übernommen haben. Die Art und Weise der Zusammenarbeit war aus meiner Sicht vorbildlich für ein firmenunterstütztes Symposium und sollte deshalb hier besonders erwähnt werden.

Ich bitte jetzt die beiden Vorsitzenden der 1. Hauptsitzung den Vorsitz zu übernehmen und hoffe mit Ihnen auf einige interessante Stunden im weiteren Verlauf des Symposiums.

D. Kettler

Konventionelle und neue Techniken in der kardiopulmonalen Reanimation — experimentelle und klinische Ergebnisse

Von K. H. Lindner und F. W. Ahnefeld

In den letzten Jahren sind in zahlreichen experimentellen Studien die Grundlagen der kardiopulmonalen-zerebralen Reanimation neu bearbeitet und definiert worden. Die inzwischen vorliegenden unterschiedlichen Untersuchungsergebnisse können nur schwer auf einen Nenner gebracht und interpretiert werden. Sinn und Zweck dieser Übersicht soll es sein, die wesentlichsten Befunde mit dem Versuch einer Interpretation darzustellen und schließlich Schlußfolgerungen für die Klinik zu ziehen.

Der Blutfluß und der dadurch während einer kardiopulmonalen Reanimation unter Anwendung der äußeren Herzdruckmassage entstehende Minimalkreislauf kann auf zwei verschiedenen Mechanismen beruhen. Nach der klassischen Vorstellung kommt eine Blutströmung durch eine Kompression des Herzens zwischen dem Sternum und der Wirbelsäule zustande. Aufgrund neuerer Untersuchungen sollen jedoch allein die intrathorakalen Druckschwankungen zu einer ausreichenden Blutzirkulation führen. Zunächst werden die bisherigen Erkenntnisse zur alten und neuen Theorie der Blutströmung während der kardiopulmonalen Reanimation zusammenfassend dargestellt. Anschließend erfolgt eine kritische Bewertung beider Mechanismen nach hämodynamischen Kriterien anhand der in der Literatur vorliegenden Ergebnisse. Daraus werden alternative Methoden zur konventionellen kardiopulmonalen Reanimation abgeleitet, die bereits heute unter bestimmten Voraussetzungen in der Klinik eingesetzt werden können.

1.1 Die Herzkompression

1960 berichteten *Kouwenhoven* und Mitarbeiter, daß die Blutzirkulation nach einem Herz-Kreislauf-Stillstand durch rhythmische Kompression des unteren Sternumanteils für einen bestimmten Zeitraum wieder hergestellt werden kann (22). Sie nahmen an, daß während der künstlichen Systole das Herz zwischen Sternum und Wirbelsäule komprimiert und Blut in das arterielle System ausgeworfen wird und erklären den Mechanismus wie in Abbildung 1 zu sehen (24).

Da die Mitral- und die Trikuspidalklappe geschlossen sind, kommt es im Thorax zu einem arterio-venösen Druckgradienten. In der künstlichen Diastole dagegen fällt der intrakardiale Druck ab, die Mitral- und die Trikuspidalklappe öffnen sich und das Herz füllt sich aus dem venösen System. Um die Wirksamkeit der Herzkompression nicht zu behindern, wurde nur nach jeder fünften Kompression eine interponierte Beatmung empfohlen. Der Füllungszustand des Herzens am Ende der künstlichen Diastole hängt von der Druckdifferenz zwischen dem Venensystem und dem rechten Ventrikel ab. Er kann durch eine Flüssigkeitsinfusion und durch physikalische Maßnahmen wie Hochheben der Beine und abdominale Kompression erhöht werden (4). Das Auswurfvolumen des Herzens ist darüber hinaus durch eine stärkere Annäherung des Sternums an die Wirbelsäule und eine zusätzliche arterielle Vasodilatation zu steigern. Eine venöse Dilatation ist dagegen nicht erwünscht, da hierdurch die Venenkapazität zu- und der rechtsventrikuläre Füllungsdruck abnehmen (4). Obwohl der hier dargestellte Mechanismus der direkten Herzkompression frühzeitig in Zweifel gezogen wurde (25, 38), blieb diese Theorie infolge Fehlens überzeugender Beweise lange Zeit anerkannt.

1.2 Der Thoraxpumpmechanismus

Für die weitere Entwicklung war eine Beobachtung von entscheidender Bedeutung: Bei Patienten mit einer emphysematischen Lungenerkrankung läßt sich das Herz nur schwer zwischen Sternum und Wirbelsäule komprimieren. Trotzdem gibt es zahlreiche Berichte über erfolgreiche Reanimationen bei diesen Patienten, die folgendermaßen erklärt wurden: Der Blutfluß muß durch intrathorakale Druckschwankungen erzeugt werden, die direkte Herzkompression ist von keiner oder nur untergeordneter Bedeutung. Der sogenannte Thoraxpumpmechanismus, der zuerst von *Thompson* (36, 37) und später 1976 von *Criley* (14) beschrieben wurde, lieferte die Grundlagen für eine neue Theorie, die von *Chandra* 1979 (9) aufgegriffen und zur sogenannten neuen kardiopulmonalen Reanimation weiterentwickelt wurde.

In Abbildung 2 sind die Voraussetzungen für die Wirkung des sogenannten Thoraxpumpmechanismus dargestellt (24). Alle blutführenden Strukturen im Thorax werden als elastische Schläuche oder Kammern betrachtet, die durch äußeren Druck komprimierbar sind. Die großen Venen kollabieren bereits bei einem kleinen transmuralen Druckunterschied, während die Aorta und ihre großen Äste infolge ihres stärkeren Wandaufbaus auch bei einem größeren Druckunterschied offen bleiben (40). Intermittierende intrathorakale Druckschwankungen müssen daher zu einer Blutströmung führen, wobei die Flußrichtung durch den partiellen Schluß der Trikuspidalklappe und durch den Venenkollaps in Höhe der oberen Thoraxapertur, beziehungsweise durch Venenklappen in den Jugularvenen und in der Vena subclavia,

Abb. 1: Schematisierte Darstellung der direkten Herzkompression und des Blutflusses während der kardiopulmonalen Reanimation (Luce et al. 1980)

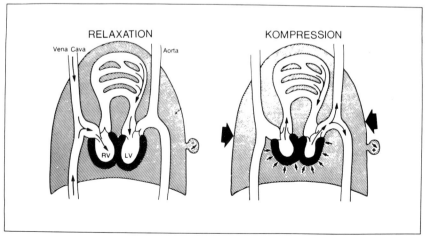

vorgegeben wird. Ein Vorwärtsflow entsteht also durch die Lungengefäße, den linken Vorhof und das linke Herz, die in Serie geschaltet sind (13, 26, 28).

Durch zweidimensionale echokardiographische Untersuchungen konnte bei fünf Patienten nachgewiesen werden, daß während der Thoraxkompression die Aorten- und Mitralklappe gleichzeitig offen sind, und daß die Größe des linken Ventrikels infolge des zunehmenden Blutvolumens gleichbleibt oder sogar ansteigt (41). Eine verlängerte Kompressionsdauer führte zu einer weiteren Öffnung der Mitralklappe. Die Pulmonalklappe ist während der Kompression geschlossen und verhindert ein Rückströmen des Blutes in den rechten Ventrikel.

Der antegrade Blutfluß in den Carotiden und die treibende Kraft zur Organperfusion während der Thoraxkompression entsteht also durch einen Druckgradienten zwischen dem arteriellen System und den extrathorakalen Venen (15). Wenn während der Relaxation der intrathorakale Druck abnimmt, öffnet sich die Trikuspidalklappe, Blut strömt in den rechten Ventrikel und durch die offene Pulmonalklappe in die Lungenstrombahn. Die Aortenklappe ist jetzt geschlossen und Blut fließt nur aus dem venösen Kapazitätssystem in den Thorax.

2.

Experimentelle und klinische Untersuchungen der frühen sechziger Jahre und insbesondere der letzten fünf Jahre belegen jedoch, daß der Minimalkreislauf während der externen Herzdruckmassage sowohl durch die direkte Herzkompression als auch durch den Thoraxpumpmechanismus erzeugt wird.

Die Arbeitsgruppe um *Kouwenhoven* stützt die Theorie der direkten Herzkompression nicht nur auf den klinischen Reanimationserfolg, sondern in Tierversuchen wurde während der externen Herzdruckmassage ein intrathorakaler Druckunterschied zwischen dem arteriellen und venösen System gemessen. In tierexperimentellen und klinischen Untersuchungen wurde allerdings gezeigt, daß mit der externen Herzdruckmassage im Gegensatz zu der bis

Abb. 2: Schematisierte Darstellung des Thoraxpumpmechanismus und des Blutflusses während der kardiopulmonalen Reanimation (Luce et al. 1980)

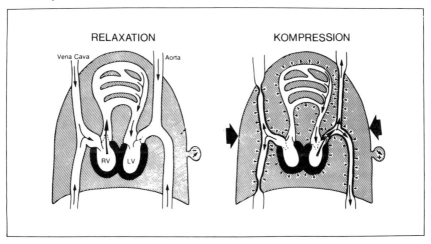

dahin angewandten offenen, direkten Herzmassage nur ein minimaler Blutfluß mit niedrigem Blutdruck und kleinem Herzzeitvolumen aufgebaut werden kann. In der Untersuchung von *Weiser* 1962 wurde bei Hunden mit einem durchschnittlichen Körpergewicht von 15 kg nach elektrisch ausgelöstem Kammerflimmern der Herzindex und der systolische, diastolische und mittlere Blutdruck in der Aorta mit der externen manuellen Herzdruckmassage und mit der offen Herzmassage gemessen (39). Vor Auslösen des Kammerflimmerns betrug der Herzindex 169 ml/min kg und nach fünf Minuten externer Herzdruckmassage nur 37 ml/min kg (22 %) (Tab. 1). Mit der offenen Herzmassage wurden dagegen 92 ml/kg/min (55 %) ausgeworfen. Der zentrale Blutdruck in der Aorta fiel von 141/97 mm Hg auf 67/10 mm Hg mit der thorakalen Herzdruckmassage und auf 74/30 mm Hg mit der offenen Herzmassage ab.

	Kontroll-wert	externe HDM	offene HDM
HI (ml/min kg)	169	37 (22 %)	92 (55 %)
SAD (mm Hg)	141	67 (48 %)	74 (53 %)
DAD (mm Hg)	97	10 (9 %)	30 (31 %)
MAD (mm Hg)	116	24 (21 %)	38 (33 %)

Tab. 1: Herzindex (HI), systolischer (SAD), diastolischer (DAD) und mittlerer (MAD) Blutdruck in der Aorta nach 5minütigem Kammerflimmern mit der externen Herzdruckmassage und anschließender offener Herzmassage bei Hunden mit einem durchschnittlichen Körpergewicht von 15 kg. (Weiser et al. 1962)

	Herzindex (l/min · m^2)	Mittlerer art. Blutdruck (mm Hg)	Mittlere Kreislaufzeit (sec)
externe HDM (9 Patienten)	0,61 ± 0,2	32	89
offene HM (5 Patienten)	1,31 ± 0,1	39	44

Tab. 2: Herzindex, mittlerer arterieller Blutdruck in der Arteria femoralis und mittlere Kreislaufzeit mit der externen Herzdruckmassage (9 Patienten) und mit der offenen Herzmassage (5 Patienten). (Del Guerico et al. 1965)

Bereits 1965 wurde von *Del Guerico* eine Arbeit veröffentlicht, in der bei Patienten mit Herzkreislaufstillstand der Herzindex, der mittlere arterielle Blutdruck und die mittlere Kreislaufzeit mit der externen und der offenen Herzmassage gegenübergestellt wurden (17) (Tab. 2). Mit der geschlossenen Hezzdruckmassage wurde bei neun Patienten nur ein Herzindex von 0,61 ± 0,2 l/min x m^2 Köperoberfläche gemessen, während die offene Herzmassage bei fünf Patienten einen etwa doppelt so hohen Herzindex erzeugte. Der mittlere Blutdruck in der Arteria femoralis betrug nur 32 mm Hg mit der externen und 39 mm Hg mit der internen Reanimationsmethode. Auch die mittlere Kreislaufzeit war mit der geschlossenen Technik mit 89 Sekunden doppelt so lang wie mit der offenen.

Zur Verbesserung der Perfusion mit einem durch die Massage erzeugten Minimalkreislauf variierten *Taylor* und Mitarbeiter bei der externen Herzmassage die Kompressionsfrequenz

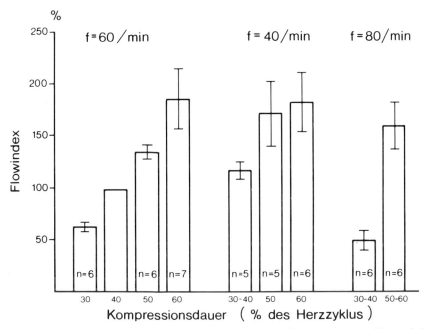

Abb. 3: Abhängigkeit des Flowindex von der Kompressionsdauer eines Herzzyklus und der Kompressionsfrequenz unter der externen Thoraxkompression bei acht Patienten (Taylor et al. 1977)

und die Kompressionsdauer (35). Als Meßparameter wurden der Blutdruck in der Arteria radialis und der Flow in der Arteria carotis mit Hilfe der Ultraschall-Doppler-Sonographie bei acht Patienten semiquantitativ bestimmt. Die Abbildung 3 zeigt die Abhängigkeit des Flowindex von der Kompressionsfrequenz und der Kompressionsdauer. Der Blutfluß, der mit einer Kompressionsdauer von 40 Prozent und einer Kompressionsfrequenz von 60/min erzeugt wurde, wurde 100 Prozent gesetzt und die übrigen Werte darauf bezogen. Eine Verlängerung der Systole auf 60 Prozent führte zu einer Flowsteigerung auf 185 Prozent. Eine ähnliche Verbesserung des Blutflusses durch Verlängerung der Kompressionsdauer wurde auch bei den Frequenzen 40 und 80/min nachgewiesen. Ein analoges Verhalten zeigte der mittlere arterielle Blutdruck. Wesentliche Schlußfolgerungen dieser Untersuchung ist: Die Ausbildung eines Kompressionsplateaus erhöht den Blutfluß.

In anderen Untersuchungen wurden bei fünf Patienten mit asystolischem Herzstillstand Druckmessungen in der Arteria brachialis und Herzzeitvolumenbestimmungen mit kurzer und langer manueller Kompressionszeit vergleichend dargestellt (18). Die Herzdruckmassage mit verlängerter Kompressionsdauer (Technik B) war auch hier der ruckartigen Herzdruckmassage (Technik A) überlegen (Tab. 3). Eine zusätzliche Steigerung der Blutdruckwerte und des Herzzeitvolumens konnte durch eine gelegentliche simultane Beatmung und Herzmassage (Technik C) beobachtet werden. Die Beatmungsfrequenz betrug 12 bis 16 pro Minute.

Diese experimentellen Ergebnisse wurden bereits in die allgemein verbindlichen Richtlinien der American Heart Association (1980) zur kardiopulmonalen Reanimation aufgenommen (1, 2, 33, 34). Die Thoraxkompressionszeit soll 50 – 60 Prozent des Gesamtzyklus betra-

	Kompressions- frequenz (Schläge/min)	HZV (l/min)	Mittlerer Blutdruck (mm Hg)
Technik A	98	2,3	13
Technik B	93	2,9	16
Technik C	99	3,7	18

Tab. 3: Herzzeitvolumen und mittlerer Blutdruck in der A. brachialis bei 5 Patienten mit 3 verschiedenen Techniken.
Technik A: ruckartige HDM im 5:1-Wechsel mit der Beatmung
Technik B: HDM mit Plateaubildung im 5:1-Wechsel mit der Beatmung
Technik C: kontinuierliche HDM mit Plateaubildung mit einer Beatmungsfrequenz von 12–16/min (Härich und Ahnefeld 1979)

gen. Wenn der Patient intubiert ist, kann bei einer Kompressionsfrequenz zwischen 60 und 80/min und einer Beatmungsfrequenz von 12/min die Beatmung sowohl interponiert als auch gelegentlich einmal simultan mit der Thoraxkompression erfolgen.

In den vorgenannten Untersuchungen von *Taylor* wurde den Empfehlungen entsprechend nach jeder fünften Thoraxkompression interponierend beatmet. *Taylor* konnte jedoch wiederholt beobachten, daß eine Thoraxkompression, mit der bereits am Ende der Inspiration begonnen wurde, deutlich höhere Blutdruck- und Flowwerte lieferte.

Rudikoff aus der gleichen Arbeitsgruppe führte bei Hunden, nach durch Stromeinwirkung erzeugtem Herzstillstand, einmal pro Sekunde eine Thoraxkompression von einer halben Sekunde Dauer durch (32). Nach jeder fünften Kompression wurde die Diastole um 0,5 sec verlängert, um eine Beatmung durchzuführen. Während jeder Thoraxkompression trat ein nahezu gleich hoher Druck in der Arteria carotis, im linken Ventrikel, im rechten Vorhof und in der Aorta auf (Abb. 4). Die Druckwerte und auch der Carotisflow schienen vom Ausmaß der Lungendehnung abhängig zu sein. Die besseren Meßwerte der ersten Kompression, mit der

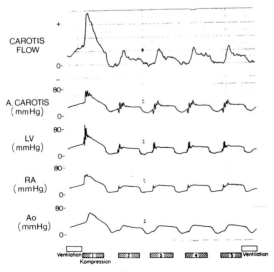

Abb. 4: Druck- und Flowmuster in der Arteria carotis, im linken Ventrikel, im rechten Atrium und in der Aorta während der konventionellen kardiopulmonalen Reanimation beim Hund (Rudikoff et al. 1980)

bereits am Ende der Inspiration begonnen wurde, können nur durch einen erhöhten intrathorakalen Druck bedingt sein und nicht durch die verlängerte diastolische Pause, da keine Zunahme der Blutdruckwerte auftrat, wenn nach der fünften Kompression nicht beatmet wurde.

Während der Diastole fließt Blut zum rechten Vorhof zurück, hier dargestellt am Flow in der Vena jugularis interna (Abb. 5). Zu Beginn der Kompression kommt es in der Vena jugularis zu einem kurzen retrograden Flow, worauf während der Kompression ein Flow von Null folgt. Zusätzlich sind in dieser Abbildung die Druckwerte in der Jugularvene, in der Pulmonalarterie, im rechten Vorhof und in der Aorta dargestellt. Bei jeder Kompression kommt es zu einem Druckgradienten zwischen den intra- und den extrathorakalen Venen.

In einer zweiten Reanimationsphase wurde der Endotrachealtubus am Ende der Inspiration abgeklemmt und die Thoraxkompressionen erfolgten bei geblähter Lunge. Durch den erhöhten intrathorakalen Druck kam es zu einem wesentlich höheren Flow in der Arteria carotis und zu einem höheren Blutdruck (Abb. 6). Diese Ergebnisse ließen eine Abhängigkeit des Blutflusses vom intrathorakalen Druck erkennen und eröffneten die Möglichkeit, die künstliche Zirkulation über eine Steigerung des intrathorakalen Druckes zu verbessern.

Bereits 1976 beobachtete *Criley* während der Koronarangiographie, daß Patienten mit Kammerflimmern allein durch Hustenstöße bei Bewußtsein blieben (15). Die intrathorakale Druckschwankung, die zu einer Blutzirkulation führt, kann, das war daraus zu schließen, auch allein durch Husten erzeugt werden. Bei einem 45-jährigen Patienten mit einem aortokoronaren Bypass kam es während der Koronarangiographie nach der Injektion des Kontrastmittels plötzlich zu Kammerflimmern. Der Blutdruck in der Aorta während der externen Herzdruck-

Abb. 5: Blutfluß und Blutdruck in der Vena jugularis während der konventionellen kardiopulmonalen Reanimation beim Hund. Dargestellt sind auch die Druckwerte in der Arteria pulmonalis, im rechten Atrium und in der Aorta (Rudikoff et al. 1980)

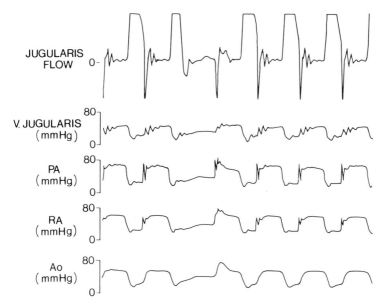

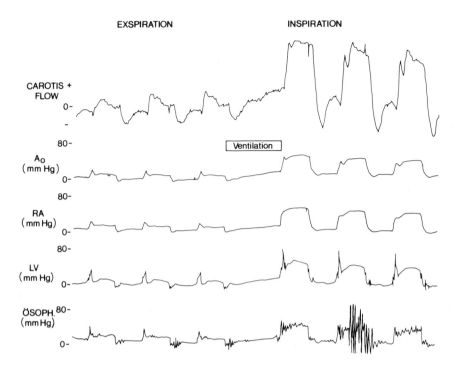

Abb. 6: Anstieg des Blutflusses in der Arteria carotis und der Blutdruckwerte in der Aorta, dem rechten Atrium, dem linken Ventrikel und dem Oesophagus nach Abklemmen des endotrachealen Tubus am Ende der Inspiration während der kardiopulmonalen Reanimation beim Hund (Rudikoff et al. 1980)

massage wurde mit dem Druck während wiederholter Hustenstöße verglichen, die der Patient durchführte, bevor das Kammerflimmern mit einer Defibrillation beendet wurde. Der mittlere systolische Blutdruck während 16 Hustenstößen betrug 140 mm Hg, während mit der externen Herzdruckmassage nur 73 mm Hg erzeugt wurden (14, 16) (Abb. 7).

Die Aufrechterhaltung eines Blutflusses durch heftiges Husten in Abständen von 1 bis 2 Sekunden während eines Herzkreislaufstillstandes war bis zu 92 Sekunden möglich (27). Durch eine tiefe Inspiration wird der Blutrückfluß zum Herzen gefördert, der anschließende Schluß der Glottis (Valsalva-Manöver) erzeugt den intrathorakalen Druckanstieg (31).

Um einen möglichst hohen intrathorakalen Druck zu erzeugen, ging die Arbeitsgruppe *Taylor, Chandra und Weisfeldt* dazu über, die Thoraxkompression und die Beatmung simultan mit einer Frequenz von 40/min auszuführen (9). Hierzu sind sehr hohe Beatmungsdrucke zwischen 70 und 110 cm Wasser und eine abdominale Kompression notwendig. Wird das Abdomen nicht komprimiert, so entsteht über ein Ausweichen des Zwerchfelles ein Abfall des intrathorakalen Druckes (20).

Chandra zeigte bei Hunden, daß durch die konventionelle kardiopulmonale Reanimation nur ein extrem kleiner Blutfluß erzeugt wird (12) (Abb. 8). Wurde dagegen die „neue kardiopulmonale Reanimation" eingesetzt, also die simultane Beatmung und Thoraxkompression

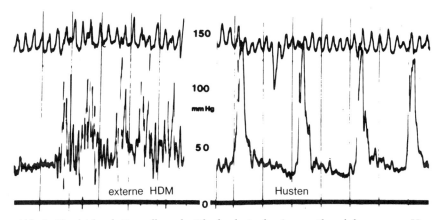

Abb. 7: Vergleichende Darstellung des Blutdrucks in der Aorta während der externen Herzdruckmassage (initial 5 Sekunden) und während des Hustens (34 Sekunden) bei einem 45jährigen Patienten mit Kammerflimmern (Criley et al. 1976)

Abb. 8: Druck- und Flowmuster in der Arteria carotis, dem rechten Atrium, in der Aorta und in der Vena jugularis während der konventionellen kardiopulmonalen Reanimation mit einer interponierten Beatmung nach jeder fünften Kompression beim Hund (Chandra et al. 1981)

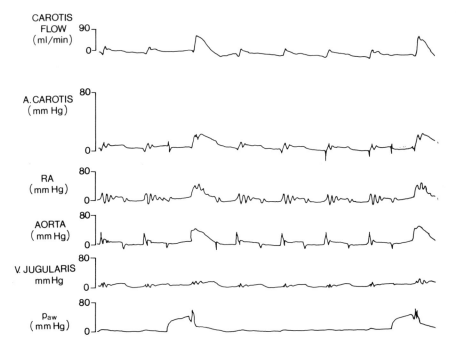

mit einer Frequenz von 40/min, wurden der Blutdruck und der Flow erheblich vergrößert (Abb. 9). Die Lungen blieben während der gesamten Kompressionsdauer gebläht und erst in der Entlastungsphase fiel der Beatmungsdruck von 60 bis 110 cm Wasser auf den atmosphärischen Druck ab und venöses Blut konnte von den peripheren Venen in das rechte Herz fließen. Trotz der hohen Atemwegsdrucke soll während der neuen kardiopulmonalen Reanimation eine Überdehnung oder Zerreißung der Lunge durch die gleichzeitige Thoraxkompression verhindert werden. Mit dieser Technik konnte auch bei 10 Patienten der systolische Blutdruck in der Arteria radialis von 41 auf 53 mm Hg und der mittlere Flow in der Arteria carotis von 100 Prozent auf 252 Prozent gesteigert werden.

Die von den bisher genannten Autoren nachgewiesene Effektivität des Thoraxpumpmechanismus während der Reanimation blieb jedoch in den letzten Jahren nicht unwidersprochen. Die Erklärung für die widersprüchlichsten Untersuchungsergebnisse, welcher Mechanismus nun tatsächlich zur Blutzirkulation während der Reanimation führt, liegt in den unterschiedlichen Tiermodellen begründet. Ein kleiner anterior-posteriorer Thoraxdurchmesser, ein großes Herz und eine hohe Elastizität des Thorax begünstigen den Blutfluß über die direkte Herzkompression. Die direkte Herzkompression und nicht die Thoraxpumpe soll daher der bestimmende Mechanismus bei der Reanimation von Kindern sein.

Die Auswirkung der kardiopulmonalen Reanimation auf die zerebrale Wiederbelebung wurde zunächst von der Gruppe um *Safar* aus dem Resuscitation Research Center in Pitts-

Abb. 9: Druck- und Flowmuster in der Arteria carotis, im rechten Atrium, in der Aorta und in der Vena jugularis während der neuen kardiopulmonalen Reanimation mit simultaner Thoraxkompression und Beatmung mit einer Frequenz von 40/min (Chandra et al. 1981)

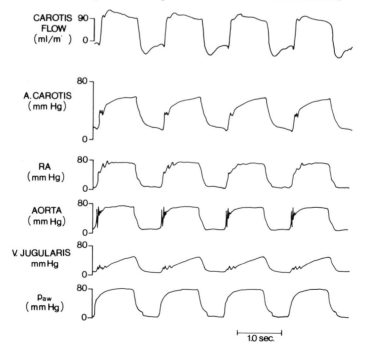

burgh untersucht. In verschiedenen Tierversuchen wurden vergleichend die hämodynamischen und zerebralen Effekte der konventionellen Reanimation, der neuen Reanimation und der offenen Herzmassage gegenübergestellt (3, 7, 8). *Safar* stellte fest, daß die neue kardiopulmonale Reanimation höhere Blutdruck- und Flowwerte erzeugte, daß jedoch auch der intrakranielle Druck mit dieser Technik stark anstieg. Verbunden war damit eine Abnahme des zerebralen Perfusionsdrucks (mittlerer arterieller Blutdruck minus intrakranieller Druck) und eine Abnahme des Sauerstoffpartialdrucks im Sinus sagittalis. Die besten Ergebnisse auch bezüglich der zerebralen Parameter lieferte die offene Herzmassage.

Im Gegensatz hierzu konnte ein anderer Autor mit der neuen kardiopulmonalen Reanimation einen höheren zerebralen Perfusionsdruck und einen höheren Blutfluß im Gehirn (gemessen mit radioaktiven Mikropartikeln) als mit der konventionellen Technik erzeugen (21). Unabhängig von der Reanimationstechnik war jedoch in allen Studien nicht nur der zerebrale Perfusionsdruck sondern auch der global und der regional in verschiedenen Hirnbezirken gemessene zerebrale Blutfluß so niedrig, daß gerade bei länger dauernder Reanimation ein zerebrales Überleben nicht gesichert erscheint.

Eine direkte Übertragung dieser fast ausschließlich im Tierexperiment erhobenen Befunde auf den Menschen ist wegen anatomischer und physiologischer Speziesunterschiede nicht möglich. Die Auswirkungen der neuen kardiopulmonalen Reanimation auf die zerebrale und myokardiale Perfusion und die Überlebensrate beim Menschen sind noch nicht bekannt. Für die neue kardiopulmonale Reanimation, d. h. für die simultane Beatmung und Thoraxkompression, ist eine spezielle Vorrichtung zur Erzeugung des hohen Beatmungsdruckes erforderlich. Wenn nicht immer gleichzeitig mit der Beatmung ein Gegendruck auf den Thorax ausgeübt wird, kann ein Barotrauma der Lunge nicht ausgeschlossen werden.

Beim erwachsenen Menschen soll der Blutfluß während der externen Thoraxkompression in ca. 30 Prozent der Fälle durch die direkte Herzkompression erzeugt werden (32). Es wird sogar angenommen, daß der dominierende Mechanismus während einer Kompression wechseln kann und zwar in dem Sinn, daß eine effektive, direkte Herzkompression nur an dem Punkt der maximalen Annäherung des Sternums an die Wirbelsäule auftritt. Aus diesem Grund scheint es angezeigt, nur solche Variationen in der klinischen Praxis einzusetzen, die mit einfachen Hilfsmitteln realisiert werden können und die den Blutfluß beider Mechanismen (direkte Herzkompression — Thoraxpumpmechanismus) verbessern. Dazu gehören alle Maßnahmen, die den venösen Rückfluß erhöhen wie die Infusion von Elektrolyt- oder Volumenersatzlösungen, das Hochheben der Beine und die abdominale Kompression (4,5). Eine ausreichende Kompressionskraft ist bei beiden Mechanismen Voraussetzung für die Erzeugung eines Minimalkreislaufs. Der Druckpunkt, der für den Thoraxpumpmechanismus ohne Bedeutung ist, muß für die Herzkompression exakt in der kaudalen Sternumhälfte festgelegt werden.

Die abdominale Kompression in Kombination mit der konventionellen Technik kann die Effektivität der Reanimation, gemessen an Blutdruck, Flow und Überlebensrate steigern (10, 19, 30, 32). Die abdominale Kompression kann zu einer Zunahme des venösen Rückflusses und des zirkulierenden Blutvolumens führen. Der erhöhte intrathorakale Druck, der durch eine Einschränkung der Zwerchfellbeweglichkeit und durch eine direkte Druckübertragung aufgebaut wird, bedingt auch über den Thoraxpumpmechanismus einen größeren Vorwärtsflow. Allerdings ist der intrathorakale Druckanstieg nicht so hoch wie bei der neuen kardiopulmonalen Reanimation, so daß während der maximalen Annäherung des Sternums an die Wirbelsäule eine direkte Herzkompression möglich ist. Durch eine Kompression der Aorta kann es zu einer Umverteilung des Blutflusses, weg von der unteren Extremität und dem Abdomen, hin zum Herzen und zu den Organen der oberen Körperhälfte kommen.

Die Kompression des Abdomens führt zu einer Erhöhung der Nachlast des linken Ventrikels, die während der Reanimation erwünscht ist, da über eine Zunahme des peripheren Widerstandes der diastolische Blutdruck und die Koronarperfusion ansteigen. Eine vergleichende Bewertung zeigt, daß mechanisch mit der abdominalen Kompression bei der Asystolie und bei Kammerflimmern eine ähnliche Wirkung auf den Blutdruck erzeugt wird, wie medikamentös mit der Injektion von Adrenalin und anderen Alpha-Sympathikomimetika (6, 30).

Bei Jungschweinen konnten wir mit einer kontinuierlichen Kompression des Abdomens für zehn Minuten mit einer pneumatischen Binde den Flow in der Arteria carotis communis und den arteriellen Blutdruck verdoppeln (23) (Abb. 10). Weder der zerebrale Perfusionsdruck noch der Gasaustausch und der Säure-Basen-Haushalt wurden durch diese Reanimationstechnik negativ beeinflußt. In dieser und auch in den anderen Untersuchungen wurden mit der abdominalen Kompression keine Verletzungen der Leber, Milz und anderer intraabdominaler Organe nachgewiesen (6, 11, 23, 30). Voraussetzung für die Vermeidung von Komplikationen ist jedoch, daß das Abdomen nicht direkt über der Leber und der Milz komprimiert wir (19).

Chandra und Mitarbeiter komprimierten das Abdomen zwischen dem unteren Rippenbogen und dem Beckenkamm bei zehn gesunden Probanden und konnten nachweisen, daß bei einem Druck von 100 mm Hg keine Schmerzen oder Verletzungen hervorgerufen werden (10). Bei zehn Patienten mit Herz-Kreislauf-Stillstand wurde mit einer Frequenz von 60/min und einer Kompressionsdauer von 50 Prozent die konventionelle Reanimation mit einer interponierten Beatmung nach jeder fünften Kompression durchgeführt. Die abdominale Kompression wurde in dieser Untersuchung zunächst nur für je 30 Sekunden ausgeübt. Der systolische Blutdruck in der Arteria radialis stieg bei den zehn Patienten im Mittel von 54 auf 67 mm

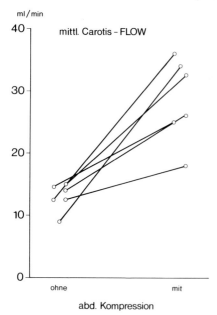

Abb. 10: Mittlerer Blutfluß in der Arteria carotis communis mit und ohne abdominale Kompression 100 mm Hg bei sechs Jungschweinen (Lindner et al. 1984)

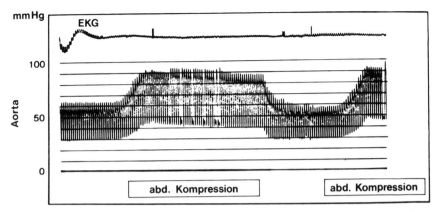

Abb. 11: Aortendruck eines Patienten mit und ohne abdominelle Kompression während der kardiopulmonalen Reanimation (Chandra et al. 1981)

Hg an und fiel nach Ablassen des Druckes wieder auf 51 mm Hg ab. Dieser positive hämodynamische Effekt konnte auch während einer vierminütigen Kompressionsdauer demonstriert werden (Abb. 11).

Die abdominale Kompression kann nicht nur kontinuierlich sondern auch interponiert während der Entlastungsphase des Herzens eingesetzt werden (29). Zehn Hunde wurden nach elektrisch ausgelöstem Kammerflimmern alternierend für je drei Minuten mit der konventionellen kardiopulmonalen Reanimation bzw. der konventionellen kardiopulmonalen Reanimation mit interponierter abdominaler Kompression, die manuell mit einem Druck von ca. 120 bis 150 mm Hg erzeugt wurde, über 30 Minuten reanimiert. Der arterielle Blutdruck in

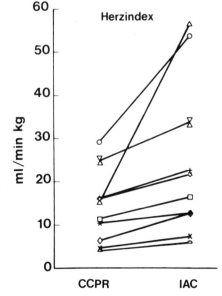

Abb. 12: Herzindex von 10 Hunden während der konventionellen kardiopulmonalen Reanimation mit und ohne interponierte abdominale Kompression, die nur in der Entlastungsphase des Herzens eingesetzt wurde (Ralston et al. 1982)
CCPR = konventionelle kardiopulmonale Reanimation
IAC = interponierte abdominale Kompression

der Arteria brachialis konnte mit dieser modifizierten Technik von 58/16 mm Hg auf 87/32 mm Hg gesteigert werden. Auch der Herzindex nahm mit der interponierten abdominalen Kompression von 14 ml/min kg auf 24 ml/min kg zu (Abb. 12).

Wegen der hohen Regurgitationsgefahr ist jedoch immer Voraussetzung, daß die Atemwege durch einen geblockten Endotrachealtubus freigehalten werden. Die kontinuierliche oder interponierte abdominale Kompression während der standardisierten Reanimation erweist sich unter diesen Voraussetzungen als einfache und effektive Maßnahme zur Verbesserung der künstlichen Zirkulation.

Schlußfolgerungen

Die vorliegenden Befunde erlauben derzeit folgende Schlußfolgerungen:

Der Blutfluß unter Einsatz der externen Herzdruckmassage wird beim erwachsenen Menschen sowohl durch eine generalisierte intrathorakale Druckerhöhung (Thoraxpumpmechanismus), als auch durch eine direkte Herzkompression erzeugt. Welcher dieser beiden wirksamen Mechanismen im individuellen Fall welchen Anteil am erzielten Minimalkreislauf hat, ist insbesondere von anatomischen und pathologischen Vorbedingungen abhängig.

Tierexperimentelle und klinische Untersuchungen der letzten Jahre bestätigen Befunde aus den frühen sechziger Jahren, daß mit der externen Herzdruckmassage und mit der konventionellen Reanimationstechnik mit einer interponierten Beatmung nach jeder fünften Kompression nur ein Minimalkreislauf mit einem Herzzeitvolumen und einem Blutfluß in der Arteria carotis zwischen 20 und 40 Prozent der am spontanschlagenden Herzen gemessenen Werte aufgebaut werden kann. Es besteht kein Zweifel, daß der Minimalkreislauf bei Aufbau eines Druckplateaus − Druck- und Entlastungsphase sind von gleicher Dauer − die besseren Ergebnisse liefert.

Die neue kardiopulmonale Reanimation, das heißt die simultane Beatmung und Thoraxkompression mit einer Frequenz von 40/min, die über eine Erhöhung des intrathorakalen Drucks zu einer verbesserten Organperfusion führen kann, sollte bis zum Vorliegen von umfassenden Untersuchungsergebnissen, die nicht nur die Überlebensrate von reanimierten Patienten, sondern auch das zerebrale Reanimationsergebnis einschließen, in der klinischen Praxis nicht eingesetzt werden. Außerdem ist die Gefahr eines Barotraumas der Lunge groß, wenn nicht gleichzeitig mit der Beatmung die Thoraxkompression erfolgt.

Durch Hustenstöße in Abständen von 1 bis 2 Sekunden konnten Patienten mit plötzlichem Herz-Kreislauf-Stillstand durch intermittierende intrathorakale Druckschwankungen bis zu 90 Sekunden bei Bewußtsein gehalten werden.

Die abdominale Kompression kann in Kombination mit der konventionellen Technik die Effektivität der Reanimation, gemessen an Blutdruck und Blutfluß, sowohl über die direkte Herzkompression als auch über den Thoraxpumpmechanismus steigern. Sie ist jedoch nur unter der Voraussetzung einer Intubation gefahrlos einsetzbar.

Für die Praxis ergeben sich daraus die nachfolgenden neuen Aspekte der mechanischen Herzwiederbelebung:

Druck- und Entlastungsphase müssen bei der Herzmassage von gleicher Dauer sein (Kompressionsplateau). Das damit erzielte Kompressionsplateau sichert die Mitwirkung der beiden den Minimalkreislauf bestimmenden Mechanismen, die wahrscheinlich im Einzelfall von unterschiedlicher Bedeutung sein können. Wenn der Patient intubiert ist, kann bei einer Kompressionsfrequenz zwischen 60 und 80 pro Minute und einer Beatmungsfrequenz von 12 pro

Minute die Beatmung sowohl interponiert als auch einmal simultan mit der Herzdruckmassage erfolgen.

Infusionen, sowie das Anheben der Beine könnten den Minimalkreislauf verbessern.

Die frühestmögliche Beatmung mit hoher Sauerstoffkonzentration (> 80 Vol.-%), ob über Maske oder nach Intubation, kann bei dem vorhandenen Minimalkreislauf das Ausmaß der Hypoxie vermindern.

Wenn die erweiterten Sofortmaßnahmen während der Reanimation nicht in kurzer Zeit zum Erfolg führen und wenn immer die äußeren Voraussetzungen (Intubation usw.) gegeben sind, sollte aufgrund der vorliegenden Befunde die zusätzliche manuelle oder mit einer Binde durchgeführte Kompression des Abdomens eingesetzt werden.

Wenn bei Patienten, die unter Monitorüberwachung stehen, plötzlich Kammerflimmern beobachtet wird und der Patient noch bei Bewußtsein ist, sollte er bis zum Bereitstellen eines Defibrillators aufgefordert werden, heftig zu husten. Dies alleine, um mehr Erfahrungen über die sogenannte „Husten-Reanimation" zu sammeln, die ja gegenwärtig die einzige überhaupt denkbare Selbsthilfe bei der Gefahr des plötzlichen Herztodes darstellen könnte.

Die übrige Methodik der mechanischen kardiopulmonalen Reanimation bleibt unverändert.

Abschließend und mit allem Nachdruck muß nach Erörterung der theoretischen Vorbedingungen für eine kardiopulmonale Reanimation und die daraus für die Praxis abzuleitenden Schlußfolgerungen die Tatsache vordergründig gesehen werden, daß für den Erfolg oder Mißerfolg, abgesehen vom Grundleiden, die Zeitspanne entscheidend ist, die zwischen Eintritt des Geschehens und dem Einsatz der mechanischen Herzwiederbelebung vergeht.

Eine Optimierung der Technik, wie sie mit der sogenannten neuen Reanimation angestrebt wird, und eine Verbesserung der medikamentösen Therapie sind theoretisch interessant, in der Praxis aber fast immer von sekundärer Bedeutung. Setzt die mechanische Reanimation zu spät ein, können weder ein verbesserter Minimalkreislauf noch Medikamente die bereits irreversible Störung der Zellfunktionen rückgängig machen. Unsere Aufgabe lautet daher zwar, die hier dargestellten Schlußfolgerungen in unser Therapiekonzept zu übernehmen, vor allem aber, zu erkennen, daß die kardiopulmonale Reanimation, zumindest außerhalb der Klinik nur dann wesentlich zu verbessern ist, wenn es gelingt, genügend Laien gut auszubilden.

Diskussion

Braun, Göttingen:
Vielen Dank, Herr Lindner, für Ihre sehr klare Darstellung des Themas und des Mechanismus dieser neuen kardiopulmonalen Reanimationsmaßnahmen. Sie haben gesagt, daß Sie mit diesen neuen Methoden den zerebralen Fluß steigern können, und daß gleichzeitig der intrakranielle Druck relativ stark ansteigt. Ist die Drucksteigerung die Folge der Flußsteigerung?

Lindner, Ulm:
Die Hirndrucksteigerung steht in direkter Beziehung zur Erhöhung des intrathorakalen Drucks. Je höher der intrathorakale Druck ist, desto höher wird der Anstieg des Hirndrucks sein. Mit der neuen kardiopulmonalen Reanimation konnte im Tierversuch trotzdem ein höherer zerebraler Perfusionsdruck gemessen werden, da der Anstieg des mittleren Blutdrucks

den Anstieg des Hirndrucks übersteigt, so daß also die Differenz – mittlerer arterieller Blutdruck minus intrakranieller Druck – mit der neuen kardiopulmonalen Reanimation größer ist.

Große-Ophoff, Köln:
Das Dia mit den Resultaten von *Köhler,* das Sie gezeigt haben, demonstriert, daß es zu Druckschwankungen des intrakraniellen Druckes kommt, die ganz eindeutig den Druckschwankungen im Thorax folgen. Auf dem Dia war zu sehen, daß der Druck intrakraniell höhere Werte oder zumindest gleiche Werte wie der Druck in der Aorta erreicht. Das läßt darauf schließen, daß – wenn überhaupt – ein ganz minimaler Flow im Gehirn erfolgt. Es geht nicht darum, innerhalb des Thorax möglichst hohe Flußwerte zu erzielen, sondern es geht darum, wie wir den Fluß im Gehirn erhöhen können. Wir haben nichts davon, wenn das Herz schlägt und das Gehirn tot ist. Wissen Sie etwas über die intrakraniellen Druckschwankungen bei der konventionellen Technik im Vergleich zu dieser neueren Technik mit den für meine Begriffe doch sehr hohen intrathorakalen Drucken?

Lindner, Ulm:
Die konventionelle Technik war in dem Dia davor dargestellt. Mit der konventionellen Technik wurde ein zerebraler Perfusionsdruck von 3 bis 4 mm Hg erzeugt, während die neue kardiopulmonale Reanimation einen zerebralen Perfusionsdruck von 10 bis 15 mm Hg erzeugte. Die gleichen Autoren haben auch den zerebralen Blutfluß gemessen; er betrug beim spontan schlagenden Herzen ca. 40 bis 50 ml/min/100 g Gewebe. Während der Reanimation sank der Blutfluß auf einige Prozent des Ausgangswertes ab. Die neue kardiopulmonale Reanimation, also die simultane Beatmung und Thoraxkompression, die ja in der Klinik nicht eingesetzt werden sollte, lieferte einen etwas höheren zerebralen Blutfluß. An Patienten sind mir weder zur Höhe des intrakraniellen Drucks noch zum zerebralen Blutfluß während der Reanimation Untersuchungen bekannt.

Große-Ophoff, Köln:
10 bis 15 mm Hg ist die zumindest aus Tierexperimenten bekannte Grenze, die nicht unterschritten werden darf. Tierexperimentelle Untersuchungen zeigten, daß – jedenfalls mit fortschreitender zerebraler Ischämie – eine inkomplette Ischämie, bei der noch ein minimaler Fluß existiert, zu viel schlechteren Ergebnissen führt als eine komplette Ischämie. Insofern besteht bei diesen niedrigen Flüssen zumindest aus tierexperimenteller Sicht die große Wahrscheinlichkeit, daß man den zerebralen Zustand weiter verschlechtert.

Lindner, Ulm:
Dem kann ich nichts entgegenhalten.

Braun, Göttingen:
Das ist sicherlich der wichtigste Punkt der Reanimation. *Safar* hat deswegen auch von der kardiopulmonal-zerebralen Reanimation gesprochen!

NN:
Interessant waren die Aufzeichnungen der Drucke beim Husten während des Kammerflimmerns. Das ist auch eine günstige Situation für die Reanimation. Gibt es hier auch Flußmessungen? Daß der Druck beim Husten ansteigt, ist natürlich; aber gibt es da auch einen Fluß?

Lindner, Ulm:
Bei Patienten sind mir solche Untersuchungen nicht bekannt. Aber im Tierversuch wurde ein Blutfluß in der Arteria carotis gemessen.

Unseld, Donaueschingen:
Besteht bei der abdominalen Kompression nicht die Gefahr, daß jemand, zumindest bei der manuellen Kompression, im Übereifer so in das Abdomen hineindrückt, daß der venöse Rückstrom aus der gesamten abdominalen Cava völlig unterdrückt und der Effekt praktisch neutralisiert wird?

Lindner, Ulm:
Diese Möglichkeit besteht. Aber wie ich ausführte, wirkt die abdominale Kompression über mehrere Mechanismen. Es wird ja nicht nur der venöse Rückfluß erhöht, sondern es steigt auch der intrathorakale Druck an. Außerdem wird die Nachlast für den linken Ventrikel, also der periphere Widerstand erhöht, so daß die Steigerung des venösen Blutrückflusses nicht der einzige Mechanismus ist. Natürlich können, wenn allzu starker Druck angewendet wird, Verletzungen hervorgerufen werden. Aus diesem Grund gehen die Empfehlungen auch dahin, daß man die abdominale Kompression nur dann einsetzt, wenn die erweiterten Sofortmaßnahmen nicht zum Erfolg führen.

Stoll, Zürich:
Was halten Sie von der nicht koordinierten Beatmung und Herzmassage, wo man es quasi dem Zufall überläßt, wieviele Stöße gemeinsam und wieviele Stöße nacheinander kommen? Wenn man bereits am Respirator ist, hat das den Vorteil, daß man einfach den Druck heraufstellen kann.

Lindner, Ulm:
Diese Technik sollte man immer dann anwenden, wenn der Patient intubiert ist, da gezeigt wurde, daß mit gleichzeitiger Thoraxkompression und Beatmung, auch wenn sie nur gelegentlich erfolgt, eine Flow- und Herzzeitvolumensteigerung zu erzielen ist.

Zinganell, Kassel:
Ich möchte noch einmal auf die abdominale Kompression zurückkommen. Bei einem spontanschlagenden Herzen, das insuffizient ist, bemühen wir uns, um ein höheres HZV zustandezubringen, eher den peripheren Widerstand zu senken als ihn zu erhöhen. Sie argumentieren jetzt, daß bei der Herzmassage der Widerstand erhöht werden müßte. Kann man den Widerstand überhaupt noch erhöhen, wenn man davon ausgeht, daß bereits eine maximale Vasokonstriktion besteht.

Lindner, Ulm:
Hier muß man eine Parallele zur medikamentösen Reanimation ziehen. Dort versucht man durch eine Alpha-Rezeptoren-Stimulation den diastolischen Druck so zu erhöhen, daß eine koronare Perfusion nachweisbar ist. Die abdominale Kompression ist also als Pseudo-Alpha-Rezeptoren-Agonist zu sehen.

Zinganell, Kassel:
Wie steht es dann mit dem HZV?

Lindner, Ulm:
Mit der interponierten abdominalen Kompression konnte im Tierexperiment auch das HZV gesteigert werden. Aber es geht nicht nur um das HZV, sondern es geht um die diastolische Drucksteigerung. Denn für die Wiederherstellung der spontanen Herzaktion ist ja der myokardiale Blutfluß von entscheidender Bedeutung. Man weiß, daß der myokardiale Blutfluß während der externen Herzdruckmassage im wesentlichen während der Diastole zustandekommt. Man muß also versuchen, den diastolischen Druck so stark wie möglich zu erhöhen, um einen ausreichenden koronaren Perfusionsdruck zu erhalten.

Zinganell, Kassel:
Das wäre also eine zusätzliche Maßnahme, um eine noch stärkere Zentralisation des Kreislaufs zu bewirken.

Lindner, Ulm:
Ja! Ich glaube, Herr *Meuret* wird darauf eingehen, daß es während der Reanimation sowohl bei der Asystolie als auch bei Kammerflimmern im wesentlichen nur auf die Alpha-Rezeptoren-Stimulation ankommt. Die Beta-Rezeptoren-Stimulation scheint selbst bei einer Asystolie, obwohl dies ganz und gar nicht plausibel ist, von untergeordneter Bedeutung zu sein.

Krause, Düren:
Sie sagen, daß man mit dem Rückfluß des Blutes die Reanimation verbessert. Hat man versucht, die Druckbeatmung mit negativ-positivem Wechsel durchzuführen statt mit positiv und Null, wie wir es praktisch jetzt machen.

Lindner, Ulm:
Sie sprechen die Beatmung mit einem negativen Atemwegsdruck an. Auch darüber gibt es Tierversuche und zwar von *Chandra*. Dabei wurde in der Entlastungsphase immer ein negativer Atemwegsdruck erzeugt; es handelte sich also um eine „NEEP-Beatmung", während der Diastole. Mit dieser Technik konnte zusätzlich der myokardiale Blutfluß gesteigert werden und nicht nur dieser, sondern auch das Herzzeitvolumen.

Braun, Göttingen:
Herr Lindner, Sie haben sehr überzeugend dargestellt, daß es auch auf die Einfachheit der Methoden ankommt. Dieses ganze Verfahren ist ja doch relativ aufwendig und kompliziert und man muß die Maßnahmen simultan durchführen. Können Sie zum Aufwand und zur Durchführbarkeit der Methoden im Notarztbereich und in der Klinik etwas sagen?

Lindner, Ulm:
Ich betone nochmals, daß die neue kardiopulmonale Reanimation im engeren Sinn, also die ausschließliche simultane Beatmung und Thoraxkompression mit einer Frequenz von 40 sicher nicht im außerklinischen Bereich durchführbar ist, da sehr hohe Beatmungsdrucke zwischen 70 und 120 cm H_2O nötig sind. Außerdem ist ein Barotrauma der Lunge nicht auszuschließen, wenn die Thoraxkompression nicht immer simultan erfolgt. Wenn nicht in dem Augenblick, in dem die Beatmung erfolgt, ein Gegendruck auf die Lunge ausgeübt wird, kann es bei den hohen Druckwerten durchaus zu Zerreißungen der Lunge kommen. Aus diesem Grund bleibt die neue kardiopulmonale Reanimation im engeren Sinn sicher nur der Klinik vorbehalten und auch dort nur speziellen experimentellen Ansätzen.

Braun, Göttingen:
Haben Sie eine Hustenreanimation einmal selbst erlebt?

Lindner, Ulm:
Nein, das ist nur in der Literatur beschrieben. Es scheint mir nur deshalb von Bedeutung zu sein, weil es Aufschluß über den Blutfluß beim Patienten während der Reanimation oder während der sogenannten Hustenreanimation gibt. Das kann ein Beweis mehr für den Thorax-Pumpmechanismus sein.

Kettler, Göttingen:
Ich habe auf einem Reanimationssymposium einen Film gesehen, den ein Kardiologe zeigte. Darin ging es um einen Herzkatheterpatienten, der einen Herzstillstand bekam. Der Patient hatte gerade ein Kontrastmittel erhalten, er hustete, und dabei entleerte sich das Kontrastmittel mit Vehemenz in die peripheren Gefäße. An diesem Beispiel war deutlich zu sehen, daß tatsächlich ein Blutfluß stattfindet.

Paravicini, Münster:
Wenden Sie die abdominale Kompression routinemäßig an und wie praktizieren Sie das, insbesondere wenn Sie im Notarztwagen oder wo immer sind?

Lindner, Ulm:
Bei uns wird die abdominale Kompression nicht in jedem Fall eingesetzt. In bestimmten Situationen aber kann sie durchaus dann zur Anwendung kommen, wenn die erweiterten Sofortmaßnahmen, also nicht nur die mechanische Reanimation sondern auch der zusätzliche Einsatz von Medikamenten, nicht in kurzer Zeit zum Erfolg führen. Da bleibt ja keine andere Möglichkeit mehr, als ein zusätzliches Hilfsmittel einzusetzen, um die spontane Herz-Kreislauf-Aktion wieder zu erreichen. Wir führen sie in der Regel manuell durch, und zwar als Kompression über dem mittleren Abdomen.

Grosse, Berlin:
Ist es denkbar, daß man durch intermittierende Kompression im Abdominalbereich die Ergebnisse noch verbessern kann?

Lindner, Ulm:
Dazu habe ich Ihnen ein Dia gezeigt: Bei Hunden wurde eine intermittierende abdominale Kompression ausgeübt, d. h. es wurde nur in der Diastole auf das Abdomen gedrückt. Mit dieser Technik ließen sich sehr gute Ergebnisse erzielen. In der betreffenden Untersuchung wurde auch der zentrale diastolische arteriovenöse Druckgradient gemessen, also der Druckunterschied zwischen Aorta und dem rechten Vorhof in der Diastole. Gerade mit dieser Technik konnte dieser Druckgradient, der ja dem koronaren Perfusionsdruck entspricht, gesteigert werden.

Kalz, Karlsruhe:
Sicher ist die Kompression sehr wichtig; aber mindestens ebenso wichtig ist nach den Blutgasanalysen unter Reanimationsbedingungen, daß die Beatmung auch korrekt durchgeführt wird. Ich bezweifle, daß Sie mit diesen neuen Techniken eine suffiziente Beatmung durchführen können. Oder haben Sie hierzu schon blutgasanalytische Werte?

Lindner, Ulm:
Ja, wir haben blutgasanalytische Werte aus unserem Tierversuch. Die Tiere wurden mit 100 Prozent Sauerstoff beatmet und die pO_2-Werte lagen zwischen 150 und 300 mm Hg während einer 30minütigen Reanimation. Bei Patienten haben wir keine Blutgasanalysen unter der abdominalen Kompression. Mit der neuen kardiopulmonalen Reanimation erfolgt die Beatmung mit einer Frequenz von 40, d. h. daß hier sehr niedrige CO_2-Werte zu erwarten sein werden. In der Literatur sind arterielle Kohlendioxyd-Partialdruck-Werte zwischen 5 und 10 mm Hg beschrieben. Es kommt also in Relation zur verminderten Perfusion zu einer extremen Hyperventilation.

Kalz, Karlsruhe:
Doch sicherlich weil der Stoffwechsel im Moment darniederliegt?

Lindner, Ulm:
Ja, auch die CO_2-Produktion fällt natürlich stark ab. Auf der Gegenseite steht, daß der Totraum zunimmt.

Kalz, Karlsruhe:
Haben Sie das auch bei lungenkranken Patienten oder Aspirationen schon einmal gemacht? Dieser Punkt der Beatmung müßte wohl zuerst abgeklärt werden. Wenn man Blutgasanalysen intra reanimationem macht, taugen die Werte meist relativ wenig.

Lindner, Ulm:
Es gibt am Patienten mit der konventionellen Technik ohne abdominale Kompression recht viele Untersuchungen, die Blutgasanalysen und auch Abweichungen im Säure-Basen-Haushalt dargestellt haben. Dabei zeigt sich, daß in vielen Fällen nicht die Oxygenierung das Problem ist, sondern daß das Problem darin besteht, die Perfusion zu verbessern. Wenn man die Möglichkeit hat, mit 100 Prozent Sauerstoff zu beatmen, ist es häufig so, daß die Oxygenierung ausreicht. Der intrapulmonale Rechts-Links-Shunt ist also nicht so groß. Das größere Problem ist, die Perfusion zu verbessern.

Unseld, Donaueschingen:
Im Hinblick auf die abdominale Kompression haben Sie gesagt, in der Diastole würden Sie komprimieren. Das kann ich nicht ganz verstehen. Ich meine, in der Diastole würden Sie den venösen Rückstrom gerade hemmen, wo er eigentlich fließen sollte. Würde nicht im Gegenteil die Kompression während der Systole den zerebralen Blutfluß verbessern und in dem unteren Bereich den Blutfluß vermindern? Das wäre doch eigentlich günstiger.

Lindner, Ulm:
Die abdominale Kompression wird nicht nur interponiert ausgeführt, sondern auch kontinuierlich. Das war nur ein Beispiel aus einem Tierversuch, in dem die interponierte abdominale Kompression durchgeführt wurde. Der entscheidende Punkt ist — und da greift ja auch die diastolische Kompression ein —, daß der Blutdruck gerade in der Diastole gesteigert werden muß, weil sowohl bei der neuen als auch bei der konventionellen Technik in der Diastole die Koronarperfusion stattfindet.

Kramper, Bad Neuenahr:
Sie sagten, Ihre CO_2-Werte seien sehr niedrig gewesen. Wie niedrig lagen diese Werte?

Lindner, Ulm:
Meinen Sie unsere Untersuchungen, oder sprechen Sie die neue kardiopulmonale Reanimation an?

Kramper, Bad Neuenahr:
Ich meine die neue kardiopulmonale Reanimation.

Lindner, Ulm:
Wir haben die neue kardiopulmonale Reanimation im engeren Sinne ja nicht durchgeführt, sondern wir haben die abdominale Kompression mit einer gelegentlichen simultanen Beatmung und Thoraxkompression getestet, und zwar bei einer Kompressionsfrequenz von 60 pro Minute und einer Beatmungsfrequenz von 12. Hier kommt es gelegentlich vor, daß eine Kompression mit der Beatmung zusammenfällt. Das ist aber nicht gleichzusetzen mit der neuen kardiopulmonalen Reanimation im engeren Sinn, bei der mit einer Frequenz von 40 beatmet wird.

Kramper, Bad Neuenahr:
Haben Sie dazu CO_2-Werte?

Lindner, Ulm:
Bei der neuen kardiopulmonalen Reanimation liegt der CO_2-Partialdruck zwischen 5 und 10 mm Hg. In unserer Untersuchung, bei der Technik mit der abdominalen Kompression und der gelegentlichen simultanen Beatmung und Thoraxkompression, lagen die CO_2-Werte zwischen 15 und 20 mm Hg, also auch noch sehr niedrig.

Kramper, Bad Neuenahr:
Diese sehr niedrigen Werte müssen einen negativen Einfluß auf den zerebralen Blutfluß haben.

Lindner, Ulm:
Vielleicht kann ich zunächst einmal die Ursache für die niedrigen CO_2-Werte darstellen: Wir haben eine volumenkonstante Beatmung eingesetzt und zusätzlich die CO_2-Produktion gemessen; es zeigte sich, daß die Abnahme der CO_2-Produktion größer war als die Zunahme des Totraums. Unter dieser Konstellation ist es durchaus erklärbar, daß der CO_2-Partialdruck in so niedrige Bereiche abfällt. Zu Ihrer anderen Frage nach den Auswirkungen auf die zerebrale Situation gibt es Mitteilungen in der Literatur: In Untersuchungen mit der neuen kardiopulmonalen Reanimation wurden dem inspiratorischen Sauerstoffgemisch 5 Prozent CO_2 zugefügt und auf diese Weise der arterielle CO_2-Partialdruck in normale Höhen gebracht. Gemessen wurden der zerebrale Perfusionsdruck und der zerebrale Blutfluß. Es ließ sich keine Änderung zwischen beiden Versuchsmodalitäten, also Beatmung mit und ohne Kohlendioxid, erkennen. Dies erklären die Autoren damit, daß der CO_2-Partialdruck in der Peripherie hoch ist, und daß nur in dem zirkulierenden Blut auf der arteriellen Seite die niedrigen Werte auftreten, weil die Ventilation in Relation zu der stark verminderten Perfusion viel zu groß ist.

Literatur
1. Ahnefeld, F. W.: Sekunden entscheiden. 2. Auflage, Springer, Berlin, Heidelberg, New York 1981
2. Ahnefeld, F. W.: Reanimation. In: Anästhesiologie, Intensivmedizin und Reanimatologie, (eds.: Benzer, H., Frey, R., Hügin, W., Mayrhofer, O.), Springer, Berlin, Heidelberg, New York 1982
3. Alifimoff, J. K., Barnett, W. M., Safar, P., Bircher, N.: Crit. Care Med. 10 (1982) 204
4. Babbs, Ch. F.: Crit. Care Med. 8 (1980) 191
5. Babbs, Ch. F., Bircher, N., Burkett, D., Frissora, H. A., Hodgkin, B. C., Safar, P.: Crit. Care Med. 9 (1981) 785
6. Bircher, N., Safar, P., Stewart, R.: Crit. Care Med. 8 (1980) 147
7. Bircher, N., Safar, P.: Crit. Care Med. 9 (1981) 384
8. Bircher, N., Safar, P.: Anesthesiology 35 (1981) 103
9. Chandra, N., Rudikoff, M., Tsitlik, J., Weisfeldt, M. L.: Am. J. Cardiol. 43 (1979) 422
10. Chandra, N., Snyder, L. D., Weisfeldt, M. L.: JAMA 246 (1981) 351
11. Chandra, N., Tsitlik, J., Weisfeldt, M. L.: Crit. Care Med. 9 (1981) 123
12. Chandra, N., Weisfeldt, M. L., Tsitlik, J., Vaghaiwalla, F., Snyder, L. D., Hoffecker, M., Rudikoff, M. T.: Am. J. Cardiol. 48 (1981) 1053
13. Cohen, J. M., Alderson, P. O., Van Aswegen, A., Chandra, N., Tsitlik, J., Weisfeldt, M. L.: Circulation 59 and 60, Suppl. II (1979) 196
14. Criley, J. M., Blaufuß, A. H., Kissel, G. L.: JAMA 236 (1976) 1246
15. Criley, J. M., Niemann, J. T., Rosborough, J. P., Ung, St., Suzuki, J.: Crit. Care Med. 9 (1981) 373
16. Criley, J. M., Ung, St., Niemann, J. T.: Cardiovasc. Clin. 13 (1983) 297
17. Del Guerico, L. R., Feins, N. R., Cohn, J. D., Coomaraswamy, R. P., Wollman, S. B., State, D.: Circulation 31 (1965) 171
18. Härich, B. K. S., Probst, M., Ahnefeld, F. W.: Intensivmed. 16 (1979) 249
19. Harris, L. C., Kirimli, B., Safar, P.: Anesthesiology 28 (1967) 730
20. Karsardis, G., Angle, M., Magder, S.: Circulation 64 (1981) 302
21. Koehler, R. C., Chandra, N., Guerci, A. D., Traystman, R. J., Rogers, M. C., Weisfeldt, M. L.: Crit. Care Med. 10 (1982) 214
22. Kouwenhoven, W. B., Jude, J., Knickerbocker, G. G.: JAMA 173 (1960) 1064
23. Lindner, K. H., Dick, W., Lotz, P.: Anaesthesist 33 (1984) 20
24. Luce, J. M., Cary, J. M., Ross, B. K., Culver, B. H., Butler, J.: JAMA 244 (1980) 1366
25. Mac Kenzie, G., Taylor, S., Mc Donald, A., Donald, K.: Lancet 1 (1964) 1342
26. Niemann, J. T., Gamer, D., Rosborough, J., Criley, J. M.: Circulation 59 and 60, Suppl. II (1979) 74
27. Niemann, J. T., Rosborough, J., Hausknecht, M., Brown, D., Criley, J. M.: Crit. Care Med. 8 (1980) 141
28. Niemann, J. T., Rosborough, J., Hausknecht, M., Ung, St., Criley, J. M.: Crit. Care Med. 9 (1981) 380
29. Ralston, S. H., Babbs, Ch. F., Niebauer, M. J.: Anesth. Analg. 61 (1982) 645
30. Redding, J. S.: Anesthesia and Analgesia 668 (1971) 675
31. Rosborough, J. P., Hausknecht, M., Niemann, J. T., Criley, J. M.: Crit. Care Med. 9 (1981) 371
32. Rudikoff, M. T., Maughan, W. L., Effron, M., Freund, P., Weisfeldt, M. L.: Circulation 61 (1980) 345

33. Safar, P.: Cardiopulmonary cerebral resuscitation. Laerdal AS, Stavanger, Norway 1981
34. Standards for cardiopulmonary resuscitation (CRP) and emergency cardiac care. American Heart Association. JAMA 244 (1980) 453
35. Taylor, G. J., Tucker, W. M., Greene, H. L., Rudikoff, M. T., Weisfeldt, M.L.: New Engl. J. Med. 296 (1977)1515
36. Thompson, S. A., Quimby, E. M., Smith, B. C.: Surg. Gynecol. Obstet 83 (1946) 387
37. Thompson, S. A., Rockey, E. E.: Surg. Gynecol. Obstet 84 (1947) 1059
38. Weale, F. E., Rothwell-Jackson, R. L.: Lancet 1 (1962) 990
39. Weiser, F. M., Adler, L. N., Kuhn, L. A.: Amer. J. Cardiol. 10 (1962) 555
40. Weisfeldt, M. L., Chandra, N., Tsitlik, J.: Crit. Care Med. 9 (1981) 377
41. Werner, J. A., Greene, H. L., Janko, C. L., Cobb, L. A.: Crit. Care Med. 9 (1981) 375

Neue Aspekte der Pharmakotherapie in der Reanimation

Von G. H. Meuret

Einleitung

Vorrangiges Ziel der Reanimationsmaßnahmen bei Herz-Kreislauf-Stillstand ist die Wiederherstellung der Sauerstoffversorgung der vitalen Organe, zunächst des Herzens, dann aber insbesondere des Gehirns. Dies allein schafft die Voraussetzung dafür, daß ein Patient „with a heart too good to die" (4), bei dem unerwartet das klinische Bild eines Herz-Kreislauf-Stillstands aufgetreten ist, ohne irreversible Restschäden überleben kann. Weiterhin muß versucht werden, Schäden, die in der Reperfusionsphase der vitalen Organe zusätzlich auftreten (17, 44), gering zu halten.

Mit den *mechanischen Maßnahmen* Beatmung und externe Herzmassage der Phase I der Reanimation (basic life support) läßt sich nur ein *Minimalkreislauf* oxygenierten Blutes aufrechterhalten (8, 33, 46).

Auch bei exakt durchgeführter Herzmassage beträgt das ausgeworfene Volumen lediglich 30 — 60 Prozent des Herzzeitvolumens bei spontaner Zirkulation. Die Durchblutung der vitalen Organe ist entsprechend vermindert (49). Insbesondere ist die *zerebrale Perfusion* während externer Herzmassage nicht ausreichend (40). Die Sauerstoffversorgung des Gehirns reicht lediglich aus, den Strukturzerfall der Neurone zu verzögern (41). Die mechanischen Maßnahmen allein können nur in seltenen Fällen die spontane Zirkulation nach einem Herz-Kreislauf-Stillstand von mehr als ein bis zwei Minuten Dauer wieder in Gang setzen (36, 41).

Die *Pharmakotherapie* sowie die *elektrische Defibrillation* bei Kammerflimmern sind deshalb weitere Voraussetzungen für eine erfolgreiche Reanimation. Mit den medikamentösen und elektrotherapeutischen Maßnahmen der Phase II der Reanimation wird ein Langzeiterfolg in drei Schritten erreicht:

1. *Wiederherstellung* einer suffizienten spontanen Zirkulation,
2. *Erhaltung und Verbesserung* der Herz- und Kreislauffunktion,
3. *pharmakologische Protektion* der vitalen Organe.

Die beiden letztgenannten Maßnahmen leiten in die Langzeit-Reanimation der Phase III über (prolonged life support: Intensiv-Therapie der „post-resuscitation disease") (30).

Die pharmakologische Praxis in der Reanimation hat in einigen Bereichen mit dem heutigen physiologisch-pharmakologischen Wissensstand nicht Schritt gehalten. Einige wesentliche Empfehlungen zur Anwendung von Pharmaka in der Reanimation beruhten bisher nicht auf wissenschaftlichen, systematischen Untersuchungen, sondern auf theoretischen Überlegungen und klinischen Einzelbeobachtungen. Ein klares, wissenschaftlich begründetes Konzept der Pharmakotherapie in der Reanimation sollte die gefährliche und wirkungslose Polypragmasie ablösen.

Neuere Erkenntnisse klinischer und experimenteller Studien fordern dazu heraus, die bis-

herige pharmakotherapeutische Praxis in der Reanimation neu zu überdenken und die Richtlinien entsprechend zu ändern. Neue Aspekte betreffen
1. Sympathikomimetika
2. Azidosepufferung
3. Kalzium und Kalziumantagonisten
4. Applikationswege für Medikamente

Sympathikomimetika

Sympathikomimetika werden bei Herz-Kreislauf-Stillstand verabreicht, um den stehenden Kreislauf wieder in Gang zu bringen. Voraussetzung hierfür ist zunächst die adäquate Sauerstoff- und Energieversorgung des Myokards über die Koronarien. Erst wenn durch Sympathikomimetika während der Herzmassage eine ausreichende Koronarperfusion ermöglicht wird, kann das Herz wieder in seiner Funktion als Pumpe spontan arbeiten. Bei Wiedereinsetzen von Herzkontraktionen müssen Vorlast und Nachlast so angepaßt sein, daß die Pumpleistung des Herzens verbessert und aufrechterhalten wird.

Als „Herzstarter" bei Herz-Kreislauf-Stillstand sind Alpha-Sympathikomimetika (Phenylephrin, Methoxamin, Metaraminol; Hauptwirkung: periphere Vasokonstriktion) Beta-Sympathikomimetika (Isoprenalin, Orciprenalin, Dobutamin; Hauptwirkungen: Steigerung der Kontraktionskraft des Herzens, periphere Vasodilatation) und Sympathikomimetika mit kombinierter beta- und alpha-mimetischer Wirkung (Adrenalin, Dopamin) vorgeschlagen und angewandt worden.

Seit den experimentellen Befunden von *Crile* und *Dolley* im Jahre 1906 (7) gilt Adrenalin in Amerika als Pharmakon der ersten Wahl in der Reanimation (1, 41). Die *bevorzugte Anwendung von Adrenalin* in den USA beruht auf einer Reihe von tierexperimentellen Untersuchungen. Dabei betrug die Erfolgsrate mit Adrenalin in der Reanimation von Hunden sowohl beim asphyktischen Herzstillstand als auch bei Kammerflimmern zwischen 80 und 100 Prozent (32, 34, 36, 36 b).

In Deutschland wurde dagegen Anfang der sechziger Jahre das bis dahin bewährte Adrenalin verlassen und und statt dessen das neuentwickelte Orciprenalin (Alupent®) empfohlen. Erst wenn Orciprenalin nach mehrmaliger Applikation ineffektiv bleibe, solle auf Adrenalin zurückgegriffen werden (42). Der Nachweis einer überlegenen Wirkung von Orciprenalin bei der Reanimation wurde weder klinisch noch experimentell erbracht. Wir führten deshalb in Freiburg eine vergleichende kontrollierte tierexperimentelle Studie durch (24). Dabei erwies sich Orciprenalin in der Regel als wirkungslos in der Reanimation nach asphyktischem Herzstillstand bei Hunden, während Adrenalin eine eindeutige und zuverlässige Wirkung aufwies (Abb. 1).

Tierexperimentell wurde mehrfach nachgewiesen, daß mit reinen Beta-Sympathikomimetika ein stillstehender Kreislauf nicht wieder dauerhaft in Gang gebracht werden kann. *Redding* und *Pearson* fanden bereits 1963 (36) bei Untersuchungen an Hunden, daß Isoprenalin bei allen zehn Tieren unwirksam war. Übereinstimmende Ergebnisse ergaben sich mit Dobutamin (32) und Orciprenalin (24).

Wie läßt sich die *fast vollständige Unwirksamkeit reiner Beta-Sympathikomimetika* und die fast 100prozentige Wirksamkeit von Adrenalin in den experimentellen Reanimationsstudien erklären? Ausschlaggebend für den Erfolg der Reanimation mit Adrenalin ist offenbar die *Anhebung des diastolischen Drucks* unter der Herzmassage durch den alpha-sympathikomimetischen Anteil von Adrenalin. Dies zeigt der signifikante Unterschied des diastolischen Druckes zwischen den erfolgreich und nicht erfolgreich reanimierten Tieren in mehreren Studien (24, 34). Durch die Anhebung des diastolischen Aortendrucks wird die Koronarperfusion unter Herzmassage verbessert und damit der O_2-Bedarf des Myokards gedeckt (21, 24). Ebenso wie nach Adrenalin sind auch nach Applikation der Beta-Sympathikomimetika Isoprenalin, Dobutamin und Orciprenalin im allgemeinen unter der Herzmassage im EKG geregelte elektrische Aktionen zu sehen. Die elektrische Aktivität ist jedoch nach Injektion von Beta-Mimetika nicht Ausdruck einer suffizienten Pumpfunktion des Herzens, vielmehr tritt eine sogenannte elektromechanische Dissoziation auf (Abb. 2). Die Herzaktionen bleiben *hämodynamisch frustran*, insbesondere nachdem die periphere vasodilatierende Wirkung eingesetzt hat. Beta-Sympathikomimetika vermindern während der Herzmassage den koronaren Perfusionsdruck und damit die Koronardurchblutung. Über diesen Mechanismus wird ein „circulus vitiosus" aufrechterhalten, der letztlich zu einem Mißverhältnis zwischen Sauerstoff-Bedarf und Sauerstoff-Angebot führt. Da ein adäquates Sauerstoff-Angebot fehlt, bleibt die Herzaktion auch bei Verbesserung des EKG-Befundes hämodynamisch unwirksam. Beta-Mimetika stimulieren die Herztätigkeit während Herzmassage ohne gleichzeitig die Vor- und Nachlast des Her-

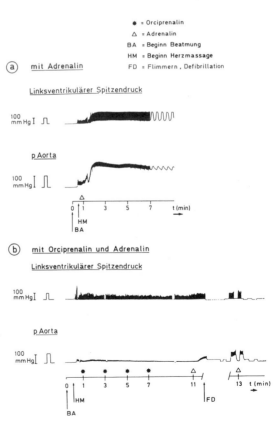

Abb. 1: Linksventrikulärer Spitzendruck und Aortendruck (p. Aorta) während interner Herzmassage bei zwei Hunden (Originalregistrierungen; Messung der Drücke mit Mikrotipkathetern). Zu Beginn der Herzmassage stimmen die Drücke bei beiden Hunden überein.
a) Nach Adrenalin-Injektion (1 mg) steigt der Druck in der Aorta von 45/10 mm Hg zu Beginn der Herzmassage auf 105/70 mm Hg an. Die spontane Zirkulation ist nach eineinhalb Minuten wiederhergestellt.
b) Dagegen fällt der Druck in der Aorta von 42/16 mm Hg auf 20/5 mm Hg nach viermaliger Orciprenalin-Applikation (0,5 mg) ab. Der linksventrikuläre Druck steigt nach der ersten Orciprenalin-Gabe kurzfristig an und bleibt danach etwa auf dem Ausgangsniveau vor Injektion.
Die Adrenalin-Injektion nach elf Minuten hebt den Aortendruck auf 67/37 mm Hg an. Ein anhaltender Spontan-Kreislauf kann aber nicht wiederhergestellt werden. (Aus G. H. Meuret et al., 24)

zens zu erhöhen. Somit steigt der Sauerstoff-Verbrauch des Myokards zusätzlich an, obwohl das Herz als Pumpe nicht funktioniert. (Die Situation ist vergleichbar mit einem Motor, der mit hoher Umdrehungszahl leer läuft).

Als Zeichen für die fortdauernde Diskrepanz zwischen erhöhtem Sauerstoffbedarf und gleichzeitig vermindertem Sauerstoffangebot war die *CPK-Aktivität* im Serum bei Abbruch der Reanimationsmaßnahmen unter Orciprenalin gegenüber Adrenalin zum gleichen Zeitpunkt dreifach erhöht.

Durch die *alpha-sympathikomimetische vasokonstriktorische Komponente des Adrenalins* wird dagegen der koronare Perfusionsdruck unter der Herzmassage angehoben. Bei einem mittleren koronaren Perfusionsdruck von 70 mm Hg konnten wir in unseren Untersuchungen, in Übereinstimmung mit *Livesay* (21), während Herzmassage nach Adrenalin Werte für den koronaren Fluß messen, die etwa denen bei spontan schlagenden Herzen entsprachen. Unter Orciprenalin-Medikation war dagegen kein koronarer Fluß meßbar.

In einer Studie von *Holmes* (16) erniedrigte Isoprenalin während Herzmassage bei Kammerflimmern die koronare und vor allem die zerebrale Perfusion, während Adrenalin den koronaren und zerebralen Blutfluß signifikant erhöhte. Das früher in Deutschland angewandte Sympathikomimetikum Orciprenalin (Alupent) ist in der Reanimation also nicht nur wegen seiner deletären Wirkung auf das Herz, sondern auch wegen seiner nachteiligen Wirkung auf die Gehirnperfusion abzulehnen. Das Katecholamin-Derivat *Dopamin* wurde bisher nur tierexperimentell bei Kreislauf-Stillstand untersucht. Dabei war die Wirksamkeit von Dopamin

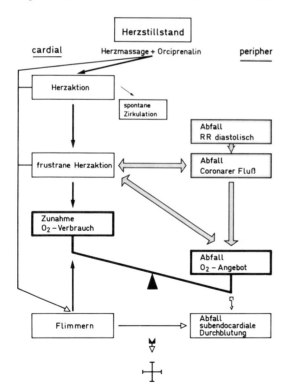

Abb. 2: Modellvorstellung der Wirkungen von Orciprenalin und anderen Beta-Sympathikomimetika, die alle eine Wiederherstellung der spontanen Kreislauffunktion nach Herz-Kreislauf-Stillstand nicht ermöglichen.

und Adrenalin gleichwertig (32). Über klinische Erfahrungen mit Dopamin in der Reanimation wurde bisher nur vereinzelt berichtet (35).

Vor einer Empfehlung für den klinischen Einsatz müssen weitere Untersuchungen abgewartet werden. Unbestritten ist die Anwendung von Dopamin in der Phase III der Reanimation, der Intensivtherapie der „post-resuscitation disease". Dabei ist die Kombination mit Dobutamin (Dosierung: Dopamin 3–5 μg/kg pro Minute, Dobutamin 5–8 μg/kg pro Minute) sinnvoll (41, 56).

Die *Alpha-Sympathikomimetika* Phenylephrin (Neosynergin), Methoxamin (Vasoxyl) sowie Metaraminol (Aramine) wurden in den USA mehrfach experimentell in der Reanimation untersucht. Aufgrund ihres vasokonstriktorischen Effektes erhöhen Alpha-Mimetika ebenso wie Adrenalin den koronaren Perfusionsdruck während der Herzmassage durch Zunahme des peripheren Widerstandes.

In einer Studie von *Redding* (36) setzten die vasokonstriktorischen Medikamente die spontane Zirkulation nach asphyktischem Herzstillstand fast ebenso häufig wieder in Gang wie Adrenalin. Entscheidend ist jedoch, daß die Überlebensrate nach 24 Stunden mit Adrenalin signifikant höher und die neurologischen Befunde besser waren als mit reinen Vasokonstriktoren (36 b).

Offenbar vermindert die alleinige Vasokonstriktion die Organperfusion nach Wiederherstellung des spontanen Kreislaufs. Andererseits fehlt den Alpha-Mimetika die positiv inotrope Wirkung am Herzen fast völlig, wodurch bei hohem peripherem Widerstand und ischämisch vorgeschädigten Herzen eine Herzinsuffizienz sekundär entstehen oder verstärkt werden kann.

In eigenen Untersuchungen (25) trat mit Norfenefrin (geringe beta-mimetische, ausgeprägte alpha-mimetische Wirkung) ein Reanimationserfolg zwar signifikant häufiger auf als mit Orciprenalin, aber signifikant weniger häufig als mit Adrenalin. Somit muß Adrenalin in Übereinstimmung mit den Richtlinien der AHA (1) wegen seiner ausgewogenen alpha- und beta-mimetischen Wirkung als Mittel der Wahl für die Herstellung der autonomen Pumpfunktion des Herzens bei der Reanimation empfohlen werden (3, 24, 43).

Adrenalin ist während der externen Herzmassage *vor* Natriumbikarbonat zu applizieren, da das kleinere Adrenalinvolumen rasch über eine periphere Vene gegeben werden kann, während das größere Puffervolumen langsam infundiert werden sollte (näheres im nächsten Abschnitt). Reanimationsbemühungen bleiben ohne Applikation von Adrenalin in aller Regel ohne Erfolg (34, 41). Deshalb darf die Gabe von Adrenalin keinesfalls verzögert werden.

Bei Reanimationen außerhalb von speziellen Überwachungseinheiten im Krankenhaus bzw. im Notarztdienst besteht der Herz-Kreislauf-Stillstand bereits einige Minuten bis qualifizierte Hilfe zur Stelle ist (9, 20, 55). Die Punktion einer peripheren Vene ist dann meist sehr schwierig oder sogar unmöglich. Der Zeitverlust durch das Aufsuchen einer peripheren Vene kann erheblich sein. Hier bietet sich die *intratracheale Applikation* von Adrenalin als hervorragende Alternative an. Experimentelle und klinische Untersuchungen (36 a, 39) ergaben, daß endotracheal verabreichtes Adrenalin in Wasser verdünnt ebenso rasch wirkt wie intravenös oder intrakardial appliziertes. Nach bronchoalveolärer Gabe hält die Wirkung von Adrenalin erheblich länger an (11). Die Dosis muß allerdings auf das 1,5–2fache erhöht werden (39, 41). Im Freiburger Notarztdienst haben wir über 20 Patienten, die Adrenalin ausschließlich über einen endotrachealen Tubus erhielten, primär erfolgreich reanimiert.

Die Anlage eines zentral-venösen Katheters über die V. jugularis interna oder die V. subclavia ist während Herzmassage abzulehnen (Tab. 1). Das häufig angeführte Argument, „über einen zentral-venösen Katheter können die Notfallmedikamente herznah appliziert werden"

1. fehlende aseptische Bedingungen
2. Pneumothorax, Hämatothorax
3. Herzmassage muß unterbrochen werden

Tab. 1: Subclavia- oder Jugularis-Katheter in der Reanimation abzulehnen

1. bronchoalveolär (durch Tubus)
2. periphere Vene (Vena basilica) unter Umständen Vena cava-Katheter
3. Vena jugularis externa
4. Vena femoralis

Tab. 2: Applikationswege für Medikamente bei der Reanimation

1. Unterbrechung der Herzmassage notwendig
2. Pneumothorax, Hämatothorax
3. Verletzung, Koronararterie
4. Intramyokardiale Injektion
5. Verschleppung eines Hautzylinders

Tab. 3: Intrakardiale Injektion abzulehnen

(14), ist nicht stichhaltig. Medikamente, die in den rechten Vorhof injiziert werden, müssen zunächst die Lungenstrombahn passieren, um in die Koronarien zu gelangen. Die intrakardiale Injektion gilt heute wegen der guten Alternativen (Tab. 2) und der großen Komplikationsmöglichkeiten (Tab. 3) als obsolet (1, 37, 41). Sie bleibt lediglich den wenigen verzweifelten Fällen vorbehalten, in denen weder ein venöser Zugang noch die endotracheale Intubation möglich ist (41, 42).

Azidosepufferung

Schnelle und wiederholte Infusionen von Natriumbikarbonat wurden in den meisten Übersichtsarbeiten und Lehrbüchern seit Einführung der modernen Reanimationstechniken als erste Maßnahme genannt (46). Die empfohlenen Dosen waren meist zu hoch, so daß leicht eine Überkompensation mit Alkalose entstehen konnte. Aufgrund von alarmierenden Angaben über negative Auswirkungen einer *Überkompensation* der Azidose (6, 23) wurde in den Richtlinien der AHA die Dosis für eine weitere „blinde" Bikarbonatapplikation in der Reanimation halbiert (1).

Die rasche Infusion von $NaHCO_3$ wurde früher vorrangig vor Adrenalin empfohlen, da von einer erheblich verminderten Ansprechbarkeit des Myokards auf exogene Katecholamine bis zu deren Unwirksamkeit in Azidose ausgegangen wurde (2, 14, 46). So schrieb *Stewart* 1964 (47): „Keine Zeit sollte zunächst mit Adrenalin vergeudet werden. Die wichtigste Maßnahme ist die intravenöse Gabe von $NaHCO_3$ 8,4 Prozent."

Unsere Untersuchungen zum Azidoseausgleich in der Reanimation (26) haben ergeben, daß die sofortige Azidosepufferung in der Reanimation nicht notwendig ist. Darüber hinaus

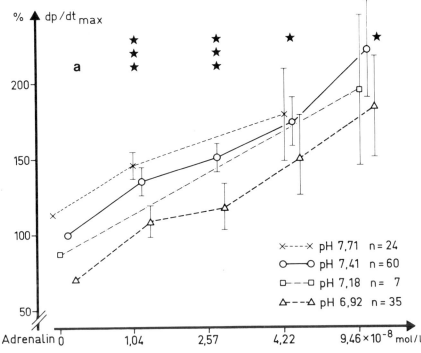

Abb. 3: Maximale linksventrikuläre Druckanstiegsgeschwindigkeit im linken Ventrikel (dp/dt max.) bei steigender Adrenalin-Konzentration in verschiedenen pH-Bereichen. Untersuchungen an isolierten Meerschweinchenherzen.

Die relative Zunahme der Kontraktionskraft (dp/dt max, prozentuale Änderung bezogen auf den Ausgangswert) bleibt mit steigender Adrenalin-Konzentration vom jeweiligen pH-Wert weitgehend unbeeinflußt.

Die Kurve der Dosis-Wirkungs-Beziehung ist jedoch in Azidose (pH 6,92) insgesamt um ca. 30 Prozent nach rechts unten verschoben. Der gleiche Absolutwert von dp/dt max. wird bei pH 6,92, also erst mit höherer Adrenalin-Konzentration erreicht als bei pH 7,41.

Signifikante Unterschiede ergeben sich zwischen den Werten bei pH 7,71 bzw. 7,41 und pH 6,92. ⋆⋆⋆ = p< 0,001; ⋆⋆ = p< 0,01; ⋆ = p < 0,05 (Aus G. H. Meuret, 25).

besitzt die metabolische Alkalose durch Überkompensation der Azidose bei Herz-Kreislauf-Stillstand deletäre Auswirkungen auf den Kreislauf. So waren Reanimationsmaßnahmen nach asphyktischem Herz-Stillstand auch ohne Azidoseausgleich in drei Vierteln der Fälle zunächst erfolgreich.

Ohne Azidoseausgleich mit $NaCHO_3$ war die erforderliche Adrenalindosis zur Wiederherstellung der autonomen Pumpfunktion des Herzens allerdings höher, die Reanimationszeit länger und die Kreislauffunktion in der Erholungsphase vermindert. In Untersuchungen an isolierten Meerschweinchenherzen zeigte sich, daß die Dosis-Wirkungs-Beziehung von *Adrenalin* bei Azidose im wesentlichen ungestört war (Abb. 3). Die Dosis-Wirkungs-Kurve war in Azidose allerdings nach rechts unten verschoben, d. h. zur Erzielung der gleichen Wirkung wurde eine höhere Dosis des Sympathikomimetikums benötigt. Daraus ergibt sich, daß bei Anwendung von Adrenalin in Azidose, die Dosis höher gewählt werden muß. Dies ist in der Regel bei länger bestehendem Herzstillstand (3–5 min) der Fall. Die rasche und überkompensierende $NaHCO_3$-Applikation führte in der Regel zum endgültigen Mißerfolg der Reanimationen (26). In Alkalose traten irreversibles Flimmern und eine Myokardkontraktur auf.

Läuft die zweite $NaHCO_3$-Dosis nach Wiedereinsetzen der Zirkulation nach Herz-Kreislauf-Stillstand rasch ein, so entsteht aus Bikarbonat und H^+ Kohlensäure, die in CO_2 und H_2O dissoziiert

$$H^+ + HCO_3^- \rightleftharpoons H_2CO_3 \longleftrightarrow H_2O + CO_2.$$

Diese CO_2-Bildung ist für die primäre *hämodynamische Verschlechterung* nach Bikarbonat-Applikation durch Verstärkung der intrazellulären Azidose verantwortlich zu machen. Die Ursache ist die höhere Membran-Durchlässigkeit für CO_2 als für Bikarbonat (5, 23). Über den gleichen Mechanismus sinkt das pH in der Zerebro-Spinalflüssigkeit und wird als Ursache für eine zusätzliche zerebrale Funktionsstörung angesehen (5).

Darüber hinaus wurden sowohl tierexperimentell als auch bei der Reanimation von Erwachsenen (23, 53), besonders aber in der Neugeborenenreanimation (45), intrazerebrale Hämorrhagien beobachtet. Diese müssen mit der iatrogen erzeugten Serum-Hyperosmolarität durch $NaHCO_3$-Infusion in Zusammenhang gebracht werden. Durch Verminderung der Bikarbonat-Dosis in der Neugeborenenreanimation konnte die Mortalität durch intrazerebrale Blutungen signifikant gesenkt werden (45). Auch in Freiburg ließ sich eine solche Auswirkung nachweisen (31).

Bereits die früher empfohlenen Einzeldosen von 150–250 mVal $NaHCO_3$ können nach den Untersuchungen von *Mattar* (23) und *Weil* (50) zu Anstiegen der Serum-Osmolalität über 350 m osmol/l führen. Der Reanimationserfolg sinkt bei Werten über 350 m osmol auf Null ab (50). Die gefährlichen Auswirkungen einer metabolischen Alkalose durch zu hohe Dosen von Natriumbikarbonat sind in Tabelle 4 aufgelistet.

1. Behinderte O_2-Freisetzung von Hämoglobin
2. Ventrikuläre Tachykardie und Flimmern (irreversibel)
3. Kontraktur („stone heart")
4. Hypernatriämie mit Hyperosmolarität
5. Verminderung des zerebralen Blutflusses

Tab. 4: Metabolische Alkalose durch Überkorrektur der Azidose

Zusammengefaßt ergibt sich, daß eine milde bis mäßige Azidose (pH 7,25–7,35) für das Herz und wahrscheinlich auch für das Gehirn wesentlich günstiger ist als eine Alkalose. Die Empfehlungen für die Azidosepufferung in der Praxis zeigt Tabelle 5. In der Intensivbehandlung nach der Reanimation sollte durch langsame vorsichtige Pufferung ein pH zwischen 7,3 und 7,4 angestrebt werden (41).

Kalzium und Kalziumantagonisten

Die Grundlagen für die Empfehlung von Kalzium in der Reanimation sind weitgehend unklar. In Übersichtsarbeiten finden sich z. B. folgende Angaben: „Die Adrenalintherapie bei Asystolie wird durch Kalziumgaben unterstützt. Das ionisierte Kalzium erhöht ebenfalls die

1. NaHCO₃ **nach** Adrenalin i.v.
2. **Dosis:** 1 mVal/kg KG (Infusion markieren!)
3. **Repetition:** frühestens nach 10 Minuten: 0,5 mVal/kg KG
4. **Säure-Basen-Status** so früh wie möglich
5. **Hyperventilation** während Reperfusion

Tab. 5: Empfehlungen zum Azidoseausgleich

1. Erste Injektion ohne EKG-Diagnose (falls EKG nicht sofort verfügbar)
2. i.v.-Dosis 0,5–1 mg (Erwachsene), Verdünnung unnötig
3. Repetition alle 3–5 Minuten
4. Intratracheal (Tubus) alternativ zu i.v.-Injektion:
   1–2 mg in 10 ml **Wasser** oder NaCl (Erwachsene)
5. Mischung von Adrenalin und NaHCO₃ vermeiden

Tab. 6: Adrenalin-Applikation in Reanimation

1. Defibrillation innerhalb einer halben Minute
2. bei Mißerfolg: Beatmung, externe Herzmassage
3. Wiederholte Defibrillationsversuche 1–2 Minuten
4. Adrenalin 0,5–1 mg i.v. sofort nach Beginn der Herzmassage
5. NaHCO₃ 1 mVal/kg KG: nur wenn Kreislauf-Stillstand länger als 3 Minuten

Tab. 7: Ventrikuläre Tachykardie oder Flimmern: EKG-Monitor

	Säuglinge	Kinder
1. Adrenalin* (Suprarenin®)	0,1 mg/kg 1 ml 1 : 10.000/kg	0,05 mg/kg 0,5 ml 1 : 10.000/kg
2. Natriumbikarbonat	1 mVal/kg Lösung verd. 0,5 mVal/ml	1 mVal/kg

Tab. 8: Basismedikation für Säuglinge und Kinder

Myokard-Kontraktilität und steigert die Ventrikelerregbarkeit" (14). Oder: „Es ist klar, daß die Inotropie des Herzens von Kalzium abhängig ist" (52).

Die postulierte günstige Wirkung von Kalzium in der Reanimation muß jedoch in Frage gestellt werden. Bisher ist nicht überzeugend nachgewiesen worden, daß Kalzium allein oder in der empfohlenen Kombination mit Adrenalin positive Wirkungen bei Herz-Kreislauf-Stillstand besitzt. Als Pharmakon zur Wiederherstellung der spontanen Herzfunktion ist Kalzium ohne ausreichende Wirkung (18, 36).

In einer einzigen klinischen Arbeit wurden positive Effekte von Kalzium in der Reanimation beschrieben. Die Reanimation von vier Säuglingen und Kleinkindern mit angeborenen Herzfehlern war je zweimal mit Kalzium allein bzw. mit Adrenalin und zusätzlichem Kalzium erfolgreich (19).

Neuerdings wies *Redding* (38) an Hunden nach, daß der Reanimationserfolg bei sogenannter elektromechanischer Dissoziation nach Kalzium nicht besser ist als nach Kochsalzinjek-

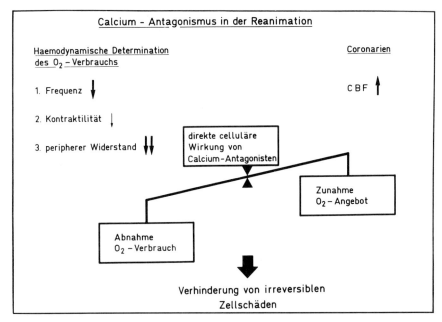

Abb. 4: Verhältnis von myokardialem O_2-Verbrauch zu O_2-Angebot unter Diltiazem (Kalziumantagonist) in der Erholungsphase nach hämodynamisch erfolgreicher Reanimation mit Adrenalin. Das myokardiale O_2-Gleichgewicht wird unter der Einwirkung des Kalziumantagonisten verbessert, dagegen nach zusätzlicher Kalzium-Applikation verschlechtert (Aus G. H. Meuret, 25).

tion. Der diastolische Aortendruck ist nach Kalzium-Applikation nicht genügend angehoben, um die koronare Perfusion sicher zu stellen (34). Die empfohlene Kombination von Adrenalin mit Kalzium (2, 14) wurde bislang nicht untersucht.

Es liegen eindeutige Befunde vor, daß Kalzium-Überladung im Myokard (13, 17), wahrscheinlich aber auch im Gehirn (44), die Zellschäden nach Ischämie oder Hypoxie einleitet bzw. verstärkt. Die Empfehlung, Kalzium in der Reanimation anzuwenden, widerspricht vollständig diesem pathogenetischen Prinzip der zellulären Kalzium-Akkumulation.

Innerhalb einer 1981 begonnenen umfassenden Studie zur Pharmakotherapie in der Reanimation (25) überprüften wir unsere auf den genannten Befunden basierende Arbeitshypothese, daß Kalzium auch in der Reanimation nach Kreislauf-Stillstand, und zwar vor allem in der Reperfusionsphase, eine Schlüsselrolle bei myokardialen und zerebralen Schäden spielt. Diese Schäden müßten durch zusätzliches Kalzium verstärkt, dagegen durch Kalziumantagonisten vermindert werden. Während die Reanimation mit Adrenalin und Adrenalin plus Diltiazem (Kalziumantagonist) immer erfolgreich war, war dies nur in 7 von 10 Fällen mit Adrenalin und zusätzlichem Kalzium der Fall: Zwei Hunde der Kalziumgruppe flimmerten irreversibel und in einem Fall entwickelte sich eine Myokard-Kontraktur (stone heart).

Abbildung 4 faßt die hämodynamischen Ergebnisse zusammen. Die O_2-determinierenden hämodynamischen Parameter verhielten sich in der Erholungsphase zwischen der Kalzium-

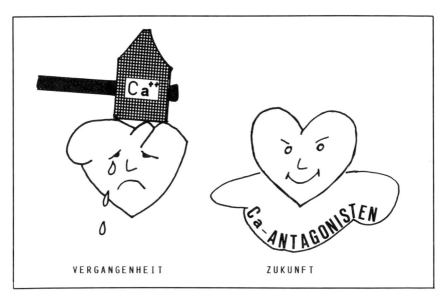

Abb. 5: *Für Kalzium gibt es in der Reanimation nach dem heutigen Stand keine Indikation mehr. Möglicherweise wird Kalzium sogar in Zukunft durch Kalziumantagonisten ersetzt werden.*

gruppe und der Diltiazemgruppe spiegelbildlich: Herzfrequenz, Kontraktionskraft (dp/dt max), totaler peripherer Widerstand waren nach Diltiazem signifikant vermindert, der cardiac output dagegen erhöht. Gleichzeitig war die myokardiale Durchblutung unter Diltiazem signifikant höher als nach Adrenalin plus Kalzium. Dadurch verbesserte sich insgesamt das myokardiale O_2-Gleichgewicht unter der Einwirkung der Kalziumantagonisten. Darüber hinaus verminderte Diltiazem die myokardiale Kalzium-Akkumulation und damit den Energieverbrauch der Mitochondrien. Dies konnten wir durch Messung der myokardialen Aufnahme von Kalzium nachweisen. Unter Diltiazem waren die ultrastrukturellen Schäden des Myokards deutlich geringer als unter zusätzlichem Kalzium oder alleinigem Adrenalin.

Die Durchblutung der A. carotis communis war unter Diltiazem signifikant gegenüber den anderen Gruppen erhöht. Vor allem nach Kalzium-Applikation sank der zerebrale Blutfluß in der Erholungsphase nach kurzfristiger Hyperämie immer weiter ab (Phase der Hypoperfusion). Unter Diltiazem dagegen blieb der Blutfluß im Mittel über dem Kontrollwert vor Herzstillstand erhöht. Auch die O_2-Aufnahme des Gehirns war in der Diltiazemgruppe gesteigert im Vergleich zu den anderen Gruppen.

Unsere Ergebnisse werden durch drei weitere Studien mit Kalziumantagonisten zur zerebralen Reanimation bestätigt (28, 51, 54). *Steen* und Mitarbeiter konnten unter Nimodipin auch eine Verbesserung der neurologischen Erholung bei Hunden nachweisen (28). Vergleichbare Untersuchungen zur kardialen Protektion unter Reanimationsbedingungen liegen bisher nicht vor.

Aus den vorliegenden Studien ergeben sich zwei klare Schlußfolgerungen (Abb. 5): 1. "Der Kalziumhammer" als zusätzliches Mittel in der Reanimation gehört der Vergangenheit an. 2. Möglicherweise werden Kalziumantagonisten in der Reanimation eine Zukunft haben. Sie schützen nicht nur das vorgeschädigte Myokard sondern wahrscheinlich auch das Gehirn vor weiterer Schädigung in der Erholungsphase nach Herz-Kreislauf-Stillstand. Wenn sich die Kombination dieser Wirkungen in der klinischen Anwendung bestätigen läßt, bedeutet dies einen erheblichen Fortschritt der Pharmakotherapie in der kardio-zerebralen Reanimation.

Pharmakotherapie und Reanimationserfolg

Seit der Wiedereinführung und wissenschaftlichen Begründung der externen Herzmassage sind zahlreiche Arbeiten zum Erfolg der Reanimationsmaßnahmen veröffentlicht worden. Der Einfluß angewandter Pharmaka wurde dabei in der Regel leider nicht berücksichtigt, die applizierten Medikamente werden meist nicht einmal erwähnt. Publikationen zum Reanimationserfolg sind nur mit großen Vorbehalten vergleichbar. Lokale Gegebenheiten, Auswahl der Patienten sowie die „Erfolgskriterien" können Statistiken erheblich beeinflussen.

In den USA war die Rate der Langzeiterfolge nach Reanimation (Krankenhausentlassung) um das zwei- bis vierfache höher als in der Bundesrepublik Deutschland in den letzten Jahren (USA: 19–25 Prozent, 10, 22, 29; BRD 2,9–9 Prozent, 12, 15, 20, 48, 55). Dieser offenkundige Unterschied kann zumindest als Hinweis dafür angesehen werden, daß mit einer weitgehend standardisierten und den neuen Erkenntnissen jeweils kritisch angepaßten Pharmakotherapie (1) der Erfolg von Reanimationsmaßnahmen noch erheblich gesteigert werden kann. Die technischen und organisatorischen Voraussetzungen hierfür sind in der Bundesrepublik durchaus gegeben. Das bundesdeutsche Notarzt- und Rettungswesen wird in der Welt als vorbildlich angesehen.

Neue Empfehlungen zur Pharmakotherapie in der Reanimation

Lediglich zwei Medikamente sind heute noch in der Phase der Wiederherstellung der spontanen Zirkulation nach Herz-Kreislauf-Stillstand obligat, nämlich Adrenalin und Natriumhydrogenkarbonat. Adrenalin wird als „Kreislaufstarter" vor $NaHCO_3$ ohne Verzögerung gegeben (Tab. 6). Dies gilt auch bei Kammerflimmern, das länger als ein bis zwei Minuten besteht (Tab. 7). Die gültigen Empfehlungen zur Azidosepufferung mit Natriumhydrogenkarbonat sind in Tabelle 5 zusammengefaßt. Die Basismedikation für Säuglinge und Kinder ist Tabelle 8 zu entnehmen (27). Orciprenalin (Alupent®) sowie Kalzium haben derzeit in der Reanimation bei Herz-Kreislauf-Stillstand keinen Platz mehr. Kalziumantagonisten befinden sich zur Zeit noch in der Erprobung.

Diskussion

Braun, Göttingen:
Vielen Dank, Herr Meuret, für diesen lebendigen, sehr interessanten Vortrag. Ich habe zwei kurze Fragen. Sie haben in Ihren Experimenten den asphyktischen Herzstillstand gewählt. Das ist eine besondere Form von Herzstillstand, bei der, bevor das Herz steht, extreme Hypo-

xie und eine Hyperkapnie auftreten. Können Sie sich vorstellen, daß durch die Wahl dieses Modells Ihre Ergebnisse beeinflußt wurden? Wie sähe es aus, wenn Sie primäres Kammerflimmern gewählt hätten?

Meuret, Freiburg:
Wir haben den asphyktischen Herzstillstand gewählt, weil er die klinischen Bedingungen gut simuliert. Die Untersuchungen, die mit Flimmern gemacht wurden, wurden jeweils mit elektrisch induziertem Flimmern gemacht. Das ist ein anderes Flimmern, als es z. B. bei der koronaren Herzerkrankung, beim plötzlichen Herztod entsteht. Daß aber die Ergebnisse bei Kammerflimmern die gleichen wären, geht aus den Untersuchungen von *Holmes* und anderen Untersuchern hervor, die das Kammerflimmern-Modell gewählt und die gleichen Ergebnisse erhalten haben.

Braun, Göttingen:
Wie erklären Sie sich den Anstieg des Carotisflusses nach Kalziumantagonisten?

Meuret, Freiburg:
Der Carotisfluß als ein natürlich nicht so gutes Maß der Gehirndurchblutung, wird unter Kalziumantagonisten wahrscheinlich deshalb erhöht, weil Kalziumantagonisten die Vasokonstriktion, die nach Reanimation vor allem im Gehirn auftritt und kalziuminduziert ist, zumindest teilweise aufheben können. Übereinstimmende Ergebnisse wurden von *Wyte* vorgelegt.

Kleinberger, Wien:
Haben Sie Ihre vergleichenden Untersuchungen mit Adrenalin und Orciprenalin als Blindstudie durchgeführt, oder haben Sie gewußt, welches Medikament Sie verabreichen?

Meuret, Freiburg:
Wir haben gewußt, welches Medikament verabreicht wurde, haben aber den Tag zufällig gewählt, an dem das eine oder andere Medikament gegeben wurde.

Kleinberger, Wien:
Dann müßte man Ihnen aber empfehlen, den Versuch zu wiederholen. In meinen Augen ist ein solcher Versuch nicht sauber. Sie haben manuell reanimiert: Bei dem einen Medikament kann man fester drücken, bei dem anderen etwas weniger.

Meuret, Freiburg:
Ich glaube, daß weitere Untersuchungen sich erübrigen, nachdem ja auch in Amerika zu dieser Frage Untersuchungen bereits durchgeführt wurden. Die Untersuchungen von *Redding* und *Pearson* aus dem Jahre 1963 mit Isoprenalin, das dem Orciprenalin sehr vergleichbar ist, und mit dem bei zehn von zehn Hunden kein Reanimationserfolg erzielt wurde, gehen ja in die gleiche Richtung. Eindeutigere Ergebnisse kann man nicht erwarten. Außerdem haben wir während der Herzmassage kontinuierlich die Drücke im linken Ventrikel und in der Aorta registriert. Der linksventrikuläre Druck diente als Kontrolle für die Effizienz der Herzmassage. Die linksventrikulären Drücke während Herzmassage waren in allen Gruppen gut vergleichbar.

Kleinberger, Wien:
Eine methodische Frage habe ich auch in bezug auf das Diltiazem. Warum haben Sie unterschiedliche Fallzahlen: sechs für Diltiazem, vier für Kalzium und nur drei für die Kontroll-

gruppe? In einem solchen Falle müßte man auch randomisieren und in allen drei Gruppen gleiche Fallzahlen haben.

Meuret, Freiburg:
Insgesamt waren die Gruppen gleich groß, es war nur technisch nicht immer möglich, den Carotisfluß zu bestimmen. Wir sind dabei, diese Untersuchungen weiterzuführen, und zwar untersuchen wir jetzt nicht nur metabolische und hämodynamische Parameter im Gehirn, sondern wir wollen die neurologische Erholung überprüfen.

Große-Ophoff, Köln:
Sie haben den zerebralen Blutfluß gezeigt. Bezieht sich die Messung auf den Carotisfluß oder haben Sie den zerebralen Blutfluß gemessen?

Meuret, Freiburg:
Wir haben nur den Carotisfluß gemessen.

Große-Ophoff, Köln:
Dann ist natürlich die große Frage, ob es nicht zum extrakraniellen „steal"-Syndrom kommt, was gerade bei Kalziumantagonisten sehr gut sein kann, weil sie mehr oder minder alle als Vasodilatatoren wirken. Wir haben das – allerdings erst in wenigen Versuchen – mit Nimodipine gesehen, über das *Michenfelder* so begeistert berichtet hat. Wenn wir die Durchblutung des Gehirns mit der Xenon-Clearance messen, so ändert sich nichts. Was wir sehen, ist ein Abfall des pialen Drucks. Wir sehen also, daß es zu einer Vasodilatation kommt, und diese ist begleitet von einem gleichzeitigen Abfall des arteriellen Druckes; das hebt sich letztlich auf, und der zerebrale Blutfluß ist nach wie vor unverändert.

Meuret, Freiburg:
Das interessanteste Ergebnis der Untersuchung von *Michenfelder* ist eigentlich, daß die neurologische Erholung nach Nimodipine, ebenfalls einem Kalziumantagonisten, signifikant besser war. Sie korrelierte nur mit der Erhöhung des zerebralen Blutflusses als einzigem unter den gemessenen hämodynamischen oder metabolischen Parametern. Insofern glaube ich, daß die Verbesserung des zerebralen Blutflusses ein Schritt in die Richtung ist, die zerebrale Reanimation zu verbessern.

Große-Ophoff, Köln:
Die Verbesserung ist sicher absolut notwendig. Die Frage ist jedoch, ob das möglich ist. Die *Michenfelder*-Untersuchung liegt vor; sie bedarf der Bestätigung durch andere Untersucher. Sie haben *Siesjö* angesprochen. *Siesjö* hat ebenfalls den zerebralen Blutfluß gemessen und dort eine Erhöhung gesehen, auch bei Nimodipine. Er hat aber gleichzeitig auch den Sauerstoffverbrauch des Gehirns gemessen, und da hat sich überhaupt nichts getan. An der metabolischen Situation der Zellen hat sich demgemäß überhaupt nichts geändert. Aus diesem Grunde ist *Siesjö* mittlerweile auch schon wieder sehr zurückhaltend geworden. Das einzige, was man über die Kalziumantagonisten bisher vielleicht sagen kann, ist, daß sie keine schlechte Wirkung haben.

Meuret, Freiburg:
Aus diesem Grunde sind wir auch dabei, die neurologische Erholung noch zu untersuchen. Wir wollen sehen, ob wir mit den Ergebnissen von *Michenfelder* übereinstimmende Resultate bekommen.

Kettler, Göttingen:
Herr Meuret, Sie sollten uns hier klar sagen, welchen klinischen Stellenwert die Kalziumantagonisten haben. Bei Ihrer Zusammenfassung fehlen nämlich die Kalziumantagonisten. Sollen also bei der primären CPR Kalziumantagonisten gespritzt werden oder nicht?

Meuret, Freiburg:
Nein, bisher nicht. Ich habe in der Zusammenfassung zu den Kalziumantagonisten gesagt, daß sich diese noch in der Phase der Erprobung befinden. Es kann derzeit noch nicht empfohlen werden, sie klinisch anzuwenden. Allerdings muß man sagen, daß umgekehrt Kalzium klinisch nicht mehr empfohlen werden kann.

Braun, Göttingen:
Könnte man vielleicht ergänzend sagen, daß Kalziumantagonisten zum gegenwärtigen Zeitpunkt vorwiegend aus kardialer und noch nicht so sehr aus zerebraler Indikation zu verabreichen sind?

Meuret, Freiburg:
Wenn Kalziumantagonisten kardial wirken sind wir schon froh. Wenn eine zerebrale Wirkung noch hinzukommt, dann ist dies eine gute Kombination. Allein die kardiale Wirkung wäre schon eine Indikation.

Klocke, Grevenbroich:
Die kardiale Wirkung von Kalziumantagonisten hat mittlerweile ja auch den ersten Dämpfer bekommen. Aus der Boston-Studie ist bekannt, daß die Frühmortalität bei der Anwendung von Adalat® beim Myokardinfarkt viel höher ist als ohne Adalat®. Das muß doch eigentlich zu denken geben.

Meuret, Freiburg:
Der Herzinfarkt ist natürlich wieder eine andere Situation. Man wird hier noch abwarten müssen, zu welchen Ergebnissen andere Untersucher kommen.

Nagel, Bad Neuenahr:
Was machen Sie, wenn Sie irreversibles Kammerflimmern haben, z. B. nach Herzinfarkt? Welche Erfahrungen haben Sie mit der Anwendung von Kalium in diesem Fall? Wir selbst haben im Notarztdienst immer wieder festgestellt, daß bei Patienten, die wir nach mehrfacher Defibrillation ins Klinikum brachten, eine ausgedehnte Hypokaliämie vorlag. Ich weiß nicht, ob diese Hypokaliämie schon vorher bestand, oder ob sie, was ich fast annehmen möchte, durch die Defibrillation hervorgerufen wurde. In einigen Fällen, in denen wir mit Lidocain und anderen pharmakologischen Maßnahmen nicht weiterkamen, haben wir 2–4 mval Kalium i.v. gegeben und danach eindeutige und anhaltende Erfolge gesehen. Man kennt ja die Empfehlung, daß man Kalium infundieren sollte; ich betone nun allerdings Kalium per injectionem.

Meuret, Freiburg:
Mit dem Kalium habe ich keine eigenen Erfahrungen; ich habe es im Notarztdienst noch nie gegeben. Ich weiß aber aus der Literatur, daß gerade in der letzten Zeit einige Arbeiten erschienen sind, die bestätigen, was Sie sagen. Aus diesen Arbeiten geht hervor, daß das Serum-

kalium nach Reanimation sehr niedrig sein kann. In diesem Zusammenhang werden verschiedene Mechanismen diskutiert, auf die ich jetzt nicht im einzelnen eingehen möchte. Es wurde auch schon früher häufig empfohlen, bei Kammerflimmern Kalium zu geben; mit eindeutigen Zahlen kann man nicht belegen, ob dies einen Sinn hat.

Lindner, Ulm:
Zu dem Problem Kalium, das angeschnitten wurde, kann ich etwas sagen. Wir haben bei etwa 20 Patienten entsprechende Laborbestimmungen und auch Blutgasanalysen durchgeführt, und es hat sich gezeigt, daß es in vielen Fällen während der Reanimation zu einer biphasischen Kaliumschwankung kommt. In den ersten Minuten steigt das Kalium auf Werte zwischen 6 und 7 oder gar auf 8 mval/l an, um dann während der Reanimation auf Werte zwischen 3 und 3,5 mval/l abzufallen, die auch nach Wiederherstellung der spontanen Herzaktion noch nachweisbar sind. Es gibt Hinweise in der Literatur, und wir selbst haben auch solche Untersuchungen durchgeführt, daß die hoch dosierte Adrenalininjektion zu solchen Veränderungen im Kaliumhaushalt führt. Erklärt wird dies mit einer Alpha- und Beta-Rezeptoren-Stimulation an den Leberzellen, die solche Veränderungen machen.

Meuret, Freiburg:
Die Frage ist allerdings, ob dieses niedrige Kalium als ein Zeichen dafür angesehen werden kann, daß Flimmern schneller entsteht oder Flimmern mit dem Defibrillator schlechter behandelt werden kann.

Braun, Göttingen:
Aber ein niedriger Spiegel würde immerhin Anlaß zu der Therapie mit Kalium geben. Allerdings ist wohl der Zeitpunkt für eine solche Kaliumgabe schwer abzuschätzen.

Nagel, Bad Neuenahr:
Es wurde berichtet, daß man bei der elektromechanischen Entkopplung, die ja Probleme bereitet, mit Insulin eventuell besser zurechtkommen könnte. Wie ist hier der Stand?

Meuret, Freiburg:
Zur elektromechanischen Dissoziation ist eine ganz neue Arbeit von *Redding* erschienen, die wiederum eindeutig gezeigt hat, daß Kalzium bei elektromechanischer Dissoziation keinen Effekt hat. Daß Insulin in dieser Indikation experimentell eingesetzt worden ist, ist mir nicht bekannt.

Lindner, Ulm:
Ich habe noch eine Frage zu dem Komplex Kammerflimmern und Adrenalin. Man versucht doch durch die Adrenalininjektion den Blutdruck zu steigern und ein träges, schlecht defibrillierbares Flimmern in ein grobes umzuwandeln? Sie kennen sicher die Arbeit des amerikanischen Autors *Livesay*, die gezeigt hat, daß durch die starke Beta-Rezeptoren-Stimulation, wie sie ja durch 0,5 oder 1 mg Adrenalin erfolgt, der Reanimationserfolg bei Kammerflimmern in Frage gestellt wird. Insbesondere im subendokardialen Bereich soll es zu so ausgeprägten Nekrosen kommen, die mit der Wiederherstellung einer spontanen Herzaktion nicht in Einklang zu bringen sind.

Meuret, Freiburg:
Das Entstehen von Kammerflimmern war früher ein Argument gegen die Adrenalininjektion. Es wurde gesagt, unter Orciprenalin werde weniger Flimmern induziert. Dies hat sich aber in

klinischen Untersuchungen und auch in experimentellen Arbeiten von *Yakaitis* und in unserer Studie nicht gezeigt. Außerdem war es so, daß unter den reinen Beta-Sympathikomimetika leichtes nicht in grobes Kammerflimmern übergeführt werden konnte. Unter Adrenalin wird die Schlagfolge des Aktionspotentials beschleunigt und vergröbert. Im EKG läßt sich zeigen, daß die Ausschläge größer werden. Dies kann damit zusammenhängen, daß unter Adrenalin die myokardiale Perfusion wieder einsetzt und somit Sauerstoff auch für die elektrische Aktion zur Verfügung steht. Nun hat *Livesay* ganz richtig gezeigt, daß der beta-sympathikomimetische Anteil den Sauerstoffverbrauch während des Flimmerns erhöht. Reine Alpha-Sympathikomimetika, das hat *Redding* gezeigt, führen nicht zu einer Erhöhung des Sauerstoffverbrauchs. Trotzdem kann man nicht reine Alpha-Sympathikomimetika bei Kammerflimmern empfehlen, da die Langzeitergebnisse schlechter sind. Man muß eben versuchen, die Zeit des Kammerflimmerns unter Adrenalin kurz zu halten. D. h., daß sofort wenn ein Flimmern auftritt, defibrilliert werden muß, da unter Flimmern der Sauerstoffverbrauch erhöht ist. Zu Nekrosen ist es in der Arbeit von *Livesay* nicht gekommen.

Wolfram, München:
Würden Sie die Gabe eines Kalziumantagonisten bei Patienten empfehlen, bei denen primär eine schwere Herzinsuffizienz bekannt ist, oder würden Sie bei solchen Patienten zurückhaltend sein?

Meuret, Freiburg:
In der Reanimation würden wir Kalziumantagonisten zum gegenwärtigen Zeitpunkt überhaupt noch nicht empfehlen, wie ich vorhin ja schon gesagt habe. Im kardiologischen Patientengut muß man natürlich mit der negativ-inotropen Wirkung aller Kalziumantagonisten in unterschiedlicher Ausprägung rechnen.

Literatur

1. American Heart Association: Standards and guidelines for cardiopulmonary resuscitation and emergency cardiac care. JAMA 244 (1980) 453–508
2. Ahnefeld, F. W.: Sekunden entscheiden. Springer, Berlin-Heidelberg-New York 1981, S. 92
3. Ahnefeld, F. W., Dick, W., Schuster, H. P.: Notfallmed. 9 (1983) 385–387
4. Beck, C. S., Leighninger, D. S.: JAMA 174 (1960) 133
5. Berenyi, K. J., Wolp, M., Killip, T.: Circulation 52 (1975) 319–324
6. Bishop, R. L., Weisfeldt, M. L.: JAMA 235 (1976) 506–509
7. Crile, G., Dolley, D. H.: J. Exp. Med. 8 (1906) 713
8. Del Guerico, L. R. M., Feins, N. R., Cohn, J. D., Coomaraswamy, R. P., Wollmann, S. B., State, D.: Circulation (Suppl. I) 31 und 32 (1965) 171–180
9. Eisenberg, M. S., Bergner, L., Hallstrom, A.: JAMA 241 (1979) 1905–1907
10. Eisenberg, M. S., Hallstrom, A. and Bergner, L.: N. Engl. J. Med. 306 (1982) 1340–1343
11. Elam, J. O.: The intrapulmonary route of CPR drugs. In: Safar, P., Elam, J. O., (eds.): Advances in cardiopulmonary resuscitation. Springer, New York-Heidelberg-Berlin 1977, S. 132–137

12. Engelhardt, G.H., Zapf, C. H. R.: Ergebnisse von 1214 kardiopulmonalen Reanimationen am Notfallort. In: Engelhardt (Hrsg.): Praktische Notfallmedizin. Walter de Gruyter, Berlin-New York 1983, S. 114–120
13. Fleckenstein, A.: Calcium antagonism in heart and smooth muscle. Wiley & Sons, New York-Chichester-Brisbane-Toronto-Singapore 1983
14. Götz, E.: Wiederbelebung. In: Lawin P. (Hrsg.): Praxis der Intensivbehandlung. Thieme, Stuttgart 1981, 13.1–13.29
15. Hirsch, W. D.: Notfallmed. 9 (1983) 2–14
16. Holmes, H. R., Babbs, C. F., Voorhees, W. D., Tacker, W. A., De Garavilla, B.: Crit. Care Med. 8 (1980) 137–140
17. Katz, A. M., Reuter, H.· Am. J. Cardiol. 44 (1979) 188–190
18. Kay, J. H.: Surg. Gynecol. Obstet. 93 (1951) 682–690
19. Kay, J. H., Blalock, A.: Surg. Gynecol. Obstet. 93 (1951) 97–102
20. Klöss, T. H., Roewer, N., Eckmann, A., Jungck, E., Wischhusen, F.: Anaesthesist 32, Suppl. (1983) 315–316
21. Livesay, J. J., Folette, D. M., Fey, K. H., Nelson, R. L., De Land, E. C., Barnard, R. J., Buckberg, G. D.: J. Thorac. Cardiovasc. Surg. 76 (1978) 244–251
22. Longstreth, W. T., Inui, T. S., Cobb, L. A. and Copass, M. K.: Ann. Intern. Med. 98 (1983) 588–592
23. Mattar, J. A., Weil, M. H., Shubin, H.: Am. J. Med. 56 (1974) 162–168
24. Meuret, G. H., Lenders, H. G., Schindler, H. F. O.: Anaesthesist 32 (1983) 352–358
25. Meuret, G. H.: Pharmakotherapie in der Reanimation nach Herz-Kreislauf-Stillstand. Springer, Berlin-Heidelberg-New York 1984
26. Meuret, G. H., Mussler, M.: The immediate correction of acidosis is not necessary in CPR, alkalosis has deleterious effects. Disaster Medicine, in press (1984)
27. Meuret, G. H., Abel, M., Pringsheim, W., Wiemers, K.: Klin. Paediat. 196 (1984) 21–27
28. Steen, P. A., Newberg, L. A., Milde, J. H., Michenfelder, J. D.: J. Cereb. Blood Flow Metabol. 3 (1983) 38–43
29. Myerburg, R. J., Conde, C. A., Sung, R. J. et al.: Am. J. Med. 68 (1980) 568–576
30. Negowski, V. A.: Reanimatology – the science of resuscitation. In: Stephenson, H. E.: Cardiac arrest and resuscitation. Mosby, Saint Louis 1974
31. Niederhoff, H., Pringsheim, W., Sutor, A. H., Hendrich, G., Künzer, W.: Mschr. Kinderheilk. 125 (1977) 450–451
32. Otto, C. W., Yakaitis, R. W., Redding, J. S., Blitt, C. D.: Crit. Care Med. 9 (1981) 366
33. Pappelbaum, S., Lang, T. W., Bazika, V., Bernstein, H., Herrold, G., Gorday, E.: JAMA 193 (1965) 659–662
34. Pearson, J. W., Redding, J. S.: Anesth. Analg. (Cleve) 44 (1965) 599–606
35. Prager, H., Haiderer, O., Sterz, H.: Reanimation mit hochdosierter Dopamin-Gabe. 11. gem. Tag. Dtsch.-Öst. Ges. intern. Intensivmed., Berlin 1976
36. Redding, J. S., Pearson, J. W.: Anaesthesiology 24 (1963) 203–207
36. a. Redding, J. S., Asumcion, J. S., Pearson, J. W.: Anesth. Analg. (Cleve) 46 (1967) 253–258
36. b. Redding, J. S., Pearson, J. W.: JAMA 203 (1968) 255–260
37. Redding, J. S.: Am. Heart J. 98 (1979) 788–797
38. Redding, J. S., Haynes, R. R., Thomas, J. D.: Crit. Care Med. 11 (1983) 681–684
39. Roberts, J. R., Greenberg, M. J., Baskin, S. J.: JACEP 8 (1979) 515–519
40. Rogers, M. C., Weisfeldt, M. L., Traystan, R. J.: Anesth. Analg. 60 (1981) 73–75

41. Safar, P.: Cardiopulmonary resuscitation. Saunders, Philadelphia 1981
42. Schuster, H. P.: Notfalmedizin. Enke, Stuttgart 1979
43. Schuster, H. P.: Katecholamine in der kardiopulmonalen Reanimation. Ergebnisse einer Umfrage beim Wissenschaftlichen Beirat der Deutschen Gesellschaft für internistische Intensivmedizin. Mitteilung der Deutschen und Östereichischen Gesellschaft für Internistische Intensivmedizin, Nr. 2. Intensivmed. 20. Oktober 1983
44. Siesjö, B. K.: J. Cereb. Blood Flow Metabol. 1 (1981) 155–185
45. Simmons, M. A., Abdock, E. W., Bard, H.: N. Engl. J. Med. 291 (1974) 6–10
46. Stephenson, H. E.: Cardiac arrest and resuscitation. Mosby, Saint Louis 1974
47. Stewart, J. S.: Br. J. Med. I (1964) 476–479
48. Vollmar, A., Daub, D. und Kal, H. G.: Anaesthesiologie und Intensivmedizin, Bd. 143, Springer, Berlin-Heidelberg-New York 1981, S. 32–35
49. Voorhees, W. D., Babbs, C. F., Tacker, W. A.: Crit. Care Med. 8 (1980) 134–136
50. Weil, H.: Emerg. Med. 30 (1981) 55–63
51. White, B. C., Petinga, Ty., Hoehner, P. J.: JACEP 8 (1979) 188–193
52. White, R. D.: Cardiovascular pharmacology Part I. In: McIntyre, K. M., Lewis, J. A. (eds.): Textbook of advanced cardiac life support. American Heart Association, Dallas 1981, S. VIII, 4–13
53. Wheeler, A. S., Sadri, S., Gutsche, B. B.: Anesthesiology 51 (1979) 517–521
54. Winegar, C. P., Henderson, O., White, B. C., Jackson, R. E. et al.: Ann. Emerg. Med. 12 (1983) 471–477
55. Wollinsky, K. H., Schäffer, J., Mehrkens, H. H., Dick, W.: Notfallmed. 8 (1982) 611–620
56. Wollschläger, H., Löllgen, H. und Just, H.: Dtsch. Med. Wochenschr. 19 (1982) 743–745

Anschlußtherapie und Intensivbehandlung nach kardiopulmonaler Reanimation

Von U. Braun und E. Turner

Einleitung

Für die unmittelbare Post-Reanimationsphase gibt es keine allgemein anerkannten therapeutischen Regeln. Für den Wiederbelebungserfolg spielen, neben dem Gesundheitszustand vor dem Ereignis und der Qualität der Reanimation, insbesondere die Art des terminalen Stadiums sowie die Nachbehandlung eine Rolle. Das *terminale Stadium* beginnt mit der Dekompensation der körpereigenen Abwehrmechanismen bei lebensbedrohlichen Funktionsstörungen. Pathophysiologie und Dauer dieses Zustandes hängen wesentlich von der Ursache der vitalen Bedrohung ab. Im Falle des primären ventrikulären Kammerflimmerns und der Asystolie beginnt die zerebrale Ischämie ohne Übergang mit dem kardialen Funktionsausfall. In der alveolären Anoxie (z. B. Atmung oder Beatmung mit reinem N_2O oder N_2) ist die zerebrale Perfusion beim Kreislaufzusammenbruch meist gesteigert, wobei unter Spontanatmung immer eine Hyperventilation auftritt. Dies begünstigt die zerebralen Reanimationsaussichten. Die Asphyxie (Apnoe, Atemwegsverlegung, Ertrinken) führt erst verhältnismäßig spät zum Kreislaufzusammenbruch, nicht ohne daß sich vorher eine ausgeprägte Hypoxämie und Hyperkapnie einstellen. Für eine Restitutio ad integrum sind dies schwierige Bedingungen. Generell kann bei länger dauernden terminalen Stadien, auch bei der Exsanguination, die zerebrale Vasodilatation als Kompensationsmechanismus eine gewisse Schutzfunktion übernehmen. Der *klinische Tod* ist gekennzeichnet durch Bewußtlosigkeit, Apnoe und Pulslosigkeit. Beginnt die Reanimation vor Ablauf von fünf Minuten nach Auftreten des Kreislaufzusammenbruchs, so ist im Prinzip eine volle zerebrale Wiederherstellung möglich. Dauert die Ischämie länger, so sind alle Übergänge von leichten zerebralen Funktionsausfällen bis zum intrakraniellen Kreislaufstillstand möglich. Die pathophysiologischen Unterschiede im terminalen Stadium sowie die Tatsache, daß auch nach kurzen Kreislaufstillstandszeiten irreversible neurologische Ausfälle beschrieben wurden, belegen, daß die fünf-Minuten-Grenze eine theoretische Approximation darstellt.

Zustand nach Kreislaufstillstand

Da nach Reanimation eine sekundäre Verschlechterung mit erneuter vitaler Bedrohung möglich ist, hat *Negovsky* (8) diesen Zustand als „postresuscitation disease" bezeichnet. Es handelt sich um zerebrale und nichtzerebrale Funktionsausfälle, von denen letztere, wenn sie allein auftreten, in der Regel ohne Ausnahme voll reversibel sind. Im einzelnen beschreibt *Safar* (9) folgende Befunde, die auf tierexperimentelle Untersuchungen und klinische Beobachtungen gestützt sind:

Postresuscitation Disease

Zerebrale Ausfälle
  unkoordinierte Atmung vor der EEG-Erholung
  sekundär gesteigerter, intrakranieller Druck (1.–7. Tag)
  Koma ohne Drucksteigerung
  regionale Störungen der zerebralen Reperfusion (No-reflow)
  verminderte globale zerebrale Durchblutung, O_2- und Glukoseversorgung
  gestörte Autoregulation
  zerebrale und zerebrospinale Laktatazidose
  spastische Atmung und Krämpfe
  iatrogene Hyper- oder Hypokapnie, metabolische Azidose bzw. Alkalose
  Mikrozirkulationsstörungen aller vitalen Organe
  Blutgerinnungsstörungen
  erniedrigtes HZV, sogar bei normalem Blutdruck
  mäßige Störungen der pulmonalen Ventilation/Perfusion
  passagere Leber- und Nierenfunktionsstörungen

Überwachung

Die langfristige Prognose und Integrität der Person entscheiden sich mit den zerebralen Ausfällen. Das anhand von morphologischen Befunden beschriebene, sogenannte No-Reflow-Phänomen kennzeichnet einen mikrovaskulären Strukturverlust (2). Dies ist bedeutsam im Zusammenhang mit der Unsicherheit über die Ischämietoleranz von Nervenzellen. *Hossmann* und Mitarbeiter (5) konnten an Katzen und Affen nachweisen, daß einzelne Nervenzellen eine Ischämiedauer von 60 Minuten überleben.

Funktionsstörungen wie verminderte zerebrale Reperfusion, gestörte Autoregulation und zerebrale Laktatazidose können gerade in der Post-Reanimationsphase zum endgültigen Ausgang beitragen. Dies muß ein Ansporn sein für maximale Aufmerksamkeit und zielgerichtete Therapie in dieser Phase.

Ein unzweideutig nachgewiesener Herz-Kreislauf-Stillstand, definiert als das klinische Bild einer plötzlichen Kreislaufunterbrechung, ohne daß der Tod erwartet wurde, sollte in jedem Falle dazu Anlaß geben, eine Intensivbehandlung einzuleiten. Die Mindestüberwachungsdauer darf 24 bis 48 Stunden nicht unterschreiten, abhängig von Zustand und Verlauf des Patienten. Als Überwachungsmaßnahmen nach Kreislaufstillstand sind zu empfehlen:

Klinisch
  Bewußtseinslage
  neurologischer Status, Pupillen
  klinische Kreislauf- und Atmungskriterien
  Beurteilung der Gefäße des Augenhintergrundes

Apparativ
EKG-Monitor (mit Dokumentation wichtiger Befunde)
arterieller Druck (blutig), ZVD, evtl. Pulmonaliskatheter
Blutgasanalysen
Temperatur
Uras
Labor: Hb, Hk, Elektrolyte, Glukose, Gerinnung, Kreatinin, Gesamt-Eiweiß, Bilirubin, Enzyme
EEG (auch in Form des Cerebral Funktion Monitors CFM oder der Fourier-Analyse)
Computertomographie
eventuell Liquordiagnostik

Zur Beurteilung von Bewußtseinslage und neurologischem Status hat sich die Glasgow Coma Score bewährt, die nach einem Punktesystem verbale Antworten, Augenöffnen und motorische Reaktionen bewertet. Ein voll orientierter Patient ohne neurologische Ausfälle erreicht eine Punktzahl von 15.

verbale Antwort
fehlt	1
unverständliche Geräusche	2
Worte ohne Zusammenhang	3
verwirrt	4
orientiert	5

Augenöffnen
fehlt	1
auf Schmerzreize	2
auf Anreden	3
spontan	4

motorische Reaktion
fehlt	1
Strecker abnorm	2
Beuger abnorm	3
gezielte Abwehr	4
kann lokalisieren	5
kommt Aufforderungen nach	6

In vielen Fällen ist die Glasgow Coma Score nicht einsetzbar (Intubation, präverbale Kinder, Schock, Hypoxie), trotzdem ist ihr Wert allgemein anerkannt, insbesondere für Verlaufsbeobachtungen.

Klinisch kann auch die Beurteilung der Gefäße des Augenhintergrundes von Bedeutung sein, da gewisse Rückschlüsse für die zerebrale Situation möglich sind (Gefäßfüllung, Blutungen, Spasmen, Segmentation). Ein Pulmonaliskatheter ist bei unklaren Kreislaufverhältnissen, Verdacht auf low output bzw. zur exakten Beurteilung der Linksherzfunktion indiziert.

Bei Kleinkindern und Säuglingen sollte Glukose im Serum besonders häufig kontrolliert werden. Diese Patienten bedürfen auch immer einer Glukosezufuhr. Für alle Patienten gilt

nach neueren Erkenntnissen, daß sehr hohe Blutzuckerspiegel postischämische zerebrale Herde ungünstig beeinflussen können (4, 7). In besonderen Fällen (z. B. Z. n. Süßwassertrinken) müssen die Laborwerte durch weitere Parameter wie freies Hb im Serum ergänzt werden. Reicht die zerebrale Diagnostik nicht aus (sekundärer Hirndruckanstieg, zerebrale Krämpfe), sind zusätzliche Überwachungsmethoden notwendig, die meist an die Zusammenarbeit mit Neurologen bzw. Neurochirurgen gebunden sind. Dazu gehören:
die intrakranielle Druckmessung (epiduraler Druckaufnehmer)
die kontinuierliche EEG-Untersuchung, evozierte Potentiale
ein retrograder V. jugularis interna-Katheter (O_2-Sättigung, Glukose, Laktat) sowie
die Messung der zerebralen Durchblutung mit Fremdgasmethoden.

Besonders bewährt haben sich vereinfachte EEG-Ableitungen, wie der Cerebral Function Monitor (CFM, Abb. 1) und die Computer-Analyse in Form von Power-Spektren (Fourier, Abb. 2, 3). Ersteres Verfahren verwendet ein komprimiertes, gefiltertes Signal, das grobe Abweichungen von der Norm wie Krampfpotentiale, Null-EEG, burst supression gut anzeigt. Letzteres ermittelt die Häufigkeit der abgeleiteten Frequenzen und stellt sie in Form der Power-Spektren (Amplituden-Quadrat/Frequenz) dar. Für beide Verfahren gilt ebenso wie für das EEG, daß eine Aussage jeweils nur über den abgeleiteten Bezirken möglich ist.

Abb. 1: Registrierung bei Einsatz eines CFM in der kardialen Chirurgie. Die Änderung der elektrischen Anzeige erfolgte bei Herzflimmern nach Eröffnung des Thorax. Die zerebrale Perfusion war nach zwei Minuten wiederhergestellt.

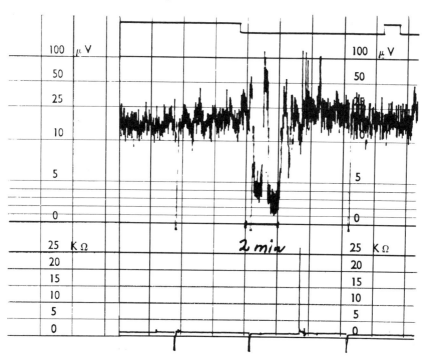

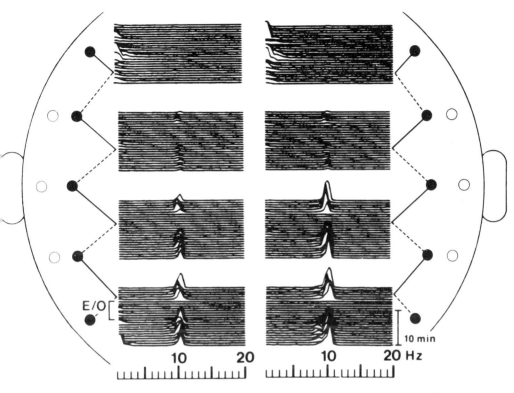

Abb. 2: Bei einem normalen EEG findet sich eine besondere Häufung von Alpha-Wellen im Frequenzbereich 10, die bei der Fourier-Analyse in Abhängigkeit von den gewählten Ableitungen zur Darstellung kommen (aus R. Spehlmann, EEG-Prime, Elsevier/North Holland, Biomedical Press, Amsterdam-New York-Oxford 1981).

Abb. 3: Darstellung der Fourier-Analyse bei zerebralem Koma mit Verschiebung der elektrischen Aktivität in den langsamen Wellenbereich von 4 Herz mit Lateralisation der Power-Spektren.

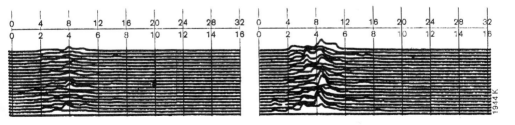

Therapeutische Richtlinien

Zu den gesicherten Maßnahmen nach Wiederherstellung des Kreislaufs gehören:

1. RR-systolisch   100–150 mmHg, Mitteldruck 70–100 mmHg
   Elektrolyte   30– 50 ml/kg/Tag
   Kolloide   10 ml/kg
   Dopamin   1– 20 μg/kg/min
   Norepinephrine   1– 8μg/kg/min
2. Kontrollierte Beatmung mit F_IO_2 1,0 für 6 Stunden
   dann paO_2 100–200 mmHg, nach 24 Stunden 100–120 mmHg
   leichte Hyperventilation $paCO_2$ 30 mmHg für 6 Stunden, dann Normoventilation
3. medikamentöse Ruhigstellung, evtl. Relaxierung
4. wenn nötig kardiale Ruhigstellung (Lidocain, Antiarrhythmika, i.v. Schrittmacher)
5. Normothermie
6. bei kardialen Krämpfen Phenobarbital 1 mg/kg oder Diazepam
7. Fortecortin 1 mg/kg dann 0,02 mg/kg 6 stündlich

Besonders wichtig in der unmittelbaren Post-Reanimationsphase ist die Aufrechterhaltung des Kreislaufs. Da in geschädigten zerebralen Bezirken die Autoregulation aufgehoben sein kann, besteht hier eine direkte Abhängigkeit der Durchblutung vom Perfusionsdruck. Blutdruckwerte, die bei primär kreislaufgesunden normotensiven Patienten leicht über den normalen Werten liegen, gewährleisten dies am besten. Die Volumenzufuhr ist an einer normalen Flüssigkeitszufuhr orientiert, mit engmaschigen Kontrollen und Zwischenbilanzen. Meist ist die kontinuierliche Verabreichung von Dopamin erforderlich, Arterenol sollte nur in Ausnahmefällen länger zum Einsatz kommen. Die erforderliche kontrollierte Beatmung mit reinem O_2 sollte nach sechs Stunden auf einen arteriellen pO_2 von 100–200 eingestellt sein. Unter der Vorstellung, daß die lokal geschädigten zerebralen Bezirke bei Vasokonstriktion der ansprechbaren Gefäße gut perfundiert werden (inversed steal) empfiehlt sich eine leichte Hyperventilation. Diese ermöglicht auch eine gewisse Ödemprophylaxe bzw. Druckentlastung. Bei starker Hypokapnie ist jedoch der Gesamtsauerstoffverbrauch gesteigert und die $AVDO_2$ vergrößert, so daß kardial und u. U. auch zerebral ungünstige Auswirkungen zu erwarten sind (10, Abb. 4, 5, 6). Grundsätzlich hat die Hyperventilation immer nur einen kurzfristigen Effekt, etwa für mehrere Stunden.

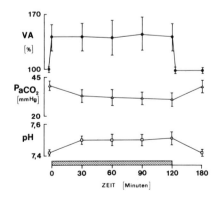

Abb. 4: *Eigene Messungen bei 10 Patienten mit Schädel-Hirn-Trauma. Durch Frequenzerhöhung der Beatmung wurde die alveoläre Ventilation auf 140 Prozent gesteigert und paCO_2 und pH-Wert entsprechend verändert.*

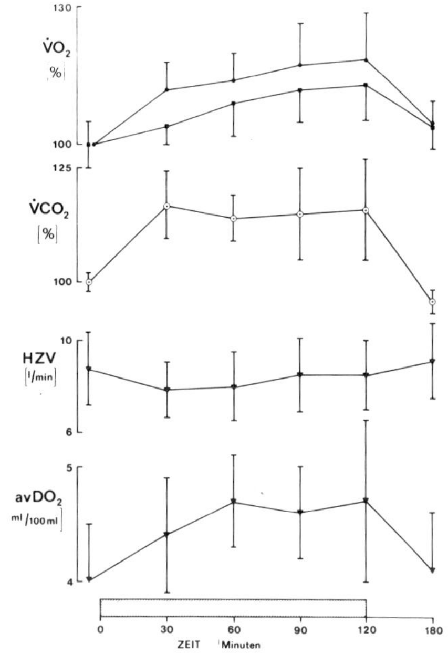

Abb. 5: Die Sauerstoffaufnahme (gemessen mit dem Metabolic Measurement Cart, Beckman) steigert sich im Lauf von 2 Stunden im Mittel um 20 Prozent. Das HZV ist etwas erniedrigt.

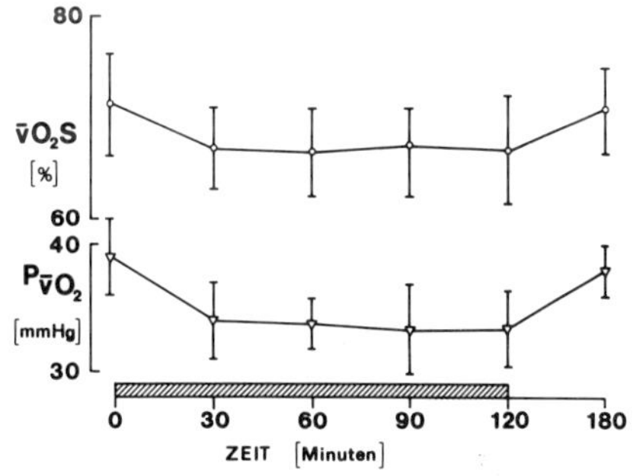

Abb.6: Zentralvenöse Sättigung und der pO_2 wird deutlich herabgesetzt.

Die medikamentöse Ruhigstellung versteht sich von selbst, ebenso die Analgesie; u. U. ist auch eine Relaxierung nicht zu umgehen. Die spezielle kardiale Behandlung umfaßt nach Bedarf eine antiarrhythmische Therapie einschließlich intravenöser Schrittmacherimplantationen. Normothermie ist durch zentrale Sedierung und externes Kühlen anzustreben. Zerebrale Krämpfe bedürfen einer Phenobarbital-Therapie, die insbesondere für eine langfristige Behandlung gut geeignet ist. Das Fortecortin wird gerade für die zerebrale Post-Ischämie empfohlen (9). Beim perifokalen Ödem dürfte seine Wirkung nachgewiesen sein. Dies und die Tatsache, daß die Anwendung nur kurzfristig, etwa zwei bis drei Tage erforderlich ist, könnte seinen Einsatz rechtfertigen. Damit ist allerdings ein zerebraler Schutz nicht zweifelsfrei bewiesen.

Nicht oder nicht gesicherte Maßnahmen sind:
Barbiturat-Loading (Thiopental 30 mg/kg) für zwei Tage
Kalziumantagonisten (z. B. Diltiazem)

Hypothermie (zentrale Sedierung und Oberflächenkühlung)
reflow promotion
Drucksteigerung (Arterenol) für sechs Stunden
Heparin
"brain flush" (intraarterielle Injektion von Dextran 40)
normovolämische Hämodilution

Für die hochdosierte Barbiturattherapie, die sich gegenwärtig in der Phase der systematischen klinischen Prüfung befindet, muß gelten, daß die postulierte zerebral-protektive Wirkung im Sinne einer echten Verlängerung der Wiederbelebungszeit bisher nicht bewiesen wurde (1, 3). Die barbituratbedingte Kreislaufdepression fällt insbesondere bei kardialen oder schockbedingten Problemen ins Gewicht, so daß oft die Dopamingabe allein wegen der Barbituratzufuhr notwendig wird. Eine längerfristige Thiopental-Therapie erschwert die Sondenernährung, da eine Darmparalyse auftreten kann. Das Null-EEG, das gelegentlich beobachtet wird, behindert die zerebrale Diagnostik. Diese Nebenwirkungen werden dadurch relativiert, daß die Thiopentalzufuhr nur für 48 Stunden notwendig ist. Insgesamt kann jedoch das Barbiturat-Loading noch nicht ohne Einschränkung empfohlen werden. Von *Meuret* (6) wurde eine Therapie mit Ca-Antagonisten (Diltiazem) mit Erfolg experimentell erprobt. Der gedankliche Ansatz ist vielversprechend. Für eine klinische Empfehlung bedarf es noch einer systematischen klinischen Prüfung. Die Hypothermie kann bisher als einzige Maßnahme für sich in Anspruch nehmen, die Wiederbelebungszeit tatsächlich zu verlängern. Sie ist jedoch aufwendig und kann in der Wiedererwärmungsphase problematisch sein. Die sogenannte "reflow promotion" bedarf noch weiterer experimenteller Untersuchungen.

Diskussion

Zinganell, Kassel:
Lassen Sie uns die Diskussion vielleicht damit beginnen, ein wenig mehr unsere therapeutischen Maßnahmen zu beleuchten, soweit sie die Stabilisierung des Kreislaufs angehen. Viele Herzinfarkte, eine häufige Ursache von Kreislaufstillständen, führen letztlich zum Tode, weil es zu Arrhythmien kommt. Gibt es in dieser Hinsicht neuere Erkenntnisse, oder ist Lidocain hier immer noch das letzte Wort?

Braun, Göttingen:
Ich kann nicht sagen, ob Lidocain das letzte Wort ist. Auf jeden Fall ist es eine außerordentlich wichtige Droge für alle Zustände unmittelbar bei und nach der Reanimation, wenn Rhythmusstörungen auftreten. Natürlich sollte man aber die anderen pharmakologischen Möglichkeiten auch in Betracht ziehen, z. B. die Kalziumantagonisten, Beta-Blocker usw.

Kleinberger, Wien:
Sie haben gesagt, daß unter Hyperventilation der Sauerstoffverbrauch ansteige, und die venöse Sauerstoffsättigung abnehme. In diesem Zusammenhang müßte man die Frage stellen, wie Sie die Sauerstoffsättigung gemessen haben. Es wäre denkbar, daß unter der Hyperventilation eine Alkalose entstanden ist und dadurch die Sauerstoff-Dissoziationskurve nach links verschoben wurde, so daß eigentlich ein reiner Bohreffekt entstanden ist, also ein Meßfehler.

Braun, Göttingen:
Wir haben pO$_2$ mit der polarographischen Methode gemessen; diese Werte waren zentralvenös ebenfalls erniedrigt. Die Sättigung wurde mit dem Reflexionsoximeter bestimmt. Es ist richtig, daß eine Alkalose vorgelegen hat. Der Befund eines gesteigerten Stoffwechsels unter Hyperventilation ist bekannt; entsprechende Beobachtungen wurden z. B. auch von *Cain* am Hund gemacht. Dem liegt eine Abhängigkeit des Stoffwechsels von der Phosphofruktokinase zugrunde, die pH-abhängig funktioniert. Im übrigen ist es so, daß unterschiedliche Organe unterschiedlich auf diese Situation ansprechen, und es ist nicht ganz klar, wie sich das Gehirn dabei verhält.

Kleinberger, Wien:
Können Sie quantitativ sagen, um wieviel der Sauerstoffverbrauch ansteigt?

Braun, Göttingen:
Ich kann nur wiedergeben, was wir gemessen haben. Im Mittel waren es 20 Prozent nach etwa ein bis zwei Stunden. Es dauert eine Weile, bis sich dieser Wert einstellt.

Kleinberger, Wien:
Das würde bedeuten: 20 bis 30 ml, nicht wahr?

Braun, Göttingen:
Es waren 20 Prozent von 250 bis 300 ml, also 50–60 ml.

Zinganell, Kassel:
Ich hätte gerne die Hypothermie angesprochen. Es ist bekannt, daß die Hypothermie, vor dem Kreislaufstillstand durchgeführt, eine Protektion darstellt; ist es nicht aber so, daß eine nachträglich durchgeführte Hypothermie überhaupt nichts mehr bringt? Muß sie nicht als obsolet angesehen werden?

Braun, Göttingen:
Ich kenne keine systematischen Untersuchungen darüber – seien sie tierexperimentell oder am Patienten –, ob eine Hypothermie, im nachhinein durchgeführt, zum Erfolg führen kann. Das Problem, für die Klinik stellt sich insbesondere wegen der Aufwendigkeit dieses Verfahrens. Wenn überhaupt ein Verfahren die Wiederbelebungszeit tatsächlich verlängern kann, auch etwa in der Nachreanimationsphase, dann wäre es die Hypothermie. Insofern ist von diesem Verfahren viel zu erwarten. Aber der Aufwand wäre ungeheuer, wenn man dieses Verfahren nach jeder Reanimation durchführen wollte. Man muß außerdem berücksichtigen, daß die Wiedererwärmungsphase in bezug auf Kreislaufbelastung und Volumensituation problematisch ist.

Große-Ophoff, Köln:
Wir haben tatsächlich einmal ausprobiert, was die Hypothermie im Anschluß an eine zerebrale Ischämie für Effekte hat. In unseren Tierversuchen – natürlich muß man nach der Übertragbarkeit auf klinische Bedingungen fragen – hat die Hypothermie keine Effekte gezeigt; sie hatte eher sogar eine Verschlechterung zur Folge.

Braun, Göttingen:
Was haben Sie gemessen?

Große-Ophoff, Köln:
Wir haben die Durchblutung gemessen, den Gehalt an energiereichen Phosphaten und letztlich die Gesamterholung, EEG-Parameter und ähnliches. Ich werde in meinem Vortrag darauf eingehen.

NN:
I would like to know your definition of brain death. When do you declare a patient dead?

Braun, Göttingen:
This is not my topic, but I will try to explain. I would declare brain death with no cerebral perfusion.

NN:
In Holland where I come from we do two EEGs with a time lag of 8 hours. There are different countries with different norm-standards to do this. For example you can do an angiography and see whether there is still any perfusion. My question is: What are your norms? What time of standard do you keep here to declare a patient dead?

Braun, Göttingen:
We have this problem practically when the kidney or other organs are explanted from a patient for the purpose of organ transplantation. Our neurosurgeons say that it is necessary to test the cerebral perfusion by cerebral arteriography for the clinical definition of brain death in this situation. Apart from explantation this is not obligatory and we could declare a patient dead with two EEGs in about 12 hours difference, provided that all clinical signs of brain death are present (coma, missing cranial nerve reflexes, absence of spontaneous breathing). In case of barbiturate incorporation the EEG cannot be used.

Piek, Düsseldorf:
Ich möchte eine Bemerkung zum Monitoring des zerebralen Druckes machen. Sie empfahlen die epidurale Druckmessung. Wir sind an unserer Klinik dazu übergegangen, rein intraventrikulär zu messen. Erstens ist es einfacher durchzuführen, und zweitens kann man Liquor zu diagnostischen Zwecken entnehmen, während die lumbale Entnahme von Liquor bei gesteigertem Hirndruck zumindest fraglich ist. Außerdem kann man gleichzeitig Liquor zur Senkung des Hirndruckes entnehmen, d. h. man kann auf diese Weise gleichzeitig therapieren. Aus diesem Grunde meinen wir, die intraventrikuläre Druckmessung empfehlen zu können. Daß diese eine höhere Infektionsrate hat, muß man natürlich auch sagen.

Braun, Göttingen:
Es ist klar, daß man die Druckmessung auch intraventrikulär durchführen kann. Dagegen ist nichts einzuwenden. Das Problem ist die größere Invasivität, die Sie ja selbst angesprochen haben. Bei einigen Patienten bleiben diese Katheter 10 oder 14 Tage liegen, so daß eine gewisse Infektionsgefahr da ist.

Piek, Düsseldorf:
Hier kann man natürlich zum einen regelmäßige bakteriologische Kontrollen machen; zum anderen kann man die Katheter regelmäßig mit Chlorhexidinlösung spülen. Wir meinen, daß wir dadurch eine geringere Infektionsrate haben. Wenn man dann noch ein geschlossenes Sy-

stem verwendet, ist die Infektionsrate in unserer Klinik bei im Durchschnitt 7 bis 8tägigen Messungen sicherlich unter 5 Prozent.

Zinganell, Kassel:
Herr Braun, könnten Sie die Indikation für eine epidurale Druckmessung ein bißchen klarer herausarbeiten? Bei einem Patienten mit einem leichten Koma, der noch spontan atmet, würden Sie doch sicher keine epidurale Druckmessung machen?

Braun, Göttingen:
Herr Zinganell, Sie wissen genau, daß dies eine schwierige Frage ist. Klinisch läßt sie sich fast nicht beantworten. Wenn ein schweres Koma und ein bestimmtes neurologisches Bild vorliegen, findet man bei solchen Patienten sehr häufig Druckanstiege, Frequenzanstiege, auch Frequenzabfälle, aber das alles ist kein sicheres Kriterium. Einen besseren Hinweis liefert vielleicht noch das Computertomogramm, das allerdings als einmalige Maßnahme auch nicht genügend aussagekräftig ist sondern höchstens bei vergleichenden Messungen. Auch das Computertomogramm erlaubt keine absolute quantitative Orientierung. Die Indikationsstellung ist von daher sehr schwierig.

NN:
Sie erwähnten die arteriell zu gebenden Dextrane. Dextran 40 hat eine Halbwertszeit, die mich bedenken läßt, ob man es wirklich arteriell geben muß. Wie sieht es mit der kardialen Belastung aus, welche Dosierung wählen Sie, und wie dosieren Sie den Einsatz auch im Hinblick auf die eventuell schon vorgegebene erhöhte Vorlast des Herzens?

Braun, Göttingen:
Entschuldigen Sie, dies ist ein Mißverständnis. Die arterielle statt intravenöse Verabreichung von Dextran gehört zu den Maßnahmen, die für die Klinik noch nicht gesichert sind. Ich sprach von den Experimenten von *Safar* und Mitarbeitern, die das sogenannte "flush" getestet haben. Ich kann dazu aus eigener Erfahrung nicht Stellung nehmen.

NN:
Sie haben eine Menge von Überwachungsmaßnahmen des zerebralen Zustands angegeben, aber ich habe eine Sortierung nach Indikation und Durchführbarkeit vermißt. Das CT z. B. gehört nicht zum Monitoring; das ist eine Sache, die man *einmal* machen kann; ich weiß nicht, ob das eine Relevanz hat.

Braun, Göttingen:
Für die nichtinvasive Diagnostik ist die Computertomographie absolut unerläßlich. Die Frage ist, wie man sich verhalten soll, wenn man kein CT zur Verfügung hat. Ich meine, daß wir Anästhesisten uns bemühen sollten, auch mit diesen etwas einfacheren modifizierten EEG-Verfahren, von denen ich gesprochen habe, umzugehen lernen. Das bedeutet natürlich nicht, daß wir auf die Beratung mit den Neurologen in den entsprechenden Situationen verzichten sollten. Die Indikation geht natürlich vom neurologischen Status und vom Koma aus.

Piek, Düsseldorf:
Bei Schädel-Hirn-Traumen hat sich gezeigt, daß die Höhe des intrakraniellen Druckes überhaupt nicht mit den morphologischen Befunden korreliert, die man im CT sehen kann. Selbst

wenn man im Computertomogramm maximal enge Ventrikel, verstrichene Hirnfurchen zu erkennen meint, kann dieser Patient unter Umständen einen nur leicht erhöhten oder sogar normalen Hirndruck haben. Schon allein deswegen, und wenn man noch den erheblichen Aufwand berücksichtigt, der getrieben werden muß, um einen reanimierten Patienten zum nächsten Computertomogramm zu fahren, meine ich, daß die einzige Indikation für ein CT bei einem reanimierten Patienten eine zusätzliche Verschlechterung der primär neurologischen Situation ist. Wenn man z. B. einen Patienten mit 8 oder 9 Punkten entsprechend der Glasgow-Coma-Skala nach Reanimation vorliegen hat, der plötzlich noch eine zusätzliche Komplikation bietet, würde ich – von neurochirurgischer Seite her gesprochen – in diesem Augenblick eine Indikation für ein Computertomogramm sehen. Ansonsten aber überhaupt nicht. In unserer Klinik werden trotzdem viele Patienten der inneren und anästhesiologischen Intensivstation zur Computertomographie gefahren, um ein CT nach Reanimation zu haben. Solange das CT bei uns steht, hat sich daraus noch nie eine Indikation zum Eingreifen ergeben. Eine ischämische Zone kann man auch im CT frühestens nach 3, 4 oder 5 Tagen, unter Umständen sogar erst später demarkiert sehen.

Braun, Göttingen:
Ich möchte das voll unterstreichen. Was würden Sie aber davon halten, wenn man einen Patienten, der nach Reanimation kreislaufstabil ist, mit dem Computertomogramm als einem nichtinvasiven Verfahren kontrolliert?

Piek, Düsseldorf:
Was erwarten Sie im Computertomogramm zu sehen?

Braun, Göttingen:
Ich denke daran, daß aufgrund der neurologischen Diagnostik z. B. der Verdacht auf Hirndrucksteigerung bestehen könnte.

Piek, Düsseldorf:
Man weiß, daß das CT eine Hirndrucksteigerung nicht unbedingt wiedergibt.

Braun, Göttingen:
Das ist richtig, ich dachte aber mehr an eine Verlaufskontrolle.

Piek, Düsseldorf:
Auch als Verlauf nicht.

Braun, Göttingen:
Ich weiß, daß es keine absolute Korrelation gibt. Aber kann man nicht wenigstens versuchen, sich anhand des CT zu orientieren? Wenn das CT als nichtinvasives Verfahren zur Verfügung steht, so sollte man es nutzen.

Zinganell, Kassel:
Gerade beim Beispiel des Schädel-Hirn-Traumas, das Sie ja gewählt haben, würde ich mir bei jeder Verschlechterung des neurologischen klinischen Status sehr wohl überlegen, ob ein neuerliches CT durchgeführt werden soll. Es könnte daraus immerhin resultieren, daß ein operativer Eingriff erforderlich wird.

Piek, Düsseldorf:
Das hatte ich auch erwähnt. Bei einer zusätzlichen Verschlechterung des neurologischen Status: ja! Es können auch nach Reanimation oder überhaupt nach zerebraler Hypoxämie Gerinnungsstörungen auftreten, die unter Umständen eine intrazerebrale Blutung verursachen und somit ebenfalls eine operative Indikation abgeben. Wenn ein schlechter neurologischer Status vorliegt und darauf eine zusätzliche Verschlechterung folgt, dann ist das CT absolut indiziert.

Zinganell, Kassel:
Nehmen wir doch einmal an, Herr Braun, Sie haben eine Reanimation erfolgreich durchgeführt und der Patient ist gar nicht komatös. Welches Monitoring würden Sie dann empfehlen?

Braun, Göttingen:
Wenn der Patient bei Bewußtsein ist, und wenn man kontrollieren kann, ob sich die Bewußtseinlage ändert, dann braucht man das EEG nicht mehr und selbstverständlich auch kein CT. Aber wenn die Reanimation nicht so erfolgreich ist, und wenn man sedieren muß, hätte man schon mehr Probleme.

Zinganell, Kassel:
Wie lange würden Sie einen solchen Patienten dennoch auf Ihrer Intensivstation behalten?

Braun, Göttingen:
Pauschal läßt sich diese Frage nicht beantworten; hier ist immer eine induviduelle Entscheidung zu treffen. Wenn Sie mich coram publico so entschieden danach fragen, würde ich sagen 24 Stunden.

Zinganell, Kassel:
Das ist auch meine Auffassung.

NN:
Wir wissen daß einige Patienten primär völlig unauffällig sind und dann nach 12 oder 24 Stunden Spätschäden entwickeln. Gerade diese Patienten brauchen die Überwachung. Wie verfahren Sie mit ihnen?

Braun, Göttingen:
Ich gehe davon aus, daß man klinisch erkennen kann, wann eine gewisse Gefährdung für Nachfolgezustände gegeben ist. Die Patienten, die hinterher schwere Störungen bekommen, können meiner Auffassung nach auch in der frühen Phase an bestimmten Symptomen herausgefunden werden. Diese Patienten sind nicht ganz bei Bewußtsein und nicht in jeder Hinsicht unauffällig. Man kann ja nicht jeden Patienten nach der Reanimation für 14 Tage auf der Intensivstation lassen. Das ist ja unmöglich.

Zinganell, Kassel:
Das ist sicher auch nicht nötig. Denn solche Spätschäden mit Eintrübung, mit Coma, entwickeln sich doch in der Regel spätestens nach 24 bis 36 Stunden.
Ich möchte noch einmal auf ein anderes Thema zurückkommen. Sie erwähnten die Katecholamine als therapeutische Maßnahmen, allerdings mit Einschränkungen. Können Sie diese Einschränkungen etwas genauer definieren? Wann würden Sie Katecholamine einsetzen?

Braun, Göttingen:
Der Einsatz von Dopamin erfolgt sehr breit, zumindest im Rahmen von sogenannten „Nierendosen". Dagegen brauchen keine Bedenken zu bestehen. Dies ist auch besonders dann günstig, wenn gleichzeitig eine Barbiturat-Therapie durchgeführt wird. Allerdings kann man in dieser Phase nicht digitalisieren. Dafür ist Dopamin jedoch eine echte Alternative. Allerdings sollte man die Dosis von Dopamin nicht zu hoch wählen. Das Arterenol® ist für diese Phase nur in Ausnahmefällen indiziert, etwa wenn man bereit ist, die Verminderung der Nierenperfusion für eine gewisse Zeit und ein gewisses Ziel in Kauf zu nehmen. Sonst würde ich sehr zurückhaltend sein. Ich würde natürlich auch mit Suprarenin® sehr zurückhaltend sein, weil die Frequenzsteigerung doch sehr ins Gewicht fällt. Selbstverständlich ist in speziellen Situationen auch Dobutamin indiziert. Man kann es als Alternative zum Dopamin wählen oder als Ergänzung für die mehr sympathikomimetische Wirkung.

Wolfram, München:
Sie sagten, Dobutamin wäre alternativ zum Dopamin einzusetzen. Es ist aber bekannt, daß die positiv inotrope Wirkung des Dobutamins beträchtlich höher ist als die des Dopamins. Wo sehen Sie beim Dopamin die kritische Dosis in bezug auf die Steigerung der Nierendurchblutung? Bei zu hohen Dosen nimmt doch die Perfusion der Niere wieder ab.

Braun, Göttingen:
Man bekommt eine Steigerung der Nierenperfusion mit einer Dosis von 5 bis 10 μg/kg/min.

Wolfram, München:
Ist das nicht bereits etwas zu hoch? 400 μg/min. bei einem Patienten von 70 kg Körpergewicht sind doch schon eine ganz vernünftige Dosis. Wir haben gesehen, daß die Nierenausscheidung wieder zurückgeht, wenn man höher dosiert.

Braun, Göttingen:
Ja, 10 μg/kg/min sind die äußerste Grenze; 5 μg/kg/min ist diejenige Dosis, an der man sich orientieren sollte.

Semik, Berlin:
Mit welcher Überlegung empfehlen Sie nach der Reanimation eine 6stündige 100prozentige Sauerstoffbeatmung?

Braun, Göttingen:
Hyperoxische Gemische können die zerebrale Perfusion und Mikrozirkulation auch durchaus einschränken. Deswegen muß man sich genau überlegen, warum man das tut. Wenn der Patient nach Reanimation wach wird und man nicht genau weiß, wie es bei ihm aussieht, kann man unter diesem Aspekt das Risiko eingehen, da man sechs Stunden lang einen sicheren Bereich für die inspiratorische Konzentration wählt. Ich bin allerdings der Meinung, daß man im Anschluß daran auf einen Bereich zurückschalten sollte, der vielleicht knapp über 100 liegt, so daß man diesen Effekt der zerebralen Vasokonstriktion durch O_2 mit Sicherheit nicht mehr hat.

Unseld, Donaueschingen:
Ich möchte nochmal auf das Monitoring zurückkommen. Sie hatten sehr schön gesagt, daß

der Perfusionsdruck höher sein solle als normal. Das setzt allerdings voraus, daß der intrakranielle Druck gemessen wird. Daher möchte ich noch einmal fragen: Wenn man einen Patienten hat, der nach einer Reanimation in den nächsten Stunden nicht aufwacht, der enge Pupillen hat aber bewußtlos bleibt, wie gehen Sie dann weiter vor? Wann entschließen Sie sich, den intrakraniellen Druck zu messen?

Braun, Göttingen:
Diese Entscheidung fällen wir nicht allein. Dazu holen wir einen neurochirurgischen oder neurologischen Kollegen. Wenn ein Patient zwei Stunden nach Reanimation nicht aufwacht, sehe ich mir natürlich an, welche übrigen Parameter existieren, wie der Kreislauf ist, die Atmung usw. Dann entscheide ich in jedem Falle auf zerebrale Überwachung, d. h. zunächst einmal EEG, meinetwegen in einer vereinfachten Form. Dann muß die Frage nach einem epiduralen Druckaufnehmer wegen einer möglichen Hirndrucksteigerung gestellt werden.

Unseld, Donaueschingen:
Angenommen, Sie haben einen Patienten, von dem Sie wissen, daß eine längere Phase der Hypoxie vorausgegangen ist und daß es in den nächsten Tagen noch zur Drucksteigerung über das Ödem kommen könnte. Entschließen Sie sich dann, den Perfusionsdruck sofort konsequent zu überwachen?

Braun, Göttingen:
Ich würde mich entschließen, den Perfusionsdruck leicht zu steigern. Aber dies bedeutet für mich nicht, den epiduralen Druck zu messen.

Unseld, Donaueschingen:
Dann verstehe ich etwas nicht richtig. Den Perfusionsdruck steigern heißt doch, den epiduralen Druck messen, denn sonst können Sie doch gar nichts über die Höhe der Drucksteigerung aussagen.

Braun, Göttingen:
Ich meine den systemischen arteriellen Druck, der gesteigert werden soll.

Unseld, Donaueschingen:
Aber das ist nicht der zerebrale Perfusionsdruck!

Braun, Göttingen:
Nein, das ist nicht der zerebrale Perfusionsdruck. Ich würde den systemischen arteriellen Druck unter der Vorstellung steigern, daß dadurch der zerebrale Perfusionsdruck, den ich natürlich nicht objektiv messen kann, auch gesteigert wird.

Literatur

1. Abramson, N. S., Safar, P., Detre, K., Monroe, J., Kelsey, S. et al.: ASA-Abstract A 92, Anesthesiology 57 (1982)
2. Ames, A. III, Wright, R. L., Kowada, M., Thurston, J. M., Majno, G.: Amer. J. Path. 52 (1968) 437

3. Detre, K., Abramson, N., Safar, P., Synder, J., Reinmuth, O. et al.: Crit. Care Med. 9 (1981) 395
4. Heuser, D.: Anaesth. u. Intensivmed. 23 (1982) 315
5. Hossmann, K. A. and Kleinhues, R.: Arch. Neurol. 29 (1973) 375
6. Meuret, G.: Pharmakotherapie in der Reanimation nach Herz-Kreislaufstillstand, Habilitationsschrift, Medizinische Fakultät der Universität Freiburg
7. Myers (zitiert in Safar, P., 9)
8. Negovsky, V. A.: Reanimatology. The sience of resuscitation. In: Cardia arrest and resuscitation. Hrsg.: Stephensen, H. E., Mosby, St. Louis (1974) Chap. 1
9. Safar, P.: Cardiopulmonary-cerebral resuscitation (CPCR). In: Advances in cardiopulmonary resuscitation. Hrsg.: Safar, P., Springer, New York-Heidelberg-Berlin 1977
10. Turner, E., Hilfiker, O., Braun, U., Wienecke, W., Rama, B.: Metabolic and hemodynamic response to hyperventilation in patients with head injuries. Intensive Care Med. 10 (1984) 127

Experimentelle Befunde zur Frage der Hirnschädigung nach Ischämie

Von B. Große-Ophoff und K.-A. Hossmann

Ziel der kardiopulmonalen Reanimation soll die zerebrale Reanimation sein, so daß keine oder höchstens geringe neurologische Ausfälle zurückbleiben und dem Patienten die Führung eines menschenwürdigen Lebens möglich bleibt. In der Klinik bestimmt die Ischämietoleranz des Gehirns von vier bis sechs Minuten die Grenze einer möglichen zerebralen Reanimation. Die neuere medizinische Forschung hat Wege aufgezeigt, die Ischämietoleranz einiger Organe, wie z. B. des Herzens oder der Niere zu verlängern, sei es durch protektive, sei es zum Teil auch durch therapeutische Maßnahmen (3, 4, 5, 7, 23, 25, 27). In dieser Hinsicht hat sich das Gehirn bisher resistent gezeigt.

Eine komplette zerebrale Ischämie tritt in der Klinik meistens in Zusammenhang mit einem Herzstillstand auf. Im Tierexperiment läßt sich unter solchen Bedingungen zeigen, daß auch nach deutlicher Überschreitung der Ischämietoleranz (z. B. nach 30minütigem Herzstillstand) eine funktionelle Erholung von Nervenzellen möglich ist (18). Nach einiger Zeit kann es zu einer langsamen und stetigen Erholung der EEG-Aktivität, aber auch metabolischer Funktionen der Zellen, wie z. B. des Energiestoffwechsels kommen. In aller Regel unterbleibt jedoch eine vollständige Erholung des Gehirns. Vielmehr beobachtet man häufig nach Stunden eine sekundäre Verschlechterung zerebraler Funktionen. Eine mögliche Ursache mag darin zu finden sein, daß im Anschluß an eine kardiopulmonale Reanimation nach (länger dauerndem) Herzstillstand oft eine schwere Insuffizienz verschiedener Organe wie z. B. Herz, Lunge, Niere, Leber auftritt. Dies Geschehen wird auch unter dem Begriff "post-resuscitation-syndrome" zusammengefaßt.

Ein anderes wichtiges Phänomen, das unmittelbar nach einer zerebralen Ischämie auftreten kann, ist das 1968 von *Ames* und Mitarbeitern erstmals beschriebene No-Reflow-Phänomen. *Ames* zeigte, daß nach zerebraler Ischämie im Tierexperiment Teile des Gehirns unter der Rezirkulation nicht perfundiert werden, daß deren Ausdehnung mit der Dauer der Ischämie zunimmt und bis zu 95 Prozent des Gehirns betreffen kann (1). Als pathogenetisch bedeutsame Faktoren des Now-Reflow-Phänomens werden postischämische Hypotension, Änderungen der Blutviskosität und disseminierte intravaskuläre Gerinnung diskutiert. Es konnte aber auch gezeigt werden (10), daß das Now-Reflow-Phänomen verhindert werden kann, indem man durch einen initial hohen Perfusionsdruck eine möglichst homogene Reperfusion des Gehirns erzielt.

Zum Studium der globalen zerebralen Ischämie benutzen wir ein Tiermodell, das an anderer Stelle ausführlich beschrieben wurde (16). Hier nur eine Kurzbeschreibung: Bei der anästhesierten, relaxierten und beatmeten Katze werden intrathorakal zunächst beide Aa. mamariae internae ligiert und dann die A. innominata sowie die A. subclavia sinistra abgeklemmt und somit der Blutfluß in beiden Carotiden und Vertebralarterien unterbrochen. Gleichzeitig wird der Blutdruck mit Trimetaphan oder Natrium-Nitroprussid auf 50–70 mm Hg gesenkt,

um eine Kollateralversorgung des Gehirns über die A. spinalis anterior zu verhindern. Dieses Modell hat unseres Erachtens einige Vorteile:
1. Das Herz und die Lunge werden nicht durch eine intrathorakale Herzmassage in Mitleidenschaft gezogen und somit ist es möglich, den Blutdruck zur Reperfusion des Gehirns nach der Ischämie ausreichend anzuheben.
2. Während der Ischämie kann Blut über die unverschlossenen Venen abfließen, und eine Aggregation von Blutpartikeln in den zerebralen Gefäßen, die vermutlich eine der Hauptursachen des "No-Reflow"-Phänomens ist, wird vermieden.
3. Da nicht nur das Gehirn sondern ungefähr das vordere Drittel des Körpers ischämisch ist, ist eine Kollateralversorgung des Gehirns über extra-intrakranielle Anastomosen praktisch ausgeschlossen, und man erreicht mit diesem Vorgehen fast immer eine komplette zerebrale Ischämie. Zur Überprüfung wird kurz vor Abklemmung der Gefäße [133]Xenon in den Kreislauf injiziert und die Radioaktivität über dem Schädel gemessen. Im Falle einer kompletten Ischämie bleibt sie über den Zeitraum der Ischämie konstant. Kurz vor Beginn der Rezirkulation werden TRIS-Lösung und Mannitol 20 % infundiert, um die metabolische Azidose auszugleichen und ein Hirnödem zu verhindern. Der Blutdruck wird mit Katecholaminen (Norfenefrin, Dopamin) angehoben und die Zirkulation bei systolischen Werten über 150 mm Hg wieder freigegeben.

Im folgenden werden einige der Phänomene beschrieben, die sich in diesem Tiermodell nach einstündiger zerebraler Ischämie beobachten lassen. Das EEG wird 10 bis 15 Sekunden nach Beginn der Ischämie isoelektrisch, evozierte Potentiale sind nach 4 bis 6 Minuten nicht mehr nachweisbar, das extrazelluläre K^+ steigt initial schnell, im weiteren Verlauf langsamer, auf Werte bis um 50 mmol/l an. Im Laufe der Rezirkulation sind diese Veränderungen alle reversibel. Nach 6 bis 15 Minuten sind evozierte Potentiale erstmals wieder ableitbar, einzelne Spikes im EEG erscheinen frühestens nach 45 Minuten, und nach 3 bis 6 Stunden kann die Hintergrundaktivität im EEG wieder kontinuierlich sein (Abb. 1). In einem solchen Fall sprechen wir von einer guten Erholung des Tieres. Nach einstündiger Ischämie erreichen wir sie

Abb. 1: Elektrokortikogramm (ECoG), extrazelluläre Kaliumkonzentration $[K^+]$, arterieller Blutdruck (SAP) und pyramidale Antwort (PR) vor, während und nach einstündiger globaler zerebraler Ischämie bei der Katze. Der Zeitpunkt der Ableitung der pyramidalen Antwort ist mit A–F gekennzeichnet. ↑ Beginn der Ischämie, ↓ Beginn der Rezirkulation. (aus Hossmann et al.; 14).

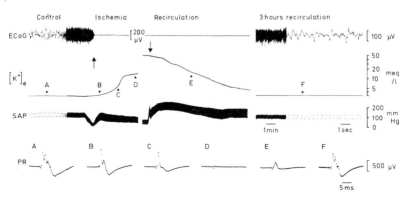

bei 50 bis 60 Prozent der Tiere. Von partieller Erholung sprechen wir, wenn evozierte Potentiale spät wiederkehren und eine kontinuierliche Aktivität im EEG nicht erreicht wird. Eine schlechte Erholung liegt vor, wenn sich evozierte Potentiale gar nicht oder nur vorübergehend erholen und keinerlei EEG-Aktivität nachweisbar ist.

Das DC-Potential der Kortexoberfläche zeigt im Anschluß an den Perfusionsstop zunächst eine langsame positive Verschiebung, der plötzlich, nach ca. drei Minuten eine schnelle Negativität folgt (Abb. 2). Der Energiestoffwechsel ist jetzt so weit eingeschränkt, daß die Zellen ihr Membranpotential nicht mehr aufrechterhalten können und depolarisieren; man spricht von der sogenannten „terminalen Depolarisation" (8). Von diesem Zeitpunkt an sind evozierte Potentiale nicht mehr nachweisbar. Die kortikale Impedanz kann als Maßzahl für die Größe des extrazellulären Raumes gewertet werden. Mit Beginn der Ischämie nimmt die Impedanz ständig zu und damit der extrazelluläre Raum ab. Nach der Rezirkulation fällt die Impedanz schnell wieder ab und erreicht ihren Ausgangswert nach 15 bis 20 Minuten (Abb. 2). Meistens sind zu diesem Zeitpunkt evozierte Potentiale erstmals wieder ableitbar (8).

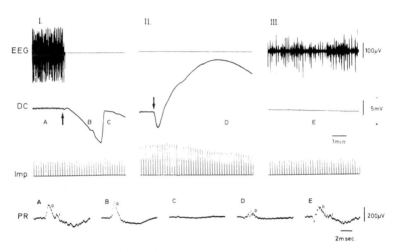

Abb. 2: EEG, DC-Potential (DC), kortikale Impedanz (Imp), und pyramidale Antwort (PR) vor, während und nach einstündiger globaler zerebraler Ischämie bei der Katze. I. Beginn der Ischämie, II. Beginn der Rezirkulation, III. 3 Stunden Rezirkulation. (aus Hossmann et al.; 8).

Mit einem Wegstreckenmeßgerät kann man räumliche Veränderungen der Hirnoberfläche und damit indirekt Volumenänderungen des Gehirns bestimmen. Unter der Ischämie schrumpft das Hirn, dehnt sich dann aber im Moment der Freigabe der Zirkulation schlagartig aus, ein Vorgang, den man mit bloßem Auge verfolgen kann. Fast parallel zu dieser Kurve verläuft die Kurve des intrakraniellen Druckes, gemessen in der Cisterna magna (Abb. 3). Auch im Wassergehalt des Hirngewebes zeigt sich eine plötzliche Zunahme mit Beginn der Rezirkulation (12).

Die Bestimmung der Gewebeosmolalität läßt erkennen, daß sie unter der Ischämie stark zunimmt (13). Da sich die Serumosmolalität während dieser Zeit kaum ändert, steigt der Gradient zwischen Gewebe- und Serumosmolalität von 11 mosmol präischämisch auf circa 56

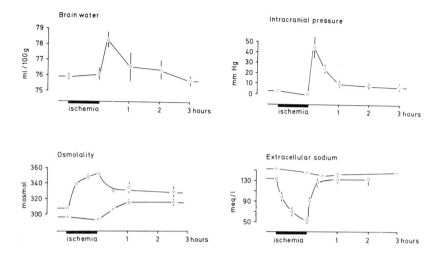

Abb. 3: Wassergehalt des Hirngewebes, intrakranieller Druck, Gewebeosmolalität (△ Serumosmolalität) und extrazelluläre Natriumkonzentration (△ Serum-Natriumkonzentration) vor, während und nach einstündiger globaler zerebraler Ischämie bei der Katze. (aus Hossmann; 16).

mosmol am Ende der Ischämie an (Abb. 3). Unter der Rezirkulation fällt dieser hohe Gradient schnell wieder ab, bedingt sowohl durch Abfall der Gewebeosmolität, als auch durch therapeutisch induzierten Anstieg der Serumosmolalität.

Wie schon gezeigt, kommt es während der Ischämie zu einem deutlichen Anstieg des extrazellulären Kaliums von circa 3 mmol/l auf über 50 mmol/l. Entgegengesetzt verläuft die extrazelluläre Natriumkonzentration, die von 130 mmol/l auf etwas über 50 mmol/l abfällt (Abb. 3). Mit der Reperfusion des Gehirns normalisiert sich die Konzentration beider Elektrolyte im Extrazellulärraum rasch (14).

So lassen sich Wasser- und Elektrolytveränderungen während der Ischämie und nachfolgender Rezirkulation folgendermaßen zusammenfassen: Das durch den Zirkulationsstop ausgelöste fehlende Substratangebot des Gehirns – primär Sauerstoff, sekundär Glukose – bringt die Bereitstellung energiereicher Phosphatverbindungen schnell zum Erliegen. Die Ionenpumpen können den intra-extrazellulären Ionengradienten nicht mehr aufrechterhalten, und die Zellen depolarisieren. Katalytische Prozesse der Zelle verursachen außerdem einen Anstieg der Osmolalität, gefolgt von einer Wasseraufnahme der Zelle. Sobald das Gehirn wieder durchblutet wird, erfolgt in einer ersten Phase ein passiver Ausgleich zwischen Blut und Extrazellulärraum. Damit verbunden ist ein Einstrom von Wasser und Natrium in den Extrazellulärraum und somit dessen Ausdehnung und letztendlich eine Hirnschwellung sowie ein Anstieg des intrakraniellen Druckes. In dieser Phase kann es durch den Anstieg des intrakraniellen Druckes zu einer Abnahme des Gewebeperfusionsdruckes kommen und damit die Wiederherstellung des Energiemetabolismus endgültig verhindert werden. Erst wenn dieser wiederhergestellt ist, können die Ionenpumpen in einer zweiten Phase den normalen Ionengradienten zwischen Zelle und Extrazellulärraum wieder aufbauen, eine erste Voraussetzung für die Auflösung des intrazellulären Ödems. Die postischämische Hirnschwellung füllt die Reserveräume des Gehirns, die circa 10 Prozent des Hirnvolumens betragen, ungefähr aus. Das heißt, daß eine weitere leichte Zunahme der Schwellung einen starken Anstieg des intrakraniellen Druckes und dadurch möglicherweise einen Perfusionsstop verursachen kann. Dies zeigt aber auch die große Bedeutung, die einem ungestörten und ausreichend hohen Blutdruck, gerade in der frühen Rezirkulationsphase, zukommt.

Während der Ischämie und der Rezirkulation treten ausgeprägte Störungen des Gerinnungssystems auf. Es kommt zu einem deutlichen Abfall der Thrombozytenzahl und der Fibrinogenkonzentration im Serum, verbunden mit einer Verlängerung sowohl der Prothrombin- als auch der Thrombinzeit. Dies sind Zeichen einer schweren Verbrauchskoagulopathie, die sich während der Ischämie entwickelt und deren Pathogenese wahrscheinlich durch den partiellen Schock, in dem sich das Tier befindet, bestimmt ist. In der Studie, aus der diese Daten entnommen sind (15), konnten *Hossmann* und *Hossmann* außerdem zeigen, daß zwischen der funktionellen Erholung des Tieres und der Schwere der Verbrauchskoagulopathie ein signifikanter Zusammenhang besteht. Bei Tieren ohne Erholung war das Fibrinogen nach zwei bis drei Stunden Rezirkulation im Mittel auf 57 mg/100 ml abgefallen und die Thrombinzeit auf 57 Sekunden verlängert. In einer weiteren Studie (19) konnten die gleichen Autoren mit ^{51}Cr markierten Thrombozyten zeigen, daß eine Plättchenaggregation während der Rezirkulationsphase weniger im Gehirn selbst, als vielmehr in Lunge, Nieren und Leber auftritt. Verbrauchskoagulopathie sowie Plättchenaggregation beeinflussen somit die Erholung des Gehirns vermutlich nicht direkt sondern eher indirekt, über eine Verschlechterung des Allgemeinzustandes des Tieres.

Während der Ischämie werden energiereiche Phosphate innerhalb weniger Minuten abgebaut (29). Mit deren Fortdauer kommt es zu einem weiteren Abbau der Nukleotide, hauptsächlich zu Inosin und Hypoxanthin. Aus dem noch vorhandenem Pool an Purinnukleotiden und freien Basen werden mit Beginn der Rezirkulation Adenylate wieder aufgebaut, jedoch wird das Ausgangsniveau frühestens nach 24 Stunden erreicht, da der fehlende Anteil nur durch Purin „de novo" Synthese, die entsprechende Zeit beansprucht, ersetzt werden kann (22). Energiereiche Phosphate stehen also sehr schnell nach Reperfusion des Gehirns zur Verfügung. Auch die sogenannte "energy charge", das Verhältnis von ATP + 0,5 ADP zum Gesamtgehalt an Adenosinphosphaten, normalisiert sich sehr schnell (9). Man kann also davon ausgehen, daß ein Energiedefizit der Zellen kurz nach Rezirkulationsbeginn aufgehoben ist.

Unter der Ischämie setzt rasch eine anaerobe Glykolyse ein, die die Glukose- und Glykogenvorräte der Zelle aufbraucht und zu einer schweren Laktatazidose führt (9). Ist die Ischämie inkomplett, so wird Glukose nachgeführt und größtenteils anaerob abgebaut. In diesem Fall nimmt die Laktatazidose weiter zu, damit verbunden auch die Gewebeosmolalität. Da gleichzeitig auch Wasser in das Gehirn gelangt, kann sich schon vor der Rezirkulation eine ausgeprägte Hirnschwellung entwickeln. So läßt sich auch die Beobachtung erklären, daß eine längerdauernde komplette Ischämie besser toleriert wird, als eine schwere inkomplette Ischämie über die gleiche Zeit (26). Auch eine vorbestehende Hyperglykämie führt zu einer Aggravation der Laktatazidose und zu einer schlechteren Erholung des Tieres (28). *Rehncrona* und Mitarbeiter (26) konnten zeigen, daß sich der Energiemetabolismus des Gehirns nicht normalisiert, wenn die Laktatkonzentration in der Ischämie 20 bis 25 mmol/kg überschreitet.

Bei Tieren, die eine Erholung neuronaler Aktivität nach einstündiger zerebraler Ischämie aufweisen, beobachtet man in der frühen Rezirkulation eine ausgeprägte Hyperämie (Abb. 4), die dann stetig in eine sekundäre Hypoperfusion übergeht (10). Die Sauerstoffverfügbarkeit ist, konstante Hämoglobinkonzentration vorausgesetzt, eine Funktion der zerebralen Durchblutung. Über die AVDO$_2$ läßt sich die Sauerstoffaufnahme des Gewebes bestimmen, die in dem Maße zunimmt, wie sich der Energiemetabolismus wieder aufbaut. Ungefähr zu dem Zeitpunkt der Wiederkehr elektrischer kortikaler Aktivität können, verursacht durch die sekundäre Hypoperfusion, Sauerstoffbedarf und Sauerstoffverfügbarkeit so divergieren, daß es sekundär zu einer relativen Hypoxie kommt (Abb. 4) (11, 29). Betroffen davon sind primär die Grenzzonen der Versorgungsgebiete der Zerebralarterien (die sogenannten „letzten Wiesen"). Demgegenüber ist die Glukoseversorgung des Gehirns in der Rezirkulation zu keinem Zeitpunkt kritisch, zumindestens solange man Hypoglykämien vermeidet (Abb. 4). Mit Beginn der Rezirkulation werden die Glukosevorräte rasch aufgefüllt. Die Glukoseaufnahme fällt dann wieder ab und folgt im weiteren Verlauf in etwa der Sauerstoffaufnahme (11).

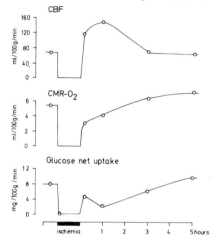

Abb. 4: *Zerebraler Blutfluß (CBF), zerebraler Sauerstoffverbrauch (CMR-O_2) und zerebrale Glukoseaufnahme vor, während und nach einstündiger globaler zerebraler Ischämie bei der Katze. (aus Hossmann; 17).*

Die zerebrale Hämodynamik weist zwei Besonderheiten auf: 1. Die sogenannte Autoregulation, die besagt, daß Blutdruckschwankungen in dem Bereich von 60 bis 160 mm Hg keinen Einfluß auf die zerebrale Durchblutung haben, 2. die CO_2-Reaktivität. Ein Anstieg des CO_2-Gehaltes im Blut führt zu einer Zunahme der zerebralen Durchblutung, eine Abnahme des CO_2-Gehaltes drosselt sie. Damit wird die Durchblutung dem metabolischen Bedarf angepaßt. Man spricht auch davon, daß Durchblutung und Metabolismus gekoppelt sind. In der Anfangsphase der Rezirkulation sind Autoregulation, CO_2-Reaktivität und metabolische Kopplung des Blutflusses aufgehoben (10). Damit hängt der zerebrale Blutfluß einzig von dem momentanen Perfusionsdruck ab. Bei Tieren, die sich gut erholen, bedingt dies eine Luxusperfusion. Mit fortschreitender Rezirkulation erholen sich dann auch das Gefäßendothel und die Gefäßmuskelzellen, und die Autoregulation der Hirndurchblutung wird wieder nachweisbar. Die Regulation erfolgt allerdings auf einem Niveau unterhalb des normalen Blutflusses. Für die Pathogenese der resultierenden postischämischen Hypoperfusion mißt man vasokonstriktiven Substanzen (z. B. Serotonin), die aus Plättchen freigesetzt werden, Bedeutung zu. Die Folge ist, daß in dieser Phase der Hypoperfusion die Hirndurchblutung dem metabolischen Bedarf weder durch Steigerung des Blutdruckes noch durch Steigerung des arteriellen CO_2-Gehaltes angepaßt werden kann. In Tierversuchen sind einige Substanzen, die aus theoretischen Überlegungen die Hypoperfusion hätten beeinflussen können, auf ihre Wirkung getestet worden, jedoch konnte noch kein positives Ergebnis erzielt werden (10, 20).

Daß die Grenzgebiete der vaskulären Versorgung zuallererst betroffen werden, zeigt Abbildung 5. *Paschen* und Mitarbeiter (24) haben zwei Biolumineszenzverfahren entwickelt, die es ermöglichen, die regionale Verteilung von ATP und Glukose an Kryostatschnitten des Ge-

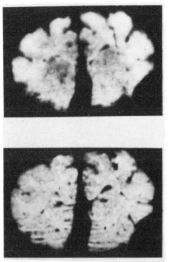
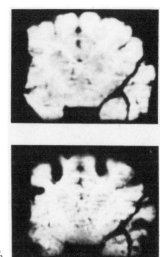

Abb. 5a   *Abb. 5b*

hirns darzustellen. Diese Darstellung zeigt bei einem Kontrolltier eine homogene Verteilung beider Substanzen im Gehirn. Eine ähnliche Verteilung findet man bei Tieren, die sich gut erholen, also frühe und allmählich kontinuierlich werdende EEG-Aktivität zeigen (Abb. 5a). Anders verhält sich die Verteilung von ATP und Glukose bei Tieren mit partieller Erholung. Hier findet man kleine Bezirke – es handelt sich um vaskuläre Grenzzonen – ohne nachweisbaren ATP-Gehalt. Die Glukoseverteilung ist aber noch homogen (Abb. 5b). Daraus kann man schließen, daß die Perfusion in diese Gebiete noch ausreichend Glukose transportiert, daß aber die Sauerstoffversorgung bereits so kritisch ist, daß ATP nicht mehr nachweisbar ist. In diesen Regionen wird sich ein anoxisches Hirnödem entwickeln, sich mehr und mehr aus-

Abb. 5c

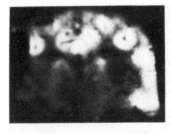

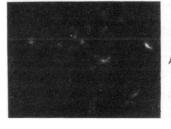

Abb. 5: Regionale ATP und Glukoseverteilung im Gehirn der Katze nach einstündiger globaler zerebraler Ischämie und 3 Stunden Rezirkulation. a) Tier mit guter Erholung, b) Tier mit partieller Erholung, c) Tier mit schlechter Erholung (siehe Text). (aus Paschen et al.; 24).

breiten und letztendlich zu einer sekundären globalen zerebralen Ischämie führen. Tiere, die keine funktionelle Erholung zeigen, befinden sich schon frühzeitig in diesem Zustand. Die Abwesenheit von ATP und Glukose deutet hier auf einen eingetretenen Perfusionsstillstand hin (Abb. 5c).

Parameter, die eine Aussage über den funktionellen Zustand der Nervenzellen erlauben, sind das EEG und die Proteinsyntheserate. Der Proteinumsatz der Nervenzellen ist außerordentlich hoch (30), und man kann eine hohe Proteinsyntheserate als ein Charakteristikum der Nervenzellen ansehen. Der Endschritt in der Proteinsynthese, die Translation der m-RNS, findet hauptsächlich an Polyribosomen statt. Störungen dieses Schrittes kann ein Ribosomenprofil aufzeigen. Dies zeigt u. a., daß nach einstündiger Ischämie Polyribosomen mit Beginn der Rezirkulation desaggregieren. Erholen sich die Tiere gut, so nimmt die Zahl der Polyribosomen kontinuierlich aber langsam zu. Der Kontrollwert ist nach 24 Stunden noch nicht wieder erreicht (9, 21). Ein neues Verfahren von *Bodsch* und Mitarbeitern erlaubt die regionale quantitative Bestimmung der Proteinsyntheserate mittels einer autoradiographischen Technik (2). Die Abbildung 6 zeigt die Erholung der Proteinsynthese beim Affen nach einstündiger Ischämie und unterschiedlichen Rezirkulationszeiten.

Zum Schluß eine kurze Zusammenfassung der Schlußfolgerungen aus unseren experimentellen Daten:
1. Ein Überschreiten der Ischämietoleranz des Gehirns ist nicht mit dem Tod der Nervenzellen gleichzusetzen. Selbst unter den extremen Versuchsbedingungen einer einstündigen Ischämie ist die Erholung differenzierter Funktionen, wie z. B. des EEG und der Proteinsynthese, für die größte Zahl der Neuronen nachweisbar. Es bleibt allerdings die Frage zu beant-

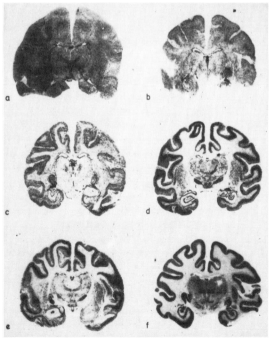

Abb. 6: Autoradiogramme der ^{3}H-Aminosäuren-Inkorporation in Proteine der zerebralen Hemispheren. a–e: Sagitalschnitte des Affengehirns nach einstündiger globaler zerebraler Ischämie und unterschiedlichen Rezirkulationszeiten:
a) 1,5 Stunden,
b) 3 Stunden,
c) 6 Stunden,
d) 12 Stunden,
e) 24 Stunden,
f) Kontrolltier ohne Ischämie.
(aus Große-Ophoff et all; 6)

worten, ob dies allein eine hinreichende Bedingung für eine restitutio ad integrum der Hirnfunktionen ist.
2. Eine inkomplette Ischämie schiebt den Zeitpunkt der terminalen Depolarisation der Nervenzellen hinaus, und solange dieser Zeitpunkt nicht überschritten wird, resultiert eine bessere Erholung. Danach aber zeigt eine komplette Ischämie eine wesentlich bessere Erholungstendenz.
3. In der Rezirkulationsphase gibt es zwei kritische Momente; beide betreffen primär die zerebrale Durchblutung. Direkt zu Beginn der Rezirkulation kann ein No-Reflow-Phänomen auftreten. Hier gibt es ausreichende therapeutische Interventionsmöglichkeiten, es zu vermeiden. Im weiteren Verlauf kommt es zur postischämischen Hypoperfusion, gekennzeichnet dadurch, daß sich eine sekundäre relative Hypoxie ausbilden kann. Bisher sind therapeutische Möglichkeiten, die diese Komplikation sicher verhindern können, für das Gehirn nicht bekannt. Könnte man hier die Koppelung des Blutflusses an den Metabolismus erreichen, so vermuten wir, wäre eine wesentliche Voraussetzung für eine endgültige Erholung gegeben.

Literatur

1. Ames, A., Wright, R. L., Kowada, M., Thurston, J. M., Majno, G.: Amer. J. Path. 52 (1968) 437–453
2. Bodsch, W., Takahashi, K., Große-Ophoff, B.: Local rates of cerebral protein synthesis in the gerbil and monkey brain. In press (Symposium Heidelberg, 1983)
3. Bretschneider, H. J., Huebner, G., Knoll, D., Lohr, B., Nordbeck, H., Spieckerma, P. G.: J. Cardiovasc. Surg. 16 (1975) 241–260
4. Bretschneider, H. J.: Thorac. Cardiovasc. Surg. 28 (1980) 295–302
5. Burke, T. J., Arnold, P. E., Schrier, R. W.: Am. J. Physiol. 244 (1983) F 646–F 649
6. Große-Ophoff, B., Oehmichen, M., Bodsch, W., Hossmann, K. A.: Maladies et Medicaments 1 (1984) 102–109
7. Hasselgren, P. O., Biber, B., Fornander, J.: J. Surg. Res. 34 (1983) 44–52
8. Hossmann, K. A.: Exper. Neurol. 32 (1971) 163–175
9. Hossmann, K. A., Kleihues, P.: Arch. Neurol. 29 (1973) 375–384
10. Hossmann, K. A., Lechtape-Grueter, H., Hossmann, V.: Z. Neurol. 204 (1973) 281–299
11. Hossmann, K. A., Sakaki, S., Kimoto, K.: Stroke 7 (1976) 301–305
12. Hossmann, K. A.: Development and Resolution of ischemic brain swelling, in: Dynamics of brain edema (Editors: H. M. Pappius, W. Feindel) Springer, Berlin-Heidelberg 1976
13. Hossmann, K. A., Tagaki, S.: Exper. Neurol. 51 (1976) 124–131
14. Hossmann, K. A., Sakaki, S., Zimmermann, V.: Stroke 8 (1977) 77–81
15. Hossmann, K. A., Hossmann, V.: Stroke 8 (1977) 249–254
16. Hossmann, K. A.: Total ischemia of the brain, in: Brain and heart infarct (Editors: K. J. Zuelch, W. Kaufmann, K. A. Hossmann, V. Hossmann) Springer, Berlin-Heidelberg 1977
17. Hossmann, K. A.: Stoffwechselstörungen beim ischämischen Koma, in: Der bewußtlose Patient (Ahnefeld, F. W., et al., Hrsg.) Springer, Berlin-Heidelberg-New York 1979
18. Hossmann, V., Hossmann, K. A.: Brain Research 60 (1973) 423–438
19. Hossmann, V., Hossmann, K. A., Takagi, S.: J. Neurol. 222 (1980) 159–170
20. Kerckhoff, W. van den, Hossmann, K. A., Hossmann, V.: Stroke 14 (1983) 724–730

21. Kleihues, P., Hossmann, K. A.: Brain Research 35 (1971) 409–418
22. Kleihues, P., Kobayaski, K., Hossmann, K. A.: Journ. Neurochem. 23 (1974) 417–425
23. Ohkawa, M., Clemens, M. G., Chaudry, I. H.: Am. J. Physiol. 244 (1983) R695–R702
24. Paschen, W., Hossmann, K. A., van den Kerckhoff, W.: J. Cereb. Blood Flow Metab. 3 (1983) 321–329
25. Preusse, C. J., Gebhard, M. M., Bretschneider, H. J.: Thorac. Cardiovasc. Surgeon 29 (1981) 71–76
26. Rehncrona, S., Rosen, I., Siesjö, B. K.: Acta Physiol. Scand. 110 (1980) 435–437
27. Siegel, N. J., Avison, M. J., Reilly, H. F., Alger, J. R., Shuhnan, R. G.: Am. J. Physiol. 245 (1983) F530–F534
28. Siemkowicz, E.: Acta Neurol. Scand. 64 (1981) 207–216
29. Siesjö, B. K.: J. Neurosurg. 60 (1984) 883–908
30. Zenker, W.: Die Feinstruktur des Nervengewebes. In: Lehrbuch der Anatomie des Menschen (Eds: H. Ferner, J. Staubesand), Urban & Schwarzenberg, München-Wien-Baltimore 1979

Hirnprotektion nach kardiopulmonaler Wiederbelebung

Von R. Larsen

Hirnschäden nach Herzstillstand sind von allergrößter sozialer und ökonomischer Bedeutung. Bleibende neurologische Funktionsstörungen nach Reanimation treten bei über 50 Prozent aller außerhalb des Krankenhauses wiederbelebten Patienten auf (1), während die funktionellen Ergebnisse von im Krankenhaus reanimierten Patienten deutlich günstiger sind (2). Hierbei hängt das Ausmaß der zerebralen Funktionsstörungen ganz wesentlich von der Dauer des Herzstillstandes sowie von Beginn und Qualität der Reanimationsmaßnahmen und wahrscheinlich auch von der weiteren Behandlung nach der Reanimation ab. Da vor allem der Funktionszustand des Gehirns die Qualität des Überlebens nach erfolgreicher kardiopulmonaler Wiederbelebung bestimmt, müssen die Reanimationsmaßnahmen primär darauf ausgerichtet sein, die normale Funktion des Gehirns wiederherzustellen und aufrechtzuerhalten.

1. Pathophysiologie der globalen Hirnischämie

Beim Herzstillstand wird die Durchblutung des Gehirns und damit die Zufuhr von Sauerstoff und exogenen Substraten schlagartig unterbrochen (globale Ischämie). Hierdurch treten innerhalb von wenigen Sekunden und Minuten Störungen der Hirnfunktion und später Schädigungen der Hirnstruktur auf:
– Innerhalb von 10 bis 15 Sekunden ist der noch vorhandene Sauerstoff vollständig aufgebraucht, der Patient verliert das Bewußtsein;
– innerhalb von 20 bis 30 Sekunden erlischt die spontane und evozierte elektrische Aktivität des Gehirns;
– wenige Minuten später treten Störungen der zerebralen Ionen-Homöostase auf: Ausstrom von Kalium aus den Zellen mit Anhäufung im Extrazellulärraum, Einstrom von Natrium und Kalzium in die Zellen und zusätzlich Freisetzung von Kalzium aus Mitochondrien und endoplasmatischem Retikulum mit erheblichem Anstieg der intrazellulären Konzentrationen an Natrium und freiem Kalzium;
– innerhalb von fünf Minuten sind die Glukosevorräte erschöpft und die energiereichen Phosphate verbraucht. Durch den anaeroben Glukosestoffwechsel werden die Energiespeicher vollständig entleert; außerdem tritt eine exzessive Laktatanhäufung mit intrazellulärer Azidose auf. Die Laktatazidose der Gewebe scheint für den ischämischen Zelltod verantwortlich zu sein; die präischämischen Glukosekonzentrationen der Gewebe wiederum bestimmen vor allem das Ausmaß der Gewebs-Laktatazidose (3).

Die globale Hirnischämie kann irreversibel oder reversibel verlaufen. Die wichtigsten bestimmenden Faktoren hierfür sind:

Dauer des Herzstillstandes bzw. der Hirnischämie,

Körpertemperatur bei Eintritt des Herzstillstandes,
Alter des Patienten,
intrakranieller Druck,
arterieller Blutdruck unmittelbar nach der Reanimation.

1.1. Irreversible globale Hirnischämie

Bei irreversibler globaler Hirnischämie tritt keine Reperfusion des Gehirns nach der kardiopulmonalen Wiederbelebung ein, weil der intrakranielle Druck den Blutdruck in der A. carotis überschreitet: Hirntod mit Nekrose des *gesamten* Encephalons ist die Folge.

1.2. Reversible globale Hirnischämie

Hierbei wird das Gehirn nach erfolgreicher Behandlung des Herzstillstandes in wechselndem Ausmaß reperfundiert. Die Hirnfunktion kann, abhängig vom Ausmaß der strukturellen Schädigung, partiell oder vollständig zurückkehren, oder aber es tritt eine irreversible Zerstörung des Cerebrums, vor allem des Neokortex mit Rindentod (apallisches Syndrom) ein. Bei globaler Hirnischämie mit nachfolgender Reperfusion des Gehirns sind die strukturellen Schäden nicht gleichmäßig über das Gehirn verteilt, es besteht vielmehr eine selektive Vulnerabilität: Neurone reagieren empfindlicher auf Ischämie als Glia- oder Endothelzellen, auch weisen Neurone untereinander eine individuelle Toleranz gegenüber einer Ischämie auf (4); außerdem reagieren bestimmte Gebiete des Großhirns wie der Kortex empfindlicher auf eine Ischämie als das übrige Gehirn. Allerdings ist die Verteilung der Hirnschäden bei Patienten, die erfolgreich reanimiert wurden, in hohem Maße unvorhersehbar (4), auch gibt es keine klinisch verwertbaren metabolischen Indizes für Hirnschäden nach globaler Ischämie mit Reperfusion.

Die genauen Mechanismen der neuronalen Zellschädigung nach Ischämie sind ebenfalls nicht bekannt, ebensowenig die maximal ohne irreversible Hirnschäden tolerierte Dauer der Ischämie, obwohl allgemeine Einigkeit besteht, daß mit zunehmender Dauer der Ischämie auch die geschädigten Hirnareale progredient größer werden. Klinisch treten häufig bereits nach 4 bis 6 Minuten Ischämiezeit (Herzstillstand) schwere irreversible Hirnschäden auf.

Unter optimalen experimentellen Bedingungen kann die Wiederbelebungszeit auf mindestens 15 Minuten verlängert werden; bestimmte Grundfunktionen wie mitochondriale ATP-Produktion und spontane oder evozierte elektrische Aktivität können sogar nach Ischämiezeiten von 30 bis 60 Minuten zurückkehren (5). Die Ischämietoleranz der Neurone scheint somit größer zu sein als bisher angenommen. So soll das Ausmaß neuronaler Schäden nach Hirnischämie mit Reperfusion nicht nur vom initialen Insult sondern auch von *sekundären Veränderungen* in der Postreanimationsphase abhängig sein (6).

Sekundäre multifokale Schädigungen von Neuronen sollen vor allen durch multikokale Hypoperfusion entstehen. Nach *Hossmann* (7) können drei Formen von zerebralen Reperfusionsstörungen unterschieden werden:

1. No-reflow-Phänomen:
Hierbei handelt es sich um eine fehlende Reperfusion nach zerebralem Kreislaufstillstand bei wieder aufgenommener Blutzufuhr zum Gehirn. Hauptursache soll die Aggregation von Blut-

zellbestandteilen mit Zunahme der Viskosität des stagnierenden Blutes sein. Das Ausmaß der fehlenden Reperfusion hängt von der Blutfüllung der Gefäße und der Dauer der Ischämie sowie von der Höhe des lokalen Reperfusionsdruckes ab.

2. Frühe postischämische Hypoperfusion:
Nach langer Ischämiezeit mit Zusammenbruch des Energiestoffwechsels und Depolarisation der Zellmembranen kann die Reperfusion zur Entstehung eines postischämischen zytotoxischen Hirnödems führen. Bei entsprechender Ausprägung kann der intrakranielle Druck so stark ansteigen, daß die Hirndurchblutung abnimmt. Diese Hypoperfusion entwickelt sich rasch nach Beginn der Reperfusion.

3. Verzögerte postischämische Hypoperfusion:
Meist ist nach Wiederherstellung der Hirnperfusion die globale Hirndurchblutung aufgrund einer azidosebedingten Vasoparalyse für 15 bis 30 Minuten erhöht (zerebrale Hyperämie). Nach dieser Phase fällt die Hirndurchblutung unter die präischämischen Werte ab und kann durch keine pharmakologischen Maßnahmen einschließlich blutdrucksteigernder Substanzen erhöht werden. Die Mechanismen der verzögerten Hypoperfusion sind unbekannt. Gewebsödem und Vasospasmus sowie Störungen des Prostaglandinstoffwechsels sollen eine Rolle spielen.

Neben den Reperfusionsstörungen ist noch der postischämische zerebrale Hypermetabolismus von Bedeutung: Hierbei steigt der Hirnstoffwechsel in der frühen postischämischen Phase über den Normbereich hinaus an. Mitverursachende Faktoren sind: postischämische Krampfaktivität und teilweise Entkoppelung der oxydativen Phosphorylierung. Hauptgefahr des postischämischen Hypermetabolismus ist eine postischämische Hypoxie, weil Hirnstoffwechsel und Durchblutung entkoppelt sind, d. h. der Anstieg des Stoffwechsels geht nicht mit einem entsprechenden Anstieg der Hirndurchblutung einher.

2. Hirnprotektive Maßnahmen nach Reanimation

Die Standardmaßnahmen der kardiopulmonalen Reanimation bieten zumeist nur einen unzureichenden Schutz vor ischämischen Hirnschäden. Gelingt es nicht, die Reanimationsmaßnahmen innerhalb von 15 Minuten erfolgreich durch Wiederherstellen eines ausreichenden Spontankreislaufs abzuschließen, so ist die zerebrale Prognose gewöhnlich schlecht (8, 9)

Hirnprotektion im eigentlichen Wortsinn ist beim Herzstillstand gewöhnlich nicht möglich, denn mit der Protektion müßte bereits vor dem Insult begonnen werden. Das Vorgehen beschränkt sich vielmehr zumeist auf den frühzeitigen Beginn einer hirnorientierten Postreanimationsbehandlung, durch die, bei entsprechender Qualität, zwar nicht der initiale zerebrale Insult, wohl aber dessen sekundäre Folgen günstig beeinflußt und die Hirnfunktion entsprechend verbessert werden sollen (6). Die Postreanimationsbehandlung besteht aus allgemeinen hirnorientierten Maßnahmen sowie einer speziellen („spezifischen") zerebralen Reanimation.

2.1. Allgemeine hirnorientierte Maßnahmen

Klinisch werden verschiedene allgemeine Maßnahmen eingesetzt, um die Erholung der Neurone zu fördern. Hierzu gehört vor allem die Wiederherstellung und Aufrechterhaltung der extrakraniellen Homöostase; denn es hat sich gezeigt, daß zahlreiche extrakranielle Faktoren wie z. B. Hypotension, Hypoxämie, Hyperkapnie, schwere Hypertension und Hyperthermie zum initialen ischämischen Insult hinzutreten und Hirnödem, Hirnischämie und neurologische Schäden verschlimmern können. In Tabelle 1 sind die wichtigsten hirnorientierten Allgemeinmaßnahmen beim komatösen Patienten zusammengefaßt.

1. Kontrolle des mittleren arteriellen Druckes; Normalisierung des Blutvolumens
   Normotension aufrechterhalten (MAP um 90 mmHg) oder leichte Hypertension
   Plasmaexpander (etwa 10 ml/kg)
   Vasopressoren, inotrope Substanzen, Vasodilatatoren
2. Immobilisierung des Patienten, wenn nötig Muskelrelaxierung für kontrollierte Beatmung
3. Deafferenzierung (Analgesie-Anästhesie) und Prophylaxe bzw. Kontrolle von Krämpfen: Barbiturate, Benzodiazepine, Diphenylhydantoin
4. Kontrollierte Beatmung; $paCO_2$ 25–35 mmHg; paO_2 100 mmHg
5. pH-Wert 7,3–7,6
6. Kortikosteroide (fakultativ) z. B. Dexamethason 1 mg/kg initial danach 0,2 mg/kg 6stündlich für 2–5 Tage
7. Blutparameter:
   Hämatokrit 30–35 %
   normale Serumelektrolyte
   kolloidosmotischer Druck über 15 mmHg bzw. Serumalbumin über 3 g %
   Glukose 100–300 mg %
8. Normothermie; Hyperthermie vermeiden

Tab. 1: Allgemeine hirnorientierte Maßnahmen nach kardiopulmonaler Reanimation beim komatösen Patienten (modifiziert nach 10)

Diese allgemeinen Maßnahmen werden durch Überwachung der intrakraniellen Homöostase ergänzt. Vor allem muß eine intrakranielle Raumforderung, die eine operative Intervention erfordert, ausgeschlossen werden (CT oder Angiographie bei entsprechendem Verdacht). Die weitere neurologische Überwachung des komatösen Patienten erfolgt klinisch, bei Bedarf ergänzt durch spezielle neurologische Untersuchungsverfahren wie z. B. EEG, evozierte Potentiale. Eine Routine-Überwachung des intrakraniellen Druckes ist nach Reanimation nicht erforderlich, denn nur selten ist das Hirnödem so ausgeprägt, daß eine wesentliche intrakranielle Drucksteigerung auftritt (10). Verschlechtert sich jedoch ein Patient neurologisch nach vorangegangener Besserung seines Zustandes (meist am 2. Tag), so sollte der intrakranielle Druck kontinuierlich gemessen und, wenn erhöht, entsprechend gesenkt werden.

2.2. Spezielle zerebrale Reanimation

Die zuvor beschriebenen allgemeinen hirnorientierten Maßnahmen haben lediglich unterstützenden Charakter; eine spezifische hirnschützende oder funktionsverbessernde Wirkung kommt ihnen nicht zu, auch kann durch diese Maßnahmen die hohe Zahl der im irreversiblen Koma verbleibenden Patienten nicht wesentlich beeinflußt werden (11). In den letzten Jahren sind aufgrund günstiger tierexperimenteller Befunde Therapiekonzepte entwickelt worden, denen eine spezifische neuronenerhaltende und hirnischämieverbessernde Wirkung zugeschrieben wird. Diese Konzepte sind entweder neu und daher noch nicht abschließend zu beurteilen oder aber umstritten, weil häufig experimentelle Befunde verschiedener Tierspezies und unterschiedlicher Versuchsabläufe allzu vereinfacht miteinander verglichen und direkt auf klinische Bedingungen übertragen worden sind. In Tabelle 2 sind die wichtigsten hirnspezifischen Therapiemaßnahmen und ihre bislang bekannte Wirksamkeit zusammengefaßt.

Maßnahme	Herzstillstand	
	Tier	Mensch
Mäßige Hypertension	(+)	?
Hämodilution i.v.	(+)	?
Heparinisierung	(+)	?
Ausgeprägte Hypertension	−	?
Barbiturate hochdosiert	+	−
Barbiturate niedrigdosiert	?	?
Phenytoin	(+)	?
Kalzium-Antagonisten	(+)	?
Kortikosteroide hochdosiert	?	?
Osmotherapie	?	?
Immobilisierung und kontrollierte Hyperventilation	(+)	?
Hypothermie	?	(+)

+ = vermindert Hirnschäden; (+) = vermindert vielleicht Hirnschäden;
− = kann schädigend wirken; ? = nicht untersucht bzw. nicht bekannt.

Tab. 2: *Spezifische, umstrittene Maßnahmen der zerebralen Reanimation und ihre Wirkung bei Mensch und Tier (modifiziert nach 10)*

2.2.1. Förderung der Reperfusion

Durch eine ungenügende Reperfusion des Gehirns in der postischämischen Phase kann nach übereinstimmender Auffassung die Erholung der Hirnfunktion erheblich beeinträchtigt werden. Die Mechanismen, die zu ausgeprägter und langanhaltender Hypoperfusion führen, sind nicht genau bekannt. Es besteht jedoch Einigkeit darüber, daß zur Wiederherstellung der zerebralen Perfusion in der postischämischen Phase ein normaler oder leicht erhöhter arterieller Mitteldruck erforderlich ist (12). Safar (10) hat vorgeschlagen, in den ersten Stunden nach der Ischämie den Blutdruck mit Vasopressoren mäßig über den Normwert zu erhöhen und außerdem eine isovolämische Hämodilution mit Plasmaexpandern auf einen Hämatokrit zwischen 25 bis 30 Prozent durchzuführen. Ob durch diese Maßnahme die zerebrale Reperfusion gefördert wird, bleibt ungeklärt; das gilt in gleicher Weise für die postischämische Heparinisierung. Schwere postischämische Hypertonie soll hingegen zusätzlich das Hirn schädigen und muß daher unbedingt vermieden werden (12).

2.2.2. Kortikosteroide

Kortikosteroide werden traditionell bei verschiedenen Formen zerebraler Insulte eingesetzt, so auch in der Postreanimationsphase nach Herzstillstand. Kontrollierte Untersuchungen über die Wirksamkeit nach kardiopulmonaler Reanimation liegen bisher nicht vor; die klinischen Erfahrungen zeigen eher, daß keine wesentlichen günstigen Wirkungen bei ischämischen Hirnschäden zu erwarten sind. Die Substanzen werden häufig dennoch eingesetzt, offenbar weil das Risiko einer kurzzeitigen Kortikoidzufuhr relativ gering ist. Auf jeden Fall sind Steroide, wenn sie zugeführt werden sollen, nur als Ergänzung anderer zerebraler Reanimationsmaßnahmen anzusehen (6).

2.2.3. Osmotherapeutika

Über die Wirkungen von Osmotherapeutika in der unmittelbaren Postreanimationsphase liegen keine kontrollierten Untersuchungen vor. Mannitol kann durch direkte Vasodilatation und Herabsetzung der Blutviskosität die zerebrale Mikrozirkulation verbessern und aufgrund seiner osmotischen Wirksamkeit das Hirnödem vermindern. Allerdings ist das Hirnödem nach Herzstillstand meist nicht so ausgeprägt, daß Mannitol präventiv oder routinemäßig „blind" ohne Kontrolle des intrakraniellen Drucks zugeführt werden sollte.

2.2.4. Kontrollierte Hyperventilation

Mäßige kontrollierte Hyperventilation ($paCO_2$ 25–30 mmHg) führt zu zerebraler Vasokonstriktion mit Abnahme der Hirndurchblutung und des intrakraniellen Drucks, sofern die Ansprechbarkeit der Hirngefäße erhalten ist. Auch soll der zerebralen Gewebsazidose entgegengewirkt und die Durchblutung ischämischer Gebiete durch Umverteilung des Blutflusses verbessert werden (6). Die Wirkungsdauer der Hypokapnie ist jedoch auf wenige Stunden beschränkt; außerdem ist in der frühen Postreanimationsphase die CO_2-Reaktivität der Hirngefäße meist aufgehoben (7). Gegenwärtig ist nicht geklärt, ob die kontrollierte Hyperventilation neurologische Schäden nach kardiopulmonaler Wiederbelebung vermindert.

2.2.5. Hypothermie

Zahlreiche experimentelle und klinische Untersuchungen haben ergeben, daß durch Hypothermie das Gehirn in Phasen verminderter oder fehlender Sauerstoffzufuhr wirksam geschützt werden kann. Hypothermie senkt den zerebralen Stoffwechsel und erhöht die Ischämietoleranz des Gehirns in Abhängigkeit vom Ausmaß der Temperatursenkung (14). Die hirnprotektiven Wirkungen sind jedoch nur dann sicher vorhanden, wenn der Organismus bereits vor der Ischämie abgekühlt wurde. Therapeutische Hypothermie, nach der Ischämie begonnen, senkt ebenfalls den Hirnstoffwechsel und in experimentellen Untersuchungen auch das Ausmaß des Hirnödems und die Größe von Hirninfarkten. Eine günstige Wirkung auf ischämische oder postischämische Hirnschäden ist jedoch bisher nicht bewiesen. Auch wird das Verfahren wegen der schwierigen Handhabung und zum Teil hohen Risiken nur selten eingesetzt.

2.2.6. Phenytoin und Lidocain

Beide Substanzen verzögern die Kaliumfreisetzung aus ischämischen Neuronen und wirken damit dem ischämischen Membranversagen zunächst entgegen. Für diese Wirkung sind jeweils hohe Dosen der Substanzen erforderlich. Die klinische Relevanz der experimentellen Befunde ist bisher nicht erwiesen.

2.2.7. Barbiturate

Barbiturate senken Hirnstoffwechsel und Hirndurchblutung sowie nachfolgend den intrakraniellen Druck; sie stabilisieren vermutlich die elektrisch aktiven Membranen und vermindern auf diese Weise den zerebralen Sauerstoffbedarf. Bereits mit klinischen Dosen kann eine nahezu maximale Senkung des Hirnstoffwechsels erreicht werden (um circa 50 Prozent); höhere Dosen haben keinen zusätzlichen stoffwechselmindernden Effekt. Die Wirkung ist maximal ausgeprägt, wenn das EEG isoelektrisch wird. Barbiturate haben keinen wesentlichen Einfluß auf den zerebralen Glukosestoffwechsel und verändern auch nicht die zerebralen Konzentrationen von Adenosintriphosphat, Phosphokreatin, Laktat und Pyruvat (15). Experimentelle Untersuchungen haben ergeben, daß mäßige oder hohe Dosen Thiopental oder Pentobarbital bei bestimmten zerebralen Insulten eine protektive Wirkung ausüben können, besonders wenn sie vor oder während des Insults zugeführt werden (15). Umstritten sind jedoch experimentelle Befunde über günstige Wirkungen der Barbiturate in der postischämischen Phase nach Reanimation (14). Insbesondere ist ungeklärt, welche Mechanismen für den postulierten hirnprotektiven Effekt verantwortlich sein sollen, zumal beim Tier günstige Wirkungen nur dann beobachtet wurden, wenn die zugeführten Barbituratdosen weit über die für eine maximale Senkung des Hirnstoffwechsels erforderlichen Dosen lagen und außerdem die Zufuhr zu einem Zeitpunkt nach globaler Ischämie erfolgte, an dem die zerebralen Energiespeicher vermutlich vollständig entleert waren, so daß die Senkung des Hirnstoffwechsels sehr wahrscheinlich nicht für die berichteten günstigen Wirkungen verantwortlich sein kann (16, 17).

Seit kurzem liegen erstmals klinische Ergebnisse einer kontrollierten prospektiven Studie aus zwölf Krankenhäusern in neun Ländern vor. Untersucht wurden 262 Patienten, von denen 129 so früh wie möglich nach der kardialen Reanimation zusätzlich zur postischämischen Standardtherapie 30 mg/kg Thiopental i.v. erhielten, während bei 133 Patienten lediglich die Standardtherapie durchgeführt wurde. Die neurologischen Ergebnisse sind in Tabelle 3 zusammengefaßt.

Tab. 3: Hirnfunktion nach kardiopulmonaler-zerebraler Reanimation; Ergebnisse 3 Monate nach Reanimation (18)

Neurologische Kategorie	Thiopental (n = 129)	Standardtherapie (n = 133)
1	17 %	14 %
2	6 %	5 %
3	3 %	4 %
4	2 %	2 %
5	72 %	76 %

Neurologische Kategorisierung: 1 = gute zerebrale Leistung; 2 = mäßige zerebrale Beeinträchtigung; 3 = schwere zerebrale Beeinträchtigung; 4 = komatöser oder vegetativer Zustand; 5 = Hirntod.

Zwischen beiden Gruppen bestanden keine signifikanten Unterschiede in Mortalität, Anzahl der komatösen Patienten und Anzahl der Patienten ohne oder mit mäßiger zerebraler Beeinträchtigung; d. h. in dieser Untersuchung konnten keine günstigen zerebralen Wirkungen einer hochdosierten Thiopentaltherapie nach Reanimation nachgewiesen werden.

Die hochdosierte Barbiturattherapie nach kardiopulmonaler Reanimation ist nicht ohne beträchtliche Risiken. So muß vor allem bei herzkranken oder hypovolämischen Patienten mit einer schweren Beeinträchtigung der Herzkreislauffunktion nach Bolusinjektionen von Barbituraten gerechnet werden. In Anbetracht dieser Risiken und der nicht gesicherten oder möglicherweise sogar fehlenden zerebralen Protektion bzw. Verbesserung der Hirnfunktion sollte der Einsatz einer hochdosierten Barbiturattherapie nach Reanimation so lange mit großer Zurückhaltung erwogen werden, bis weitere Ergebnisse vorliegen (17). Hingegen werden *konventionelle* Dosen von Barbituraten meist ohne wesentliche Beeinträchtigung der Herzkreislauffunktion toleriert und können daher in der postischämischen Phase zur Sedierung oder Unterdrückung zerebraler Krämpfe sowie zur Senkung des intrakraniellen Drucks eingesetzt werden.

2.2.8. Kalziumantagonisten

Neuerdings wird ein massiver Einstrom von Kalzium in die Gefäßmuskelzellen mit nachfolgendem Spasmus der Hirnarterien und Anstieg des zerebralen Gefäßwiderstandes als Ursache des Hypoperfusionssyndroms in der postischämischen Phase diskutiert. Im Tierexperiment konnte durch Zufuhr von Kalziumantagonisten wie Verapamil oder Lidoflazin die Kortexdurchblutung in der Reperfusionsphase nach 20minütigem Herzstillstand aufrechterhalten werden, während in der nicht mit Kalziumantagonisten behandelten Kontrollgruppe die Kortexdurchblutung 90 Minuten nach der Reanimation auf 5 Prozent des Ausgangswertes abgefallen war (19). Diese Befunde bedürfen weiterer Bestätigung.

Neben dieser Wirkung auf die Gefäßmuskelzelle soll der massive Kalziumeinstrom in die Neurone auch zur Aktivierung des Enzyms Phospholipase A 2 führen. Die Aktivierung des Enzyms bewirkt eine rasche Freisetzung von freien Fettsäuren aus den Membranen, die meist mit einer irreversiblen Gewebsschädigung verbunden ist (20).

3. Schlußfolgerungen

Hirnprotektion bzw. Verminderung von Hirnschäden nach kardiopulmonaler Reanimation ist durch ein einzelnes Pharmakon allein nicht möglich, vielmehr müssen hierzu eine Reihe verschiedener therapeutischer Maßnahmen durchgeführt werden. Ergebnisse aus sorgfältigen Tieruntersuchungen sind nicht ohne weiteres auf die klinischen Bedingungen nach kardiopulmonaler Reanimation übertragbar; hieraus erklärt sich teilweise die ungewisse Wirksamkeit bestimmter Verfahren in der klinischen Praxis. In naher Zukunft ist vermutlich mit neuen Therapiekonzepten zu rechnen, die erfolgversprechender als die bisher eingesetzten Maßnahmen sind.

Literatur

1. Myerburg, R. J., Conde, C. A., Sung, R. J. et al.: Am. J. Med. 68 (1980) 568
2. Bedell, S. E., Delbanco, T. L., Cook, E. F., Epstein, F. H.: N. Engl. J. Med. 309 (1983) 569
3. Raichle, M. E.: Ann. Neurol. 13 (1983) 2
4. Garcia, J. H., Conger, K. A.: Ischemic brain injuries: Structural and biochemical effects. In: Grenvik, A., Safar, P. (eds.): Brain failure and resuscitation. Churchill Livingstone, New York 1981, S. 35
5. Rehncrona, S., Siesjö, B. K.: Metabolic and physiologic changes in acute brain failure. In: Grenvik, A., Safar, P. (eds.): Brain failure and resuscitation. Churchill Livingstone, New York 1981, S. 11
6. Safar, P.: Resuscitation after brain ischemia. In: Grenvik, A., Safar, P. (eds.): Brain failure and resuscitation. Churchill Livingstone, New York 1981, S. 155
7. Hossmann, K.-A.: Brain resuscitation potentials following cerebro-circulatory arrest. In: Rügheimer, E., Zindler, M. (eds.): Anaesthesiology, Proceedings of the 7th World Congress of Anaesthesiologists, Hamburg 1980. Excerpta Medica, International Congress Series Nr. 538, Amsterdam 1981, S. 529
8. Rogers, M. C., Weisfeldt, M. L., Traystan, R. J.: Anest. Analg. 60 (1981) 73
9. Hesse, B., Jensen, G., Sigurd, B.: Danish Medical Bulletin 20 (1973) 23
10. Safar, P.: Cardiopulmonary cerebral resuscitation. Laerdal, Stavanger 1981
11. Rockoff, M. A., Shapiro, H. M.: Anesthesiology 49 (1978) 385
12. Siesjö, B. K.: Wiley, Chichester 1978, S. 504
13. Bleyaert, A., Sands, P. A., Safar, P.: Crit. Care Med. 8 (1980) 41
14. Michenfelder, J. D.: Anesthesiology 49 (1978) 157
15. Smith, A. L.: Anesthesiology 47 (1977) 285
16. Bleyaert, A. L., Nemoto, E. M., Safar, P. et al.: Anesthesiology 49 (1978) 390
17. Michenfelder, J. A.: Current concepts in cerebral resuscitation. ASA Refresher Course Lectures 204, 1980
18. Abramson, N. S., Safar, P., Detre, K. et al.: Anesthesiology 59 (1983) A101
19. White, B. C., Winegar, C. D., Wilson, R. F., Krause, G. S.: The Journal of Trauma 23 (1983) 788
20. White, B. C., Winegar, C. D., Wilson, R. F. et al.: Crit. Care Med. 11 (1983) 202

Diskussion
der Vorträge von Große-Ophoff/Hossmann und Larsen

Sonntag, Göttingen:
Ist das No-reflow-Phänomen in jedem Falle durch einen hohen systemischen Druck zu vermeiden? Wenn wir in den Bereich der Arteriolen gehen, so haben wir bei einem normalen Systemdruck einen Druck von etwa 35 mm Hg und im Venolen-Bereich herrscht ein Druck von 12 mm Hg. Diese Druckdifferenz ist für die Durchblutung der Kapillaren verantwortlich. Wurde einmal geprüft, wie hoch der Druckgradient zwischen Arteriole und Venole ist, wenn, wie Sie vorgeschlagen haben, der Systemdruck auf über 150 mm Hg erhöht wird?

Große-Ophoff, Köln:
Das haben wir bisher nicht messen können. Das No-reflow-Phänomen ist mit der Therapie, die wir betreiben, keineswegs grundsätzlich vermeidbar. Wir haben durchaus Tiere, die von vorneherein eine schlechte Erholung zeigen. Man kann davon ausgehen, daß bei diesen Tieren bereits zu Beginn ein No-reflow-Phänomen eingetreten ist, obwohl die Therapie die gleiche war, und obwohl auch bei diesen Tieren die Zirkulation bei einem Blutdruck um 150 freigegeben wurde. Es ist noch unbekannt, was sich im Bereich der Arteriolen abspielen könnte. Dies zu messen, wäre sehr schwierig.

Die extreme Azidose, die sich im Gewebe unter der Ischämie ausgebildet hat, und natürlich auch die ischämische Schädigung der Endothelien und Muskelzellen selbst, führen dazu, daß mit Beginn der Rezirkulation ein Gefäßsystem im Gehirn vorliegt, das in keiner Weise reagieren kann und somit einzig und allein von dem arteriellen Druck beeinflußt wird. Daß trotz des erhöhten intrakraniellen Drucks ein Durchfluß vorhanden ist, zeigen die Clearance-Kurven ja eindrucksvoll.

Kleinberger, Wien:
Sie haben in Ihrem Referat anklingen lassen, daß es ungünstig sei, wenn während des Herzstillstands sehr viel Glukose in das Hirn gelangt. Sie haben außerdem gesagt, daß Sie in erster Linie das Laktat fürchten und daß die inkomplette Ischämie ungünstig wäre. Im Referat von Herrn Larsen wurde vor dem Hypermetabolismus des Gehirns gewarnt. Nun ist es aber doch so, daß eine Reihe von Klinikern in der Reanimation die Verabreichung von Glukose mit Insulin befürworten. Dabei werden Glukosespiegel erzielt, die bei 600 mg/dl in der Akutphase liegen. Dies wäre demnach für den Kreislauf gut, für das Gehirn schlecht. Können Sie Ihre Aussage auf ein normoglykämisches, hyperglykämisches oder hypoglykämisches Modell stützen oder grundsätzlich auf Befunde, denenzufolge die andere Therapie nicht gegeben werden sollte?

Große-Ophoff, Köln:
Ich kann nur über Arbeiten von *Rehncrona* und Mitarbeiter berichten, die die Auswirkungen von Normoglykämie, Hypoglykämie und Hyperglykämie auf die Erholung nach zerebraler Ischämie untersucht haben. Bei Berücksichtigung der EEG-Erholung und anderer Kriterien, wie wir sie verwenden, ist, sowohl unter Hyper- als auch unter Hypoglykämie, die Erholung sehr viel schlechter als unter Normoglykämie.
Um auf Ihre Einleitung zurückzukommen: Nicht nur das Laktat steigt sehr hoch an – *Rehncrona* und Mitarbeiter haben in der genannten Arbeit die Schwelle bei 20–25 μmol/g angesetzt – sondern, was bei einer inkompletten Ischämie und einem weiteren Glukoseeinstrom in das Gehirn auch passiert, ist ein weiterer Anstieg der Osmolalität. Ein Mol Glukose liefert 2 Mol Laktat; das allein steigert die Osmolalität schon ziemlich stark und dadurch strömt zusätzlich noch Wasser ein. Wir vermuten, daß für die schlechteren Resultate das unter Ischämie sich entwickelnde massive Ödem verantwortlich zu machen ist.

Kleinberger, Wien:
Als Kliniker muß man mitunter abwägen. Würden Sie der längeren Reanimation oder der stärkeren Laktatproduktion einen größeren negativen Effekt zurechnen? Wenn es z. B. gelingt, den Herzstillstand durch Glukose plus Insulin 30 Sekunden früher zu beheben, würden Sie dem einen eher positiven Effekt gegenüber möglichen negativen Auswirkungen zubilligen? Ich habe keine quantitativen Vorstellungen von Ihren Aussagen.

Große-Ophoff, Köln:
Ich glaube nicht, daß Glukose plus Insulin in der Lage sind, einen Herzstillstand 30 Sekunden früher aufzuheben. Es handelt sich dabei um eine adjuvante Therapie; die eigentliche Therapie des Herzstillstands ist von Herrn *Meuret* genannt worden.

Meuret, Freiburg:
Meine Frage geht an beide Referenten: Sie haben ausführlich dargelegt, daß es sich bei dem Ödem nach Reanimation um ein zytotoxisches Hirnödem handelt. Dennoch hat Herr *Larsen* unter den allgemeinen Maßnahmen Dexamethason aufgeführt. Nach tierexperimentellen Untersuchungen wirkt Dexamethason beim zytotoxischen Hirnödem nicht. Demgegenüber kann eine Osmotherapie in der frühen Reperfusionsphase die Reperfusion verbessern, indem dadurch das Ödem gemindert wird. Wenn man überhaupt eine antiödematöse Therapie in der Klinik durchführt, muß man dann nicht Mannit und Sorbit anstelle von Dexamethason empfehlen?

Larsen, Göttingen:
Ich hoffe nicht, den Eindruck erweckt zu haben, ein Anhänger der Kortikoidtherapie zu sein. Das Gegenteil ist der Fall; ich habe nur – allerdings in relativierter Form – *Safars* Therapievorstellungen anführen wollen. Ich selbst glaube, daß Kordikoide beim zytotoxischen Hirnödem nicht wirken und lasse sie deswegen auch weg. Wenn man das Ödem beseitigen will, kann man das nach der Reanimation durch Osmotherapeutika erreichen.

Große-Ophoff, Köln:
Ich kann dies von unseren tierexperimentellen Untersuchungen her bestätigen. Wir haben den Einfluß von Kortikoiden auf die verschiedenen Ödeme, die im Gehirn auftreten können, untersucht. Auf das Ödem oder die Hirnschwellung im Anschluß an Ischämie haben Kortikoide keinerlei Einfluß; den einzigen Einfluß, den wir gesehen haben, ist der auf das peritumorale Ödem.

Meuret, Freiburg:
Ich hatte in meinem Beitrag darauf hingewiesen, daß eine milde Azidose für das Herz günstiger ist als eine Alkalose. Nun ist aber in der Literatur hinsichtlich der zerebralen Funktion immer wieder, z. B. von *Rehncrona*, ausführlich dargelegt worden, daß eine Azidose die zerebrale Situation verschlechtere. Läßt sich dies so generell sagen? Gibt es eine Azidoseschwelle, gibt es einen pH-Wert, der nicht überschritten werden sollte? Gibt es überhaupt eindeutige Befunde über die Wirkungen der Alkalose auf das Gehirn?

Große-Ophoff, Köln:
Wir gleichen wie ich schon gesagt habe, die Azidose selbstverständlich aus. Dies geschieht jedoch primär unter dem Aspekt, daß wir ein möglichst suffizientes Herz haben wollen. Wir haben keine Befunde über die Auswirkungen auf das Gehirn. Erwähnen möchte ich jedoch folgendes: Wir haben an unserem Institut ein Verfahren für die regionale pH-Darstellung entwickelt. Wenn man sich mit dieser Methode die regionale pH-Verteilung bei Tieren anschaut, die sich gut erholen, findet man, daß das Gewebe der Tiere alkalotischer ist als unter Kontrollbedingungen. Dies ist der Fall unter normalen Blutgaswerten. Bei der Katze z. B. liegt der normale base excess bei -5 und diesen Wert stellen wir auch ein. Wir können noch nicht erklären, was dieser Befund bedeutet.

Larsen, Göttingen:
Ich würde auch aus klinischer Sicht dazu raten, die kontrollierte Hyperventilation nicht routinemäßig einzusetzen; dies ist vor allem wegen der pH-Werte, die dabei entstehen können, z. B. pH = 7,6, die unter kardialen Gesichtspunkten zu vermeiden sind und deren Wirksamkeit auf das Gehirn fraglich oder nicht vorhanden ist.

Lindner, Ulm:
Sie haben, Herr *Große-Ophoff,* Ihren Katzen vor Restitution der spontanen Herzaktion Tris-Puffer infundiert. Man weiß, daß Tris-Puffer den intrakraniellen Druck senkt. Ist das der Grund, warum nur für etwa eine halbe bis eine Stunde und nicht länger ein intrakranieller Druckanstieg nach Wiederherstellen der spontanen Herzaktion auftrat? Stellt die Verabreichung von Tris-Puffern eine therapeutische Einsatzmöglichkeit während der Reanimation dar?

Große-Ophoff, Köln:
Grundsätzlich wird dem Tris-Puffer eine osmotische Wirkung zugeschrieben. Ich weiß aber nicht, ob dadurch ein zusätzlicher Effekt zu der sowieso eingeleiteten Osmotherapie erzielt wird. Wir verwenden nicht nur Tris-Puffer sondern gelegentlich auch Natriumbikarbonat, ohne daß wir bei den Ergebnissen irgendeinen Unterschied sehen.

Lindner, Ulm:
Im Tierversuch und auch bei Patienten wird regelmäßig während der Reanimation ein Anstieg des Blutzuckerspiegels gemessen. Kommt dem Anstieg des Blutzuckerspiegels eine prognostische Bedeutung zu?

Große-Ophoff, Köln:
Aus unseren Versuchen läßt sich das nicht ableiten. Wir sehen in wechselndem Ausmaß, daß es bei den Tieren während der frühen Rezirkulation, oft schon unter der Ischämie zu einer Hyperglykämie kommt. Diese normalisiert sich jedoch im Laufe der Zeit. Wenn man genügend lange Rezirkulationszeiten von beispielsweise 6 bis 12 Stunden wählt, sieht man zu diesem Zeitpunkt sehr oft, daß sich wiederum eine Hypoglykämie entwickelt. Daher muß dann sogar Glukose infundiert werden.
Vielleicht darf ich noch einmal aus tierexperimenteller Sicht zur Bedeutung der Hypothermie und der Barbiturate Stellung nehmen. Wir haben eine Untersuchung mit sechs verschiedenen Therapieformen gemacht: 1. mit unserer normalen Therapie; 2. mit Barbituraten (70 mg/kg) fünf Minuten im Anschluß an die Rezirkulation; 3. mit einer leichten Hypothermie (30 Grad); 4. mit einer massiven Hypothermie (26 Grad); 5. mit einer Hämodilution und 6. mit einer kombinierten Therapie, die in Hämodilution, leichter Hypothermie und halbierter Barbituratdosis (35 mg/kg) bestand. Auf den Abbildungen I und II sehen Sie die Verläufe des zerebralen Blutflusses. Da ist einmal die normale Kurve, eine leichte Hyperämie; diese findet sich in ähnlicher Weise bei der Hypothermie, allerdings ist die Hypoperfusion etwas ausgeprägter. Unter Barbituraten sieht man eine ganz massive, von Anfang an bestehende Hypoperfusion; diese ist gleichzeitig mit einem Hypometabolismus verbunden. Die Barbiturate sind zu diesem Zeitpunkt in der Lage, den Metabolismus zu blockieren. Wenn man allerdings weitere metabolische Kenndaten untersucht, findet man, daß z. B. sowohl ATP-Gehalt als auch energy charge-Potential ganz deutlich erniedrigt sind. Es ist bekannt, daß Barbiturate – bei einem normalen Patienten injiziert – ATP wie auch energy charge-Potential erhöhen. Hier

Abb. I + II: Auswirkungen verschiedener Therapieformen auf den zerebralen Blutfluß (Cerebral Blood Flow) und den zerebralen Sauerstoffverbrauch (CMR Oxygen) nach einstündiger globaler zerebraler Ischämie.

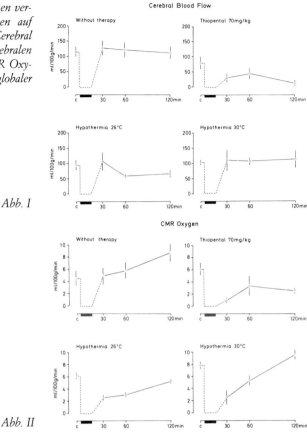

Abb. I

Abb. II

ist es also genau umgekehrt und das ist ein Widerspruch. Aus diesem Grunde meinen wir, daß Barbiturate zwar auch den Hypermetabolismus blockieren können, daß ihre Wirkung in der Postischämiephase auf die Inhibition der Energiebereitstellung aber noch größer ist als die auf den Metabolismus. Wenn man die Gesamterholung der Tiere betrachtet, so fanden sich unter Barbiturat die allerschlechtesten Erholungen. Letztendlich wären danach die Barbiturate abzulehnen.

Ähnlich verhielt es sich bei der Hypothermie leichten und schweren Grades. Den einzig positiven Effekt haben wir unter Hämodilution gesehen, insofern als bereits bei der initialen zerebralen Durchblutung eine Zunahme auf das Doppelte des Ausgangswerts zu bemerken war. Auch hier wird immer noch keine Hypoperfusion erreicht. Die Gesamterholung war in dieser Gruppe sogar noch etwas besser als in der Kontrollgruppe, während alle anderen Gruppen deutlich unter der Kontrollgruppe lagen.

Einen Haken hat die Sache trotz allem noch: Hämodilution heißt in diesem Fall normovolämische Hämodilution bis zu einem Hämatokrit von 20. Dabei wird natürlich die Sauerstofftransportkapazität des Blutes massiv eingeschränkt. Dies führt dazu, daß unter dieser Versuchsbedingung 83 Prozent des Sauerstoffs aus dem Blut ausgeschöpft wurden, daß also die venöse Sauerstoffsättigung im Sinus sagittalis bei etwas über 10 Prozent lag, einem ganz extremen Wert. Dennoch haben wir auch unter diesen extremen Bedingungen nicht feststellen können, daß es irgendwo im Gehirn zu einer anaeroben Stoffwechselsituation gekommen ist. Dies scheint ein Ansatzpunkt für einen therapeutischen Eingriff zu sein. Allerdings könnte man aufgrund der fehlenden Sauerstoffverfügbarkeit bei der Hämodilution auch sehr schnell zu weit gehen.

NN:
Herr *Larsen*, Sie haben in einer Abbildung gezeigt, daß die Hyperventilation den Hirndruck senken kann und daß der zerebrale Blutfluß nach 12 Stunden auch unter Beibehaltung der Hyperventilation wieder ansteigt. Ich habe verstanden, daß man erneut eine Drucksenkung herbeiführen kann, wenn man diese Phase aussetzt, Normoventilation durchführt und dann erneut mit Hyperventilation einsteigt. Wie lange muß die Phase des Aussetzens mindestens sein, bevor man erneut mit der Hyperventilation beginnt, um einen nochmaligen Effekt der Hirndrucksenkung zu erreichen?

Larsen, Göttingen:
Aufgrund klinischer Beobachtungen würde ich sagen: mindestens eine Stunde. Es gibt keine kontrollierten Untersuchungen, denenzufolge ein bestimmter Zeitraum erforderlich wäre. Auch mögen individuelle Reaktionen der Patienten eine Rolle spielen. Das ganze gilt, wie gesagt, für Patienten mit Schädel-Hirn-Trauma. In der Frühphase nach Reanimation ist die CO_2-Reaktivität zunächst aufgehoben, so daß dort die Hyperventilation nicht wirksam werden kann.

NN:
Ist bei der zweiten Hyperventilation der Effekt quantitativ ebenso hoch wie beim ersten Mal oder ist er geringer?

Larsen, Göttingen:
Nein, der Effekt ist der gleiche.

Klockgether, Uelzen:
Herr *Larsen*, wie ist der Einsatz von Etomidat bei der zerebralen Protektion zu bewerten? Was ist gesichert? Gibt es zum Einsatz von Etomidat schon Empfehlungen?

Larsen, Göttingen:
Daß Etomidat die Hirndurchblutung und den Hirnstoffwechsel senken kann, ist gesichert. Daß es aber eine protektive Wirkung gibt, ist klinisch nicht bewiesen. Daß die Ionenverschiebung ebenso beeinflußt werden kann, ist im Experiment an der Ratte ebenfalls gesichert. Meines Wissens gibt es dazu auch keine Untersuchungen. Protektion würde ohnehin bedeuten, daß Etomidat vor dem Insult gegeben werden müßte. Über die Verabreichung von Etomidat nach der Reanimation liegen noch keine Untersuchungen vor. Ich glaube nicht, daß Etomidat eine protektive Wirkung hat; die Wirkung besteht ja vor allem darin, den Hirnstoffwechsel zu senken, und allein eine Hirnstoffwechselsenkung nach der Reanimation ist, allen tierexperimentellen Erfahrungen zufolge, kein protektiver Mechanismus. Zum Beispiel senkt auch Halothan den Hirnstoffwechsel und den zerebralen Sauerstoffverbrauch, es hat aber – zumindest im Tierexperiment – eher eine ischämieverstärkende Wirkung oder eine verstärkte neurologi-

sche Schädigung durch die Ischämie zur Folge. Im Moment ist es m. E. nicht gerechtfertigt, von einer protektiven Wirkung von Etomidat in der Klinik zu sprechen.

Sonntag, Göttingen:
Unser Programm heißt zwar zerebrale Protektion, aber ich weiß nicht, ob wir uns nicht im Zusammenhang mit der kardialen Reanimation von diesem Begriff trennen sollten. Es scheint mir auch theoretisch nicht gerechtfertigt, in Parallele zum geplanten Herzstillstand in der Kardiochirurgie nach einer ungeplanten Ischämie von einer Hirnprotektion zu sprechen. Der Begriff Protektion ist nicht richtig, es sei denn, man benutzt ihn im Zusammenhang mit der Protektion des Gehirns bei geplanten Eingriffen z. B. in der Carotis-Chirurgie oder in der Aneurisma-Chirurgie.

Larsen, Göttingen:
Unter Protektion wird allgemein verstanden, daß man den Stoffwechsel absenkt, wo die Verfügbarkeit von Sauerstoff beeinträchtigt ist; in der Herzchirurgie z. B. durch Substanzen wie Etomidat oder die Barbiturate, die den Stoffwechsel und nachfolgend die Hirndurchblutung senken. Weil in dieser Phase der Bedarf herabgesetzt wird, kann man eine protektive Wirkung erwarten. Ist aber die regionale oder globale Ischämie eingetreten, kommt es vor allem darauf an, die Durchblutung zu normalisieren, um die Energiespeicher wieder aufzubauen. Eben dieses würde man, wenn man die Durchblutung z. B. durch Barbiturate weiter drosselt, eher verhindern.

Meuret, Freiburg:
Ich würde gerne noch einmal die Frage nach der intrakraniellen Druckmessung aufgreifen. Aus tierexperimentellen Untersuchungen wissen wir, daß in der Frühphase ein erhöhter Hirndruck besteht, der etwa eine halbe Stunde andauert und der wieder zurückgeht, wenn die Reperfusion gut ist oder, mit anderen Worten, wenn der Druck zu Beginn der Reperfusionsphase gut war. Wir wissen aus tierexperimentellen Untersuchungen weiter, daß danach der Hirndruck nicht mehr nennenswert ansteigt, jedenfalls nicht in den ersten 48 Stunden bis drei Tagen. Von Patienten habe ich bisher noch keine Druckmessungen nach Reanimation gesehen; ich weiß nicht, ob solche Messungen durchgeführt wurden. Ich frage deshalb, ob es sinnvoll ist, bei reanimierten Patienten während der ersten drei Tage eine invasive Hirndruckmessung durchzuführen.

Larsen, Göttingen:
Die routinemäßige Hirndruckmessung hat nach der zerebralen Reanimation keinen Platz: Der intrakranielle Druckanstieg ist temporär und niemand wird auf die Idee kommen, in dieser kritischen Phase der ersten halben Stunde nach Reanimation dem Patienten unter operativen Bedingungen einen Druckaufnehmer einzulegen. Außerdem normalisiert sich der intrakranielle Druck in der Regel später wieder.

Hirschauer, Bad Mergentheim:
Wenn ich die beiden eben gehörten Vorträge miteinander vergleiche, so hat Herr *Larsen* der Osmotherapie keinen großen Stellenwert beigemessen, weil es in den betreffenden Untersuchungen nicht mehr zum Druckanstieg gekommen ist. Aus den tierexperimentellen Untersuchungen von Herrn *Große-Ophoff* konnte man aber entnehmen, daß in der Frühphase sehr wohl ein erhebliches zerebrales Ödem vorliegt. Müßte man daraus nicht die Empfehlung ableiten, in einer sehr frühen Phase eine Osmotherapie durchzuführen, die ja gleichzeitig auch

eine vorteilhafte Hämodilution bewirken und damit auch die kardiale Reanimation begünstigen würde?

Larsen, Göttingen:
Ich glaube nicht, daß man dies ohne weiteres sagen kann. Einmal wird durch die Osmotherapie temporär eine Hypervolämie erzeugt, die bei einem Patienten, der einen Herzstillstand aus kardialer Ursache hat, eine schwere Beeinträchtigung des Herz-Kreislauf-Systems hervorrufen kann. Zum anderen ist der Hirndruckanstieg in der Regel nicht so stark, daß ihm eine wesentliche, zusätzlich schädigende Wirkung zukommt. Er ist ebenfalls temporär, so daß ich glaube, daß für den routinemäßigen Einsatz von Osmotherapeutika kein Platz ist.

Hirschauer, Bad Mergentheim:
Mit welchen Maßnahmen soll man dann eine normovolämische Hämodilution durchführen?

Larsen, Göttingen:
Wenn man eine isovolämische Hämodilution machen wollte, könnte man Dextrane nehmen; soweit keine Kontraindikationen vorhanden sind, würde ich das befürworten. Allerdings muß man beachten, daß der anzustrebende Hämatokritwert durch die begrenzte Sauerstoffverfügbarkeit limitiert ist. Ein Hämatokrit von 30 bis 35 Prozent wird in der Regel wahrscheinlich toleriert werden; man muß dies aber vom Zustand des Patienten abhängig machen, auch von seinem präreanimativen Zustand.

Piek, Düsseldorf:
Eine Bemerkung zur Höhe des intrakraniellen Druckanstiegs nach Reanimation: Wenn ich mich recht erinnere, hat *Safar* vor etwa zwei Jahren dazu Daten in Basel präsentiert. Er hat einige Patienten gemessen und festgestellt, daß bei einigen, keineswegs bei allen Patienten, nach Reanimation Druckspitzen von etwa 30 bis 35 aufgetreten sind. Es handelte sich demnach eher um eine benigne intrakranielle Drucksteigerung, die, wenn wir sie z. B. mit den Schädel-Hirn-Trauma-Patienten vergleichen, in den unteren Bereich dessen gehören, was man mit Osmotherapeutika überhaupt therapieren würde.

Sonntag, Göttingen:
Noch eine abschließende Frage zu den Kalziumantagonisten, die vom Konzept her, sehr interessant erscheinen. Sind sie unter den jetzigen Bedingungen klinisch einsetzbar?

Larsen, Göttingen:
Die Antwort muß eindeutig heißen: nein. Denn die Befunde sind nicht von allen Arbeitsgruppen bestätigt worden, so daß noch keine einheitliche Meinung vorherrscht. Vor allem ist nicht geklärt, warum der Vasospasmus auftritt. Man vermutet, daß dabei der Kalziumeinstrom die Hauptrolle spielt. Solange dies aber noch nicht zweifelsfrei geklärt ist, würde man mit den Kalziumantagonisten eine blinde Therapie mit ungewissen Folgen betreiben. Daß überdies Kalziumantagonisten bei einem schwer Herzkranken nicht ohne weiteres eingesetzt werden dürfen, versteht sich von selbst.

Große-Ophoff, Köln:
Ich möchte mich der Meinung von Herrn *Larsen* kompromißlos anschließen. Es ist bestimmt noch zu früh, Kalziumantagonisten für die Klinik zu empfehlen.

Beurteilung der Hirnfunktion unter und nach kardiopolmonaler Reanimation

Von H. Schulz

Bei Vitalbedrohung ist die Hirnfunktion immer mit betroffen. Primär: Schädel-Hirn-Trauma, zerebrale Raumforderung, Hirnblutung, zerebrale Ischämie, Meningo-Enzephalitis. Sekundär: Herz-Kreislauf-Dekompensation, pulmonale Insuffizienz, metabolische Erkrankungen. Die Hirnfunktion muß unter diesen Bedingungen unverzüglich exat eingeschätzt und kontinuierlich weiter beobachtet werden.

Zur Beurteilung der zerebralen Vitalfunktion stehen uns zur Verfügung: klinische Befunde, EEG, akustisch evozierte Hirnstammpotentiale, Messung des intrakraniellen Druckes (ICP), Messung des arteriellen Mitteldruckes (MAP), Hirnperfusionsszintigraphie, Computer-Tomographie (CT).

Klinische Beurteilung

Die klinische Beurteilung reduziert sich auf neurologisch-psychiatrische Symptome, die eine Vitalbedrohung wiederspiegeln (Abb. 1–6): Bewußtseinslage, Pupillomotorik, Optomotorik, Körpermotorik, vegetative Regulation. Die klinische Prüfung und Interpretation dieser Parameter ist durch den intensivmedizinisch tätigen Arzt selbst vorzunehmen.

Die klinische Phänomenologie einer Schädigung des Nervensystems muß im Bereich Intensivmedizin diagnostisch erfaßt und in therapeutische Konsequenzen umgesetzt werden. Trotz vielfältiger technisch-diagnostischer Möglichkeiten bleibt die klinische Untersuchung die Grundlage der Beurteilung der Hirnfunktion. Kein einzelnes neurologisches Zeichen hat jedoch absolute prognostische Bedeutung. Es gibt aber solche mit hohem prognostischem Aussagewert. Die Beurteilung einer zerebralen Vitalbedrohung und ihres Verlaufs erfolgt klinisch auf zwei Ebenen: *psychiatrisch:* Funktionspsychose; *neurologisch:* Hirnstammsyndrome.

Funktionspsychose

Störungen, die den geistig-seelischen Bereich betreffen, werden als Funktionspsychose (26, 27) bezeichnet. Sie ist reversibel. Hierzu gehören Durchgangssyndrome (DS) und Trübungssyndrome (TS). Durchgangs- und Trübungssyndrome sind gesetzmäßig miteinander verbunden (Abb. 3). Ein allmählich fortschreitender Krankheitsprozeß nimmt über die DS zu den TS an Intensität zu. Die Rückbildung der Veränderungen erfolgt in umgekehrter Reihenfolge.

Im geistig-seelischen Bereich stellt sich eine Beeinträchtigung der zerebralen Vitalfunktion als Verlaufkette in beiden Richtungen dar:

$$NZ \longleftrightarrow DS \longleftrightarrow TS$$
(NZ = Normalzustand)

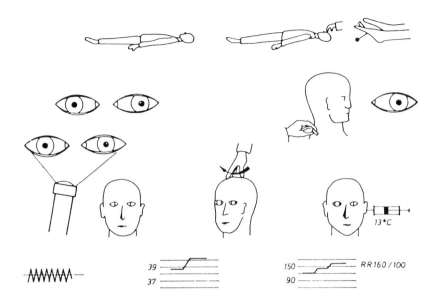

Abb. 1: Symbolik der klinischen Zeichen bei Mittelhirneinklemmung in den Kategorien Pupillo-, Opto-, Körpermotorik und vegetative Regulation (Atmung, Temperatur, Blutdruck), siehe auch Abbildung 4.

Durchgangssyndrome bringen eine Teilstörung des aktuellen Seelenvorgangs zum Ausdruck.
Trübungssyndrome bringen eine Gesamtstörung des aktuellen Seelenvorganges (des Bewußtseins) zum Ausdruck.
Bewußtsein ist „das augenblickliche Ganze des Seelenzustandes" (JASPERS) und ist medizinisch in den Kategorien Bewußtseinshelligkeit, Bewußtseinstätigkeit und Bewußtseinsinhalt zu beurteilen.

Formen der Durchgangssyndrome
 Ihre Kenntnis ist praktisch bedeutsam. Sie erscheinen vor den Trübungssyndromen oder im Anschluß nach deren Überwindung.
Amnestisches Durchgangssyndrom (auch „amnestisch-konfabulatorisches oder Korsakow-Syndrom"):
Hochgradige Merkfähigkeitsstörung
Störung des Kurzzeitgedächtnisses
Folge: Desorientierung
    Konfabulationen
    erhöhte Suggestibilität

Affektives Durchgangssyndrom
– Meist depressives Gestimmtsein
– Reizbarkeit

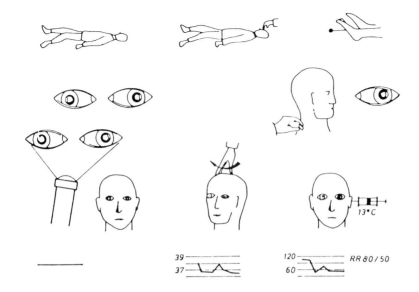

Abb. 2: Symbolik der klinischen Zeichen bei Bulbärhirneinklemmung in den Kategorien Pupillo-, Opto-, Körpermotorik und vegetative Regulation (Atmung, Temperatur, Blutdruck), siehe auch Abbildung 4.

Paranoides Durchgangssyndrom
– Beziehungsideen
– Wahnbildungen

Durchgangssyndrom in Form von Antriebsstörungen
Antriebsminderung (häufigstes Durchgangssyndrom, etwa in 50 Prozent der Fälle vorkommend)

Die genannten Durchgangssyndrome können miteinander kombiniert sein oder auch ineinander übergehen.

Formen der Trübungssyndrome
Trübungssyndrome sind quantitativ und qualitativ unterschiedlich ausgestaltet. Sie können mit unterschiedlichen neurologischen Symptomen assoziiert sein. Es gibt zahlreiche Versuche, Zustände von Bewußtseinstrübung in scales und scores quantifizierbar zu erfassen. Eine optimale Lösung ist bisher nicht gelungen. Die folgende Einteilung hat sich uns bei klarer Definition als gut praktikabel und als ausreichend erwiesen:

I. Quantitativ unterscheidbare Trübungssyndrome
Somnolenz
– volle Weckbarkeit

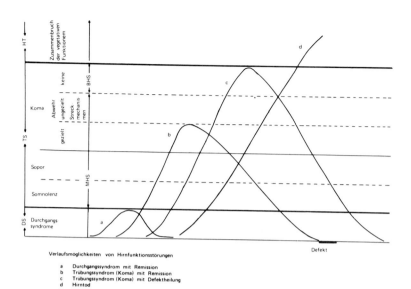

Abb. 3:

- adäquate Reaktionen
- neurologisch: Mittelhirnsyndrom (Phase I).

Sopor
- flüchtige Weckbarkeit
- meist inadäquate Reaktionen
- neurologisch: Mittelhirnsyndrom (Phase II).

Koma
- keine Weckbarkeit
- neurologisch sind weitere Stadien zu unterscheiden:
  Mittelhirnsyndrom (Phase III, IV)
  Übergang vom Mittelhirn- zum Bulbärhirnsyndrom
  Bulbärhirnsyndrom
  Irreversibler Ausfall aller Hirnfunktionen (Hirntod).

Das Head-Injury-Kommitee hat 1976 in Brüssel folgende Einteilung der Komastadien vorgeschlagen (5):

Stadium I
- Bewußtlosigkeit

Stadium II
- Bewußtlosigkeit
- Pupillenstörung und/oder
- Paresen

Abb. 4: Synopsis von Hirnstamm- und Trübungssyndromen

Syndrom / Symptom	Phase 1	Mittelhirnsyndrom (MHS) Phase 2	Phase 3	Phase 4	Bulbärhirnsyndrom (BHS) MHS+BHS	BHS	Hirntod (HT)
Bewußtsein	Somnolenz	Sopor	Koma	Koma	Koma	Koma	Koma
Drohreflex	+ +	+	+	+	+	+	+
Pupillenweite	mittel	eng	eng	mittelweit, weit	weit	weit	weit
LR	+ +	+(verzögert)	+(träge)	(+)	(+)	+	+
Kornealreflex	+	+	+	+	(+)	+	+
Stellung	normal	divergent konvergent	divergent	divergent	divergent	divergent	divergent
Bulbus-Spontanbewegung		schwimmend	dyskonjugiert	+	+	+	+
Okulozephaler Reflex	+	+	+	(+)	+	+	+
Vestibulookulärer Reflex	normal (Nystagmus)	gesteigert	tonisch	dissoziiert	+	+	+
Körperhaltung	normal	Beine in Streckstellung	Armbeuge-, Beinstreckstellung	generalisierte Streckstellung	verminderte Streckstellg (bes. d. Arme)	atonisch Plantarflexion	atonisch
Spontanbewegung	Massen- u. Wälzbewegungen	Massenbewegungen d. Arme		Strecksynergismen	Strecksynergismen ↓ bzw. +	+	+
Reaktivmotorik (Schmerz)	gerichtete Abwehr	ungerichtete Abwehr/Arme u. Beinstreckung ↑	Armbeugung u. Beinstreckung ↓	Strecksynergismen ↑	Strecksynergismen ↓ bzw. +	+	+
Muskeltonus	normal	(↑)	↑	↑↑	(↑)	schlaff	schlaff
Eigenreflexe	(↑)	↑↑ (Beine)	↑↑	↑↑	↓	+	+ — +
Pyramidenbahnzeichen	+	(+)	+	+	(+)	+ / (+)	
Atmung	normal	↓	(Cheyne-Stokes) ↑	(maschinenartig) ↑	oberflächl. bzw. Schnappatmung	+	+
Puls	(↑)	↑	↑	↑↑	↑	(↓)	↓
RR	normal	normal	(↑)	↑	normal (↓)	↓	↓
t	normal	↑	↑	↑	(↑)	(↑) - normal	Poikilothermie ↓
Schweißsekretion					↑		
Idiomuskul. reaktion	+	+	+	+	+	+	+

HT: 1. Zerebrale Areflexie: s.o. + Masseter-, Würge-, Schluck-, Husten-, u. Trachealreflex
2. Spinale Reflexe: a) Eigenreflexe (ASR, PSR, BSR): + bzw. +
   b) Fremdreflexe (Plantarflexion, Beugesynergismen, Bauchmuskel-, Vaginal-, Beckenbodenkontraktionen, Cremaster-, Galantreflex, Priapismus): + bzw. +

Zusammengest. u. modifiz. n. Gerstenbrand u. Lücking (1970), McNealy u. Plum (1962)

Stadium III
— Bewußtlosigkeit
— Strecksynergismen

Stadium IV
— Bewußtlosigkeit (weniger als 12 Stunden, sonst kein Überleben)
— reaktionslose, weite Pupillen beiderseits

Für komatöse Zustände gilt (Abb. 4):
Unterschiedliche Komastadien lassen sich klinisch-neurologisch differenzieren. Mit zunehmender Komatiefe
— werden die Pupillen weiter (ab Mittelhirnsyndrom IV),
— vermindern sich die Lichtreaktionen der Pupillen bis zum völligen Ausfall (Bulbärhirnsyndrom),
— kommt es zur Zentrierung der Bulbi, die leicht divergent stehen und fixiert sind (ab Mittelhirnsyndrom III)
— treten Dezerebrationsreflexe auf (ab Mittelhirnsyndrom II/III) und verschwinden wieder (Mittelhirnsyndrom im Übergang zum Bulbärhirnsyndrom),

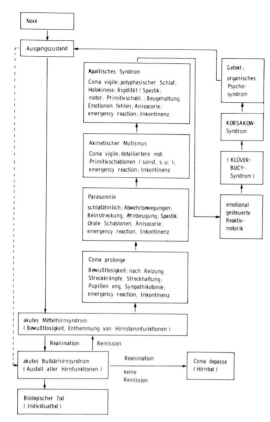

Abb. 5: *Das apallische Syndrom als Erkrankungsphase während der Remission von Folgen schwerer akuter zerebraler Noxen (modif. nach Gerstenbrand)*

- fällt der Korneareflex aus (Bulbärhirnsyndrom),
- kommt es zu generalisierten Streckmechanismen (Mittelhirnsyndrom IV), die im Bulbärhirnsyndrom wieder verschwinden,
- kommt es zur Steigerung des Muskeltonus (Mittelhirnsyndrom II–III), der sich wieder bis zur völligen Erschlaffung zurückbildet (Bulbärhirnsyndrom),
- fällt die Reaktivmotorik auf Schmerz aus (Bulbärhirnsyndrom),
- verschwinden die vorübergehend gesteigerten Eigenreflexe (Bulbärhirnsyndrom),
- verändert sich die Spontanatmung, die insuffizient wird und schließlich erlischt (Bulbärhirnsyndrom),
- kommt es zum erhöhten Blutdruck (Mittelhirnsyndrom IV), der im Bulbärhirnsyndrom wieder auf hypotone Werte absinkt,
- kommt es zur Bradykardie (Bulbärhirnsyndrom),
- fällt die Temperaturregulation aus. Es kommt zur Poikilothermie (Hirntod).

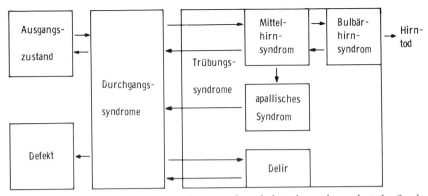

Abb. 6: Verlaufsstadien und Zusammenhänge psychopathologischer und neurologischer Syndrome bei Störung der zerebralen Vitalfunktion.

Prognostische Bedeutung komatöser Zustände
Die Grenze der *Bewußtlosigkeitsdauer,* die nur noch eine Überlebenschance von 5 Prozent zuläßt, liegt bei einem Lebensalter von
mehr als 60 Jahren bei 5 Tagen,
50 bis 60 Jahren bei 9 Tagen,
30 bis 50 Jahren bei 12 Tagen,
20 bis 30 Jahren bei 15 Tagen,
10 bis 20 Jahren bei 20 Tagen.
Die letztgenannte Altersgruppe überlebt also eine vierfache Komadauer gegenüber Patienten die mehr als 60 Jahre alt sind (5). Die Dauer der Bewußtlosigkeit ist insgesamt schwer einzuschätzen, da sie durch intensivtherapeutische Maßnahmen (Sedierung) entscheidend manipuliert wird. Auch mit der *Schwere des Komas* nehmen verständlicherweise die Überlebenschancen ab.

II. Qualitativ unterscheidbare Trübungssyndrome
Coma vigile im Rahmen eines apallischen Syndroms:
Bewußtseinshelligkeit ist vorhanden, Bewußtseinstätigkeit und -inhalte sind nicht erkennbar. Die neurologische Symptomatik besteht in einer Reduktion der Hirnfunktion auf das mesodiencephale Niveau.
Apallisches Syndrom: Für das apallische Syndrom gilt (Abb. 5, 6):
— Es handelt sich um einen Zustand, der sich nahezu gesetzmäßig im Rahmen der Rückbildung eines Mittelhirnsyndroms manifestiert (21).
— Es kann sich hierbei um eine Phase von mehr oder weniger langer Dauer handeln, die durch andere Rückbildungsstadien bis hin zu den Durchgangssyndromen abgelöst wird. Der Remissionsprozeß kann über mehrere Jahre andauern.
— Es kann sich auch um einen Zustand handeln, in dem eine Remission zum Abschluß kommt. Das apallische Syndrom ist dann der Ausdruck eines schweren zerebralen Defektes.
Delir: Es handelt sich um eine Psychose vom exogenen Reaktionstyp. Sie ist gekennzeichnet durch:
— Bewußtseinstrübung mit Desorientierung,

- Erregungszustände,
- Sinnestäuschungen (optisch, akustisch),
- vegetative Störungen (Tremor, Schwitzen).

Hirnstammsyndrome

Pupillomotorik
Voraussetzungen für ihre Beurteilung sind der Ausschluß
- medikamentöser Einflüsse,
- akzidenteller Hypothermie,
- von Schockzuständen mit adrenerger Reaktionslage (besonders bei Kindern),
- peripherer Läsionen des 2. und 3. Hirnnervens,
- von Bulbusläsionen.

Beurteilt werden Weite und Lichtreaktion der Pupillen. Das Auftreten einer *einseitig* weiten und lichtstarren Pupille ist ein bedrohliches Zeichen. Es spricht für eine zunächst asymmetrische Einklemmung im Bereich des Mittelhirns mit Herniation mediobasaler Anteile des Temporallappens im Tentoriumschlitz. Es handelt sich um Massenverschiebungen (Blutungen, Tumoren, Hirnödem), die meist auf der Seite der mydriatischen Pupille lokalisiert sind. *Die Entwicklung einer einseitigen, weiten und lichtstarren Pupille zwingt zum sofortigen Handeln. Es geht hierbei um Minuten.*

Kann dieser Zustand nicht beherrscht werden, schreitet die Einklemmung fort. Es werden Teile der Kleinhirntonsillen in das Foramen occipitale magnum gepreßt. Dadurch wird die Medulla oblongata eingeklemmt. Es resultiert das Bulbärhirnsyndrom (Abb. 2). Die Pupillen sind jetzt *beidseitig* weit und lichtstarr. Wenn dieser Zustand, hervorgerufen durch Einklemmung, mehr als 30 Minuten besteht, ist er irreversibel. Es kommt zum Ausfall aller Hirnfunktionen, dem Hirntod (6). Nach *Frowein* und Mitarbeiter (5) kann ein solcher Zustand überlebt werden, wenn er nicht länger als 10–12 Stunden andauert.

Beiderseits weite und lichtstarre Pupillen finden sich auch bei zerebraler Ischämie als Folge eines Herz-Kreislaufstillstandes.

Die Wiederbelebungszeit des Gehirns beträgt unter Normothermiebedingungen 8 bis 10 Minuten, die des Herzens 15 bis 30 Minuten. Trotzdem ist eine Wiederbelebung des Gesamtorganismus nur innerhalb von fünf Minuten nach Eintritt des Kreislaufstillstandes möglich. Nach dieser Zeit ist das Herz energetisch so intensiv geschädigt, daß es nach Funktionsaufnahme keine suffiziente Hirndurchblutung innerhalb der kritischen Zeit ermöglichen kann (10). Die *postischämische Herzinsuffizienz* ist der „Flaschenhals" der Reanimation des Gehirns und damit des Gesamtorganismus bei Kreislaufstillstand (19).

„Die vom Gesamtorganismus tolerierte Ischämie bzw. Anoxiedauer wird also nicht von dem gegen Sauerstoffmangel *empfindlichsten* Organ, dem Gehirn, sondern von dem für die Sauerstoffversorgung *entscheidenden* Organ, dem Herzen, bestimmt" (11). *Kommt bei fortgesetzter Reanimation keine spontane Herzaktion zustande und bleiben die Pupillen weit und reaktionslos (unter Beachtung der Kriterien ihrer eingeschränkten Beurteilbarkeit, s. o.), so kann die Reanimation nach 30 Minuten beendet werden.* Kommt innerhalb von 30 Minuten eine Herzaktion bei weiten reaktionslosen Pupillen zustande, bedarf dieser Zustand der Beobachtung und Abklärung des Hirnschadens unter der Therapie.

Anders als bei primären Hirnschädigungen, ist nach postanoxischen Situationen (sekundäre Hirnschädigungen) ein längerer Beobachtungszeitraum über mehrere Stunden erforderlich (2). Neben weiteren klinischen Verlaufskontrollen sind in diesen Situationen auch technisch-diagnostische Maßnahmen indiziert (s. u.).

Müssen Patienten im Stadium einer akuten Hirnschädigung zur Versorgung von Begleitverletzungen narkotisiert werden, ist die klinische Beurteilung der Hirnfunktion eingeschränkt. In dieser Situation sind die Pupillen ständig zu kontrollieren. Das Erfassen von ein- bzw. beidseitiger Mydriasis in statu nascendi weist auf eine Einklemmung im Bereich des Hirnstamms hin. Der prognostische Wert der Pupillomotorik wird von *Spann* (23) so formuliert: *„Ein nicht absolut, jedoch weitgehend sicheres Todeszeichen ist das nicht nur kurzfristige Bestehen weiter, lichtstarrer Pupillen."*

Optomotorik
Von besonderer Bedeutung sind die Dezerebrationsreflexe (Abb. 1):
- Okulovestibulärer Reflex (OVR). Auslösung: Eiswasserspülung des Gehörganges bewirkt Augenbewegungen zur gespülten Seite.
- Okulozephaler Reflex (OCR). Auslösung: Kopfdrehung bzw. -heben und -senken imponiert als gegenläufige Bulbusbewegung.

Dem OVR wird ein bedeutender prognostischer Wert zuerkannt (2). Er besitzt größere Aussagekraft als der OCR, da er länger nachweisbar bleibt. So weist ein über 1 bis 3 Tage dauernder Ausfall des OVR beim nicht-traumatischen Koma auf einen ungünstigen Ausgang hin. Diese Patienten versterben oder werden apallisch (2). Auch *Safar* (18) betont, daß das Fehlen von OVR und OCR über 6 bis 12 Stunden nach Kreislaufstillstand eine schlechte Prognose deutlich machen.

Körpermotorik
Strecksynergismen und Rigidität gehören ebenfalls zum Dezerebrationssyndrom. Prognostische Bedeutung erlangen diese Phänomen im Rahmen einer Verlaufsbeobachtung. Strecksynergismen, die beim Schädel-Hirn-Trauma mehr als zwei Wochen andauern, werden selten ohne schweren Schaden überlebt. Analoges gilt für das nicht-traumatische Koma, wenn Strecksynergismen über mehr als einen Tag nach Komabeginn andauern.

Die pathologische Körpermotorik ist jedoch von geringerem prognostischen Aussagewert als Pupillen-, okulozephaler und okulovestibulärer Reflex (2).

Vegetative Regulation
Vegetative Regulationsstörungen (Abb. 1, 2) sind wichtige Hinweise auf eine Hirnstammschädigung, besonders bei der Beurteilung des irreversiblen Ausfalls aller Hirnfunktionen, dem Hirntod.

Kreislauf
Beim Schädel-Hirn-Trauma des Erwachsenen weist eine Schocksymptomatik zunächst auf eine extrakranielle Komplikation hin. Bei Säuglingen und Kleinkindern dagegen kann sie der Ausdruck einer intrakraniellen Blutung sein (12). Infolge des Mittelhirnsyndroms kann es zu einer bedrohlichen Kreislaufkrise in Form des sogenannten Cushing-Reflexes (CR) kommen. Er ist Ausdruck einer Hirnstammeinklemmung bei erhöhtem Hirndruck (sekundäre Hirnstammschädigung). Bei primärer (traumatischer) Hirnstammschädigung liegt dem CR keine Hirndrucksteigerung zugrunde. Der CR bringt eine unmittelbare Vitalbedrohung zum Ausdruck. Er besteht aus folgenden Symptomen:
- Bradykardie (Frühzeichen),

- Herzrhythmusstörungen,
- Miosis (beiderseits),
- Blutdruckanstieg (Spätzeichen).

Bei steigendem Hirndruck führt eine sekundäre Hirnstammschädigung infolge Einklemmung zum CR, wenn der diastolische Blutdruck erreicht oder überschritten wird. Der CR ist ein präterminales Ereignis. Er wird meist innerhalb von Minuten vom schnellen Kreislaufversagen gefolgt, das dem Stadium eines Bulbärhirnsyndroms entspricht. Ein Kreislufzusammenbruch infolge Ausfalls der zentralen Regulation auf der Grundlage eines Bulbärhirnsyndroms kommt auch ohne vorangehenden CR zustande. In diesem Stadium der Einklemmung ist der Zeitpunkt zur neurochirurgischen Intervention nahezu verpaßt.

Ein Zusammenbruch der Kreislaufregulation ist daran kenntlich, daß bereits geringes Nachlassen der Kreislaufstützung zu drastischen Blutdrucksenkungen führt. Die Herzfrequenz bleibt hierbei bradykard und ist bei totalem Ausfall der Kreislaufregulation durch intravenöse Gaben von Atropin nicht mehr zu stimulieren.

Wasserhaushalt

Die Störung der vegetativen Regulation kann auch zum *Diabetes insipidus* führen. Hierbei handelt es sich um eine schwere Hirnschädigung, bei der das hypothalamo-hypophysäre System mit einbezogen ist. Es kommt zum Ausfall des antiduretischen Hormons. Der Hirntod ist daher auch durch eine Regulationsstörung des Wasserhaushaltes gekennzeichnet.

Temperatur

Die Körpertemperatur des Menschen wird übergeordnet zentral, d. h. im Gehirn geregelt. Zentren für Temperaturregelulation reichen vom Thalamus bis zum kaudalen Hirnstamm. Der Hypothalamus wirkt hierbei als „Sensor, Integrator und Aktivator".

Zentrale Hypothermien haben eine ungünstige Prognose (13). Bei völligem Ausfall der Temperaturregulation kommt es umgebungsabhängig zum poikilothermen Verhalten, das nicht als Regulation verkannt werden darf.

Atmung

Der zentralbedingte Ausfall der Eigenatmung ist ein wichtiges klinisches Zeichen des Funktionsausfalls der Medulla oblongata. Der zentrale Ausfall der Spontanatmung tritt bereits im Bulbärhirnsyndrom auf. Der sichere Nachweis der Irreversibilität einer Apnoe ist ein wesentliches Kriterium bei der Feststellung des Hirntodes, denn „*Spontanatmung bedeutet Hirnaktivität*".

Fehleinschätzungen bei der klinischen Feststellung des Hirntodes können dann zustande kommen, wenn keine suffiziente Apnoeprüfung durchgeführt wird.
Ein Apnoenachweis wird folgendermaßen geführt:
- Beatmung über 10 Minuten mit einer F_IO_2 von 1,0
- Blutgasanalyse (wenn möglich)
- 15 Minuten Apnoe: O_2-Insufflation über einen endotrachealen Katheter mit 10 l/min (EKG-Monitor)
- Blutgasanalyse (wenn möglich)

Eine Hypoxämie kommt hierdurch nicht zustande. Schwere Störungen des Gasaustausches sind allerdings eine Kontraindikation. In dieser Situation kann unter Kontrolle der Blutgase bei fortgesetzter Beatmung ein vorübergehender pCO_2-Anstieg gezielt herbeigeführt werden. Dann genügt bereits eine kurze Trennung vom Respirator (s. o.), um spontane Atemaktivität zu erkennen.

Ein pCO_2 von mehr als 44 mmHg erwies sich als suffizienter Atemstimulus (17). Bei vorliegendem Hirntod kommt es zum verlangsamten pCO_2-Anstieg von 2,58 ± 0,85 mmHg/min, zur verminderten CO_2-Produktion von 1,84 ± 0,23 ml/kg Körpergewicht und zum pH-Abfall von 0,02 ± 0,01/min (17). Die Apnoeprüfung ist wiederholbar. Sie sollte am Schluß einer klinischen Untersuchung durchgeführt werden.

Die hier genannten klinischen Parameter (Abb. 1–6) sind leicht zu erheben. Sie erlauben, Hirnfunktionen so sicher zu erfassen, daß z. B. nach Kontrolluntersuchungen auf klinischer Grundlage allein der Hirntod exakt festgestellt werden kann. Voraussetzung ist jedoch, daß die klinische Beurteilungsmöglichkeit nicht eingeschränkt ist (s. o.).

Die klinische Verlaufsbeobachtung bei zerebraler Vitalbedrohung ist durch technisch-diagnostische Methoden wertvoll zu ergänzen. Besondere Bedeutung haben die Methoden, die bettseitig per continuitatem bzw. jederzeit anwendbar sind. Hierzu gehören
– EEG,
– akustisch evozierte Hirnstammpotentiale,
– invasive Messung des intrakraniellen Drucks (ICP) und des mittleren arteriellen Drucks (MAP),
– Hirnperfusionsszintigraphie.

EEG

Durch das EEG wird die Hirnfunktion in ihren bioelektrischen Begleiterscheinungen direkt meßbar erfaßt. Praktisch ist nur der Kortex im Bereich der Hemisphärenkonvexität einer Beurteilung zugänglich.

Das EEG gibt wertvolle Informationen zum Krankheitsverlauf, spiegelt Besserungen und Verschlechterungen wieder. Ein Nullinien-EEG ist der Ausdruck von schwersten zerebralen Funktionsstörungen. Es kann aber den Hirntod nicht beweisen. Unreife des Gehirns, Unterkühlungen und Intoxikationen machen jegliche prognostische Aussagen unmöglich.

Moderne, funktionsstabile Geräte erlauben ein kontinuierliches EEG-Monitoring, wofür zwei Kanäle genügen (Abb. 7). Darüberhinaus besitzen sie die Möglichkeit, EEG-Kurven in Frequenz- und Powerspektren zu verarbeiten (Abb. 8, 9, 10).

Akustisch evozierte Hirnstammpotentiale (4, 24):

Es handelt sich um eine bettseitig auszuführende Untersuchungsmethode. Die akustischen Signalantwortkurven werden mittels Elektroden von der Schädeloberfläche durch Computeraveraging registriert.

Eine normale Signalantwortkurve besteht aus sieben Wellen, die folgendermaßen zugeordnet werden können (Abb. 11):

Welle I	Cochlea und Nervus VIII
Welle II und III	Medula oblongata,
Welle IV und V	Lemniscus lateralis und Colliculus inferior,
Welle VI und VII	Keine Zuordnung (24)

Im Gegensatz zum EEG, das über kortikale Bereiche Auskunft gibt, werden mit diesere Methode tiefe Hirnstrukturen, nämlich der Hirnstammbereich erfaßt.

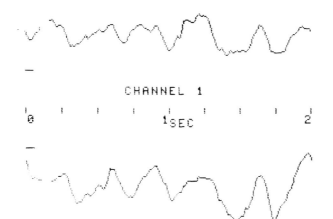

Abb. 7: Kontinuierliches 2-Kanal-EEG-Monitoring. Originalkurve: Deltaaktivität.

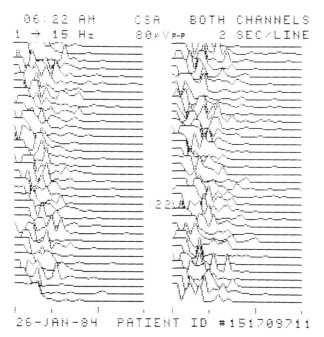

Abb. 8: Kontinuierliches 2-Kanal-EEG-Monitoring. Spektralanalyse: Überwiegen langsamer Aktivitäten aus dem Delta- bis Thetabereich.

Abb. 9: Kontinuierliches 2-Kanal-EEG-Monitoring. Frequenzhistogramm: Überwiegen langsamer Frequenzen vorwiegend aus dem Deltabereich.

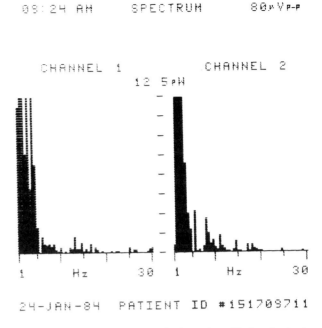

Abb. 10: Kontinuierliches 2-Kanal-EEG-Monitoring. Power-Spektren (variable Bandbreiten): Überwiegen von Frequenzen im Bereich von 8–12 Hz und 1–3 Hz.

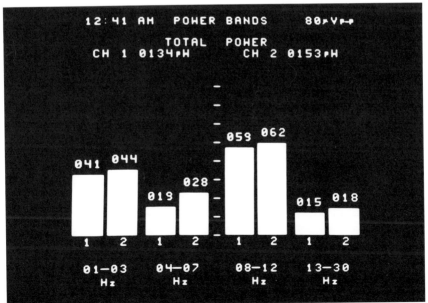

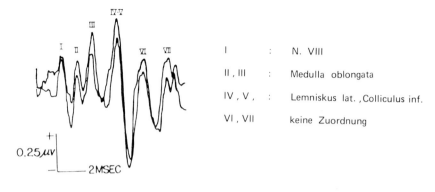

Akustisch evozierte Hirnstammpotentiale eines gesunden Menschen bestehend aus 7 Komponenten (I – VII).

(n. Starr , Brain (1976) , 99 , 543 – 554)

Abb. 11: Akustisch evozierte Hirnstammpotentiale eines gesunden Menschen, bestehend aus sieben Komponenten (I–VII), nach Starr (24).

Im Gegensatz zum EEG werden akustisch evozierte Hirnstammpotentiale durch Anästhetika, Sedativa, Hypnotika und metabolische Veränderungen nicht unterdrückt (4, 24).

Im Gegensatz zur klinisch-neurologischen Untersuchung können somit mittels akustisch evozierter Hirnstammpotentiale auch bei Intoxikationen Hirnstammfunktionen beurteilt werden, die unter diesen Bedingungen auch dann noch nachweisbar sind, wenn Spontanatmung, vestibulookuläre, okulozephale, Korneal- und Pupillenreflexe fehlen. Damit kann diese Methode bei vorliegenden Intoxikationen einen wichtigen differential-diagnostischen Beitrag zur Feststellung des Hirntodes leisten.

Zu dem Prozeß eines zunehmenden rostro-kaudalen Abbaus der Hirnfunktionen gehen klinische Entwicklungen und allmähliches Verschwinden der akustisch evozierten Hirnstammpotentiale parallel:

Unmittelbar nach dem anoxischen Ereignis (Abb. 12) können alle Komponenten normal sein (24). In der Folge verändern sich zunächst die späten Komponenten des Wellenkomplexes (Wellen V und IV), schließlich sind alle Wellen verschwunden. Welle I kann als einzige persistieren. Allerdings zeigt sie dann eine erhöhte Latenz. Das Persistieren von Welle I ist auf eine unterschiedliche Empfindlichkeit von Rezeptor und zentralen Neuronen gegenüber anoxischen Insulten zurückzuführen. Somit ist auch bei ihrem Nachweis klinisch der Hirntod eingetreten (Abb. 12, 13).

Grundlage der Bewertung der akustisch evozierten Hirnstammpotentiale bleibt auch hier der klinisch-neurologische Untersuchungsbefund. Die Aussagefähigkeit der Methode wird bei Vorliegen von Hörstörungen und technischen Artefakten eingeschränkt. Auch für die akustisch evozierten Hirnstammpotentiale gilt: Je schwerer die Veränderungen, um so schlechter die Prognose.

Bei einem zerebralen Kreislaufstillstand verschwinden die EEG-Potentiale bereits nach wenigen Sekunden. Die akustisch evozierten Hirnstammpotentiale bleiben noch für einige Minuten nachweisbar. Bei Wiedererholung der Hirnfunktion treten die akustisch evozierten Hirnstammpotentiale vor den EEG-Potentialen auf (1).

Abb. 12: Akustisch evozierte Potentiale nach Anoxie (D_4-D_{10} entsprechen Behandlungstagen), D_4: normal.

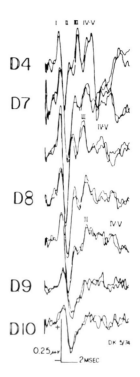

Akustisch evozierte Hirnstammpotentiale nach Anoxie (D_4 – D_{10} entsprechen Behandlungstagen)
D_4 : normal
In der Folge Amplitudenabnahme und Latenzverlängerung einzelner Komponenten (Hirntod).

(n. Starr , Brain (1976) , 99 , 543 – 554)

Intrakranieller Druck (ICP)

Klinische Zeichen erlauben keinen sicheren Rückschluß auf die Höhe des ICP. Er kann so schnell und massiv ansteigen, daß Mydriasis und Blutdruckabfall bereits Ausdruck einer schweren irreversiblen Hirnschädigung sind. *Beurteilung von Schwere und Dynamik eines Hirnödems sind nur durch kontinuierliches ICP-Monitoring möglich.*

Indikationen zur Messung des intrakraniellen Druckes zur Verlaufkontrolle und Therapieüberwachung sind daher großzügig zu stellen. Folgende ICP-Bereiche können unterschieden werden (8):

    0–15 mmHg = normal
    15–30 mmHg = leicht erhöht
    30–50 mmHg = stark erhöht
    mehr als 50 mmHg = Einklemmungsgefahr

Bei anhaltendem Hirndruck von 50–80 mmHg treten folgende Symptome auf: Mydriasis, Blutdruckabfall, Apnoe, Hirnstammeinklemmung.

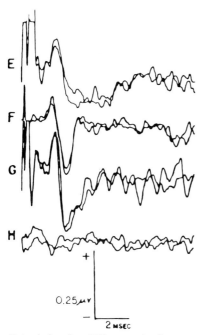

Abb. 13: Zwei Typen akustisch evozierter Hirnstammpotentiale bei Vorliegen des Hirntodes: Welle I ist nachweisbar (E, F, G), alle Wellen fehlen (H), nach Starr (24).

Bei anhaltendem ICP von mehr als 100 mmHg treten folgende Symptome auf: zerebrale Areflexie, Kreislaufversagen, Hirntod.

Ein erhöhter Meßwert ist nur dann der Ausdruck klinisch bedeutsamer intrakranieller Drucksteigerung, wenn er längere Zeit anhält und keine Tendenz zur Normalisierung zeigt. Der intrakranielle Druck muß jedoch auch in Beziehung zur Kreislaufsituation gesetzt werden. *Eine stabile Kreislaufsituation ist auch die Basis der Erhaltung und Wiederherstellung der Hirnfunktion.*

Aus der Beziehung von mittlerem arteriellen Druck (MAP) und ICP ergibt sich ein entscheidender Parameter, der zerebrale Perfusionsdruck (CPP). Es gilt die Beziehung

$$CPP = MAP - ICP.$$

Der CPP soll stets oberhalb von 50 mmHg liegen. Bei einem CPP von 50 mmHg ist die Hirndurchblutung um 50 Prozent vermindert. Der MAP darf 70 mmHg praktisch nicht unterschreiten. Bei intakter Autoregulation wird die Hirndurchblutung im Bereich eines MAP von 60 bis 160 Torr konstant gehalten. Bei gestörter Autoregulation kommt es zur perfusionsdruckabhängigen Hirndurchblutung. Hierbei sinkt bzw. steigt der ICP passiv in Abhängigkeit vom Sinken bzw. Steigen des MAP.

Während der Durchführung einer kardiopulmonalen Reanimation führen Thoraxkompressionen infolge fehlender Autoregulation zur perfusionsdruckabhängigen arteriellen Hirndurchblutung. Gleichzeitig ist der venöse Abstrom vom Gehirn erschwert. Es kommt zum Anstieg des ICP. Trotz arterieller Mitteldrucke um 50 bis 60 mmHg (Abb. 14) sinkt der zerebrale Perfusionsdruck ab. *Im Laufe einer Reanimation ist durch unzureichenden zerebralen Perfusionsdruck mit zunehmenden Hypoxischen Störungen (Hirnödem) zu rechnen.* Es kommt zu einem Circulus vitiosus (20, 15, 16).

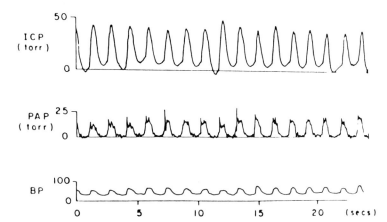

Abb. 14: *Verhalten von ICP, PAP und BP bei extrathorakaler Herzmassage, nach Rogers et al. (15).*

Rechnerisch kann keine Hirnperfusion mehr vorliegen, wenn der ICP den Wert des MAP erreicht oder überschritten hat. Liegt diese Situation anhaltend vor, ergeben sich daraus zusätzliche Informationen für das Vorliegen des Hirntodes. *ICP und MAP sind daher wichtige Parameter zur Beurteilung der Hirnfunktion.*

Hirnperfusions-Szintigraphie (25)

Es handelt sich um eine Methode, die Rückschlüsse auf die Hirnfunktion vermittels der Hirndurchblutung ermöglicht. Sie ist eine bettseitig auszuführende, nichtinvasive und wiederholbare nuklearmedizinische Untersuchung. Dargestellt wird der Kreislauf der Großhirnhemisphären. Strukturen der hinteren Schädelgrube werden nicht erfaßt.

Bei suffizienter Hirndurchblutung wird ein steiler Anstieg und Abfall der Radioaktivitätskurve gemessen (Abb. 15*). Im Gegensatz dazu ist eine allmähliche und nur gering ansteigende Kurve der Radioaktivität ohne erkennbaren Gipfel der Ausdruck extrazerebraler Zirkulation. Die Durchblutung im Bereich der Hemisphären ist ausgefallen (Abb. 16*).

Die Hirnperfusions-Szintigraphie kann einen wesentlichen Beitrag zur Feststellung des Hirntodes leisten. Das dürfte isbesondere dann der Fall sein, wenn sie in Kombination mit akustisch evozierten Hirnstammpotentialen zur Anwendung kommt. Auch bei Intoxikationen dürfte dann die Feststellung des Hirntodes möglich werden.

Auch quantitative Minderungen der Hirndurchblutung scheinen meßtechnisch erfaßbar. Beim apallischen Syndrom ist die Hirndurchblutung bis auf 25 Prozent reduziert, ein Wert, der als Grenze für die Erhaltung des Hirnstoffwechsels angenommen wird. Dieser Bereich kann mit der Hirnperfusions-Szintigraphie beurteilt werden.

Kritisch ist festzustellen, daß mit dieser Methode eine *differenzierte* Bestimmung der Hirndurchblutung nicht möglich ist. Dagegen kann der *Ausfall* der Hirndurchblutung im Bereich der Hemisphären zuverlässig nachgewiesen werden. Die definitive Einschätzung der gesamten Aussagemöglichkeiten dieser Methode bedarf offensichtlich noch weiterer systematischer Untersuchungen.

---

* Für die Überlassung der Aufnahmen danke ich Herrn Professor Koppenhagen, Nuklearmedizinische Abteilung am Klinikum Steglitz der FU Berlin.

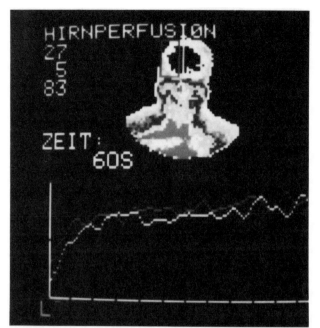

Abb. 15: Hirnperfusions-Szintigraphie. Intakte Hirndurchblutung: Steiler Anstieg und Abfall der Radioaktivitätskurve.

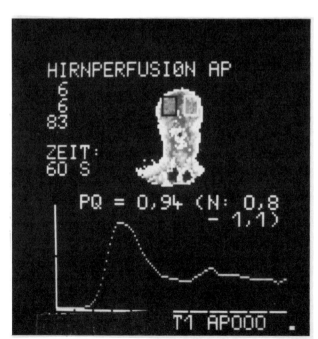

Abb. 16: Hirnperfusions-Szintigraphie. Fehlende Durchblutung im Bereich der Großhirnhemisphären: Verzögerter Anstieg der Radioaktivität ohne Gipfelbildung.

Computer-Tomographie (CT)
Es handelt sich um eine nicht-invasive, radiologische Untersuchungsmethode, die Hinweise auf Art, Lokalisation und Intensität der Hirnschädigung ergibt. Durch Verlaufskontrollen ist die Entwicklung eines Krankheitsgeschehens gut zu erfassen. Nachteilig ist, daß ein CT nicht bettseitig realisierbar ist, somit risikoreiche Transporte erforderlich sind. Dadurch erfahren die Möglichkeiten zu Kontrolluntersuchungen ihre Einschränkungen.

Änderungen eines CT-Befundes müssen sich nicht in klinischen Befundänderungen wiederspiegeln: Eine Besserung morphologischer Veränderungen, z. B. Rückbildung von Massenverschiebungen, hat nicht mit Sicherheit auch eine Besserung der Bewußtseinslage zur Folge (5).

Ein CT erlaubt auch keine sicheren Rückschlüsse auf den ICP (1): Während ein pathologisches CT keinen zwingenden Schluß auf einen erhöhten ICP zuläßt, kann bei einem normalen CT davon ausgegangen werden, daß kein erhöhter Hirndruck vorliegt. Allerdings sind dann weitere CT-Verlaufskontrollen erforderlich. *Durch klinische und CT-Untersuchungen kann ein ICP-Monitoring nicht ersetzt werden.*

Zusammenfassung

Die Beurteilung der Hirnfunktion unter und nach kardiopulmonaler Reanimation geht von klinisch-neurologischen Zeichen aus. Technisch-diagnostische Methoden können die klinische Einschätzung durch bettseitiges Monitoring (EEG, ICP, MAP) bzw. durch intermittierende bettseitige Verlaufskontrollen (akustisch evozierte Hirnstammpotentiale, Hirnperfusions-Szintigraphie) unterstützen. Allen genannten Methoden ist gemeinsam, daß sie praktisch nicht belastet sind.

Die Computer-Tomographie als ebenfalls wichtige und aussagekräftige Methode zur Beurteilung einer Hirnschädigung ist durch das damit verbundene Transportrisiko in ihrer Wiederholbarkeit eingeschränkt.

Während der kardiopulmonalen Reanimation, besonders außerhalb des Krankenhauses, stützt sich die Beurteilung der Hirnfunktion insbesondere auf die Pupillomotorik. Die Verlaufsbeurteilung nach kardiopulmonaler Reanimation stützt sich auf die ganze Palette der klinischen und technischen Möglichkeiten.

Die Einschätzung der Bewußtseinsstörungen hinsichtlich Intensität (unterschiedliche Stadien der Trübungssyndrome wie Somnolenz, Sopor, Koma, Komastadien I bis IV) und Art (unterschiedliche Qualität der Trübungssyndrome wie Coma vigile und Delir), die Beurteilung der Durchgangssyndrome bei fortschreitender Besserung sowie die jeweilige Dauer dieser Phänomene geben wesentlichen Aufschluß über die Störung der Hirnfunktion (Funktionsphychose) und ihre Rückbildung. Dies gilt gleichermaßen für die neurologischen Phänomene in Form der Hirnstammsyndrome, die in den Kategorien der Pupillo-, Opto- und Körpermotorik und vegetativen Regulationen zu beurteilen sind.

Lichtstarre (ein-, doppelseitig) weite Pupillen, Dezerebrationsreflexe (vestibulo-okulärer Reflex, okulo-zephaler Reflex), Strecksynergismen und Zusammenbruch vegetativer Regulationen haben hohen diagnostischen Stellenwert.

Das EEG erleichtert die Verlaufsbeurteilung der Hirnfunktion und gibt Hinweise auf ihre Besserung bzw. Verschlechterung. Beurteilt werden hierbei vorwiegend kortikale Bereiche. EEG-Veränderungen sind in hohem Maße abhängig von medikamentösen Einflüssen.

Akustische evozierte Hirnstammpotentiale machen die Funktion tiefer Hirnstrukturen einer Beurteilung zugängig. Sie sind unabhängig von medikamentösen Einflüssen. Im Gegensatz zum EEG behalten sie ihre volle Aussagemöglichkeit auch bei Vorliegen einer Intoxikation. In dieser Situation kann *klinisch* ein Ausfall aller Hirnfunktionen bestehen und ein *Null-Linien-EEG* vorliegen. Der *Nachweis* der akustisch evozierten Hirnstammpotentiale dagegen erklärt diese Befunde auf der Grundlage einer Intoxikation und grenzt diese Situation gegenüber dem *irreversiblen* Ausfall aller Hirnfunktionen (Hirntod) ab. Akustisch evozierte Hirnstammpotentiale erlauben somit eine wichtige differential-diagnostische Beurteilung der Hirnfunktion.

Die intrakranielle Druckmessung erlaubt per continuitatem eine Beurteilung der Verlaufsdynamik zerebraler Noxen, soweit sie mit erhöhtem Hirndruck einhergehen. Die gleichzeitige Messung des mittleren arteriellen Drucks läßt Rückschlüsse auf den so entscheidenden zerebralen Perfusionsdruck und damit auf die Hirndurchblutung zu.

Die Durchblutung der Großhirnhemisphären wird darüber hinaus direkt mittels der Hirnperfusions-Szintigraphie erfaßt. Die Kombination dieser Methode mit den akustisch evozierten Hirnstammpotentialen dürfte auch bei vorliegenden Intoxikationen ohne invasive Diagnostik und Zeitverzögerung Aussagen zum irreversiblen Ausfall aller Hirnfunktionen ermöglichen. Somit stehen für die Beurteilung der Hirnfunktionen unter und nach kardiopulmonaler Reanimation günstige Möglichkeiten zur Verfügung. Die *klinische Symptomatik* zeigt hierbei gesetzmäßige Zusammenhänge, die die Beurteilung erleichtern. Die *technischen Parameter* lassen sich auf dem heutigen Niveau der medizinischen Elektronik zuverlässig erfassen und interpretieren.

Die Gesamtheit der klinisch und technisch diagnostischen Möglichkeiten erlaubt dem Sachkundigen, die Hirnfunktion im erforderlichen Ausmaß sicher zu beurteilen. Diese Aufgabe kann nicht zahlreichen Spezialisten überlassen sein. Analog zur Beurteilung anderer Vitalfunktionen ist auch die Hirnfunktion unter und nach kardiopulmonaler Reanimation integrierend durch den in der Intensivmedizin erfahrenen und am Krankenbett tätigen Arzt wahrzunehmen.

Diskussion

Sonntag, Göttingen:
In welchen Abständen sollte sich ein neurologisches Konsilium von dem Verlauf überzeugen, den ein Patient einnimmt?

Schulz, Berlin:
Prinzipiell ist eine Beurteilung der Patienten aufgrund der angegebenen Parameter durch den Intensivmediziner gut möglich. Wann man einen Neurologen hinzuzieht, muß man von der ganz individuellen und auch persönlichen Situation abhängig machen. Ich erinnere nur an die Richtlinien der Bundesärztekammer, nach denen zur Feststellung des Hirntodes kein Neurologe hinzugezogen werden muß. Gefordert werden zwei Ärzte, von denen einer in der Intensivtherapie erfahren sein muß. Entsprechende Mitteilungen gibt es auch im amerikanischen Schrifttum. Sicher tut man gut daran, sich mit einem Neurologen zu beraten, wenn man nicht weiter weiß. Man muß aber auch berücksichtigen, daß diejenigen Neurologen, die keinen en-

gen Kontakt zur Intensivmedizin haben, im Einzelfall vielleicht nicht sehr gut weiterhelfen können.

Sonntag, Göttingen:
Die Empfehlung der Bundesärztekammer sieht ja nicht einmal mehr die Kontrolle eines EEGs oder einer Hirnangiographie vor. Wie steht es eigentlich mit der Messung der arteriovenösen O_2-Differenz zur Sicherung des Hirntodes, also der O_2-Differenz zwischen einer peripheren Arterie und dem Bulbus venae jugularis?

Schulz, Berlin:
Ihre eigenen Erfahrungen sind dazu sicher größer als meine.

Sonntag, Göttingen:
Auf alle Fälle ziehen wir eine $AVDO_2$-Messung zwischen Bulbus venae jugularis und peripherer Arterie vor, bevor der Hirntod durch eine Angiographie gesichert wird. Man sollte aber je nachdem differenzieren, ob man eine Therapie einstellt oder eine Organentnahme vornimmt. Wenn eine Organentnahme vorgenommen werden soll, muß man einen dokumentationsfähigen Beweis für den Hirntod haben.

Schulz, Berlin:
Worin soll dieser dokumentationsfähige Beweis bestehen? Entsprechend den Forderungen genügt bei klarer Konstellation und bei Einhaltung bestimmter Voraussetzungen (keine Intoxikationen, keine Neugeborenen und Kleinkinder, keine akzidentielle Hypothermie) der klinische Befund, wenn man eine Verlaufskontrolle über mindestens 12 Stunden und eine klare Ätiologie hat. Eine Dokumentation anderer Art wird nicht verlangt. Wenn ein EEG hinzugenommen wird, ist das günstig; es ist jedoch keine conditio sine qua non. Das EEG kann, wenn es mißverständlich angewendet wird, mit den Einschränkungen, die ich Ihnen dargestellt habe, in solchen Situationen sogar falsche Sicherheit verleihen.

Hackl, Innsbruck:
Gibt es nicht Koma-Skalen, die eine bessere Beurteilung der Patienten erlauben. Ich möchte nicht das Glasgow-Coma-Score nehmen, das doch etwas zu wenig Punkte für den bewußtlosen Patienten hat. *Gerstenbrand* hat in Innsbruck eine Koma-Skala entwickelt, die für den bewußtlosen Patienten eine wesentlich größere Breite der Beurteilung bietet.

Schulz, Berlin:
Ja, ich weiß, sie haben die Koma-Skala ganz wesentlich bereichert. Schlechthin läßt sich dazu sagen, daß die Koma-Dauer eine prognostische Bedeutung hat. Je länger das Koma anhält, umso schwerer ist der Zustand und umso ungünstiger wird letztlich der Ausgang in Bezug auf Überleben oder Residualschäden sein, insbesondere wenn man noch das Lebensalter berücksichtigt. Unter Intensivbedingungen ist die Beurteilung aufgrund von Koma-Skalen natürlich etwas eingeschränkt, weil wir die Bewußtseinslage aus therapeutischen Gründen ja entscheidend manipulieren.

Wolfram, München:
Von Herrn *Larsen* haben wir gehört, daß wir einen Patienten etwa eine Stunde lang normoventilieren können, wenn wir ihn zuvor hypoventiliert haben, um dann wieder einen Effekt zu

erzielen. Von Herrn *Schulz* haben wir sogar gehört, daß wir einen Patienten 10 bis 15 Minuten nicht ventilieren können. Auf der anderen Seite haben Sie, Herr *Schulz,* auch darauf hingewiesen, wie wichtig der zerebrale Perfusionsdruck ist. Daß wir mit Ihrer Maßnahme den intrakraniellen Druck heben, ist doch wohl klar. Sind Ihre Maßnahmen ungefährlich?

Schulz, Berlin:
Ich verstehe meine Empfehlung als eine Maßnahme, die angewendet werden kann, wenn alle anderen klinischen – soweit vorhanden –, paraklinischen Parameter zum Ausdruck gebracht haben, daß keine Hirnfunktion mehr vorhanden ist. Wenn man den irreversiblen Ausfall aller Hirnfunktionen abschließend feststellen will, ist es unumgänglich, als letzte Maßnahme die Apnoe-Prüfung durchzuführen. Das ist in dieser Situation aus den genannten Gründen mit aller kritischer Zurückhaltung notwendig, und es geht nicht darum, schlechthin mal eine Apnoe-Prüfung durchzuführen. Diese Maßnahme ist erforderlich, nicht zuletzt deshalb, weil es Fälle gegeben hat, wo Patienten als hirntot angesehen wurden, bei denen aber schließlich im Operationssaal noch ein Hustenreflex nachweisbar war; letztlich handelte es sich dabei um solche Patienten, die nicht auf diese Weise untersucht worden waren. Diese Untersuchung ist eine letzte Maßnahme zur Sicherung des Hirntodes. Sie ist aber sonst nicht durchzuführen, weil dann gilt, was Sie gesagt haben.

Piek, Düsseldorf:
Man sollte vielleicht noch den Hinweis geben, daß durch die Thiopentalbehandlung, die eine recht häufige Behandlung nach Reanimation darstellt, natürlich alles, was über Klinik und EEG gesagt wurde, verwischt werden kann. Es ist ja zum Teil bis zum Burst-Suppression-EEG dosiert. Sehr wichtig war der Hinweis, daß die akustisch evozierten Potentiale durch Thiopental nicht beeinflußt werden. Daher wird man sich durch die Ableitung der akustisch evozierten Potentiale in Zukunft eine große prognostische Sicherheit versprechen können. Für die direkten Schädigungen ist dies schon geschehen. In diesem Jahr wurde von mehreren Arbeitsgruppen das intraoperative Monitoring bei Manipulation am Hirnstamm vorgestellt, bei dem sehr gute prognostische Aussagen mit den akustisch evozierten Potentialen möglich sind. Nach meiner persönlichen Auffassung werden sehr gute prognostische Aussagen auch bei den hypoxämischen Hirnstammschädigungen möglich sein.

Grosse, Berlin:
Können Sie sich vorstellen, daß Patienten nach einer Reanimation als Organspender für innere Organe in Frage kommen oder sind dafür die Organschäden zu groß?

Schulz, Berlin:
Das hängt sicher von der Vorgeschichte ab, die der Patient bis zum Eintritt des Hirntodes hat. Es ist häufig der Fall, daß der Hirntod festgestellt werden muß, während alle anderen Organfunktionen so stabilisiert waren, daß man Organe entnehmen kann (vor einer Organentnahme wird das ja genauestens geprüft, vor allem jetzt im Zeitalter der Mehrfach-Organentnahmen).

Grosse, Berlin:
Daß man bei den klinischen Zeichen des Hirntods die Therapie abbrechen kann, ist klar. Nach welchen Kriterien kann man aber bei geringeren, über längere Zeit anhaltenden Schädi-

gungen die Therapie abbrechen? Anders gefragt: Welcher Schaden über welche Dauer ist eigentlich noch reversibel und welcher nicht?

Schulz, Berlin:
Dies ist ein sehr heikles Gebiet. Hier kommt man schnell in den Bereich der Grauzone, in der sich fehlende Hirnfunktion und Beendigung der Therapie nicht mehr exakt abgrenzen lassen gegenüber noch vorhandener Hirnfunktion mit Schäden, die möglicherweise kein sinnvolles Leben mehr erlauben. Ich bin der Meinung, daß man sich unter diesen Umständen doch entschließen muß, die Maßnahmen der Intensivbehandlung fortzuführen. Dies auch dann, wenn man bei einer offensichtlichen infausten Prognose ausweitende Maßnahmen, wie z. B. Durchführung einer eventuell anstehenden Hämodialyse und ähnliches, nicht mehr für sinnvoll hält und auch nicht mehr durchführt. Einen Patienten in diesem Zustand schlechthin vom Respirator zu nehmen wäre jedoch etwas, was uns in Bereiche bringt, die uns nicht mehr überschauen lassen, was wirklich geschieht.

Grosse, Berlin:
Mit dieser Antwort bin ich nicht ganz einverstanden. Wenn man bei einem Patienten, der reanimiert wurde und klinisch sowie im EEG kontinuierlich beobachtet wurde, feststellt, daß er sich von Tag zu Tag verschlechtert, erscheint es mir nicht sinnvoll, die Therapie weiterzuführen.

Sonntag, Göttingen:
Diese Frage kann kaum beantwortet werden. Hier ist die Verantwortung jedes einzelnen behandelnden Arztes angesprochen.

Schulz, Berlin:
Bei Problemen dieser Art fehlen uns zumeist eindeutige Definitionen und klare Grenzziehungen sind nicht möglich.

Unseld, Donaueschingen:
Die kontinuierliche EEG-Überwachung könnte, so wie Sie sie dargestellt haben, doch eine Referenzmethode für viele therapeutische Maßnahmen sein. Unter Referenzmethode verstehe ich z. B. die zentralvenöse Druckmessung, die wir als Referenz bei der Auffüllung des Kreislaufs heranziehen. Könnte man das EEG auch in dieser Weise einsetzen? Könnte man damit z. B. sehen, wann man zuviel Osmodiuretika verabreicht?

Schulz, Berlin:
Das EEG sollte man auf jeden Fall vermehrt einsetzen. Natürlich wird dies davon abhängen, ob man entsprechende Geräte erwerben kann: Sie sind ja nicht billig. Wir sind beim hämodynamischen und auch sonstigen Monitoring großzügig. Nicht so beim Monitoring am Gehirn, obwohl auch hier Möglichkeiten vorhanden sind. Eigentlich sollte im intensivtherapeutischen Bereich ein leistungsfähiger Cerebral-Function-Monitor – und es gibt hier allerdings unterschiedliche Qualitäten – eine Selbstverständlichkeit sein. Ein solcher Monitor kann uns in vielen Situationen wesentliche Informationen über die Trendentwicklung geben. Auch bei der Hirnödemtherapie kann man damit eine Aussage über den Erfolg der Therapie erwarten. Ob der Erfolg oder Mißerfolg nun gerade durch die richtige oder nicht richtige Dosierung der Medikamente bestimmt wird, kann man daraus nicht erkennen. Man kann aber erkennen, ob

die Therapie grundsätzlich erfolgreich ist und ob eine Besserung herbeigeführt wird oder nicht. Das Monitoring ist für den Patienten nicht belastend, es ist informativ; und auch das Pflegepersonal kann mit einer gewissen Erfahrung aus dem Bild des Monitors erkennen, ob sich die Situation verbessert oder verschlechtert.

Braun, Göttingen:
Wie häufig sind nach Ihren klinischen Erfahrungen bei bewußtlosen Patienten post reanimationem Zustände mit Steigerung des intrakraniellen Druckes und wann sind sie im Verlauf aufgetreten?

Schulz, Berlin:
Aus dem eigenen Krankengut kann ich hierzu keine sicheren Zahlen nennen. Es kann so gewesen sein, daß es in der Regel nicht zu Hirndrucksteigerungen kam. Für uns haben wir die Indikationen grundsätzlich so gestellt, daß wir uns bei einem komplizierten Verlauf, beim Nichtwachwerden, bei entsprechenden klinischen Symptomen, entsprechenden EEG-Verschlechterungen, zu einer Hirndruckmessung entschließen. Quantifizieren kann ich das nicht; aber in unserem Krankengut sind solche Patienten nicht häufig.

Heinlein, Duderstadt:
Auf der letzten Tagung der AGNN wurde gesagt, die Reanimation eines Polytraumatisierten mit zerebraler Beteiligung sei von vornherein sinnlos. Gibt es hierzu andere Ansichten?

Schulz, Berlin:
Die Aussage ist in dieser Form bestimmt nicht richtig. Ein Polytraumatisierter mit zerebraler Beteiligung ist nicht von vornherein anders einzuschätzen als ein Patient, der einen entsprechenden Hirnschaden ohne Polytrauma hat. Natürlich ist beim Polytraumatisierten mit zerebraler Beteiligung der Gesamtzustand schlechter, die Prognose ist zusätzlich belastet durch extrazerebrale Komplikationen, Schocksituationen usw. Grundsätzlich gilt jedoch, daß die eine wie die andere der eingetretenen Komplikationen für sich zu behandeln sind und daß in Abhängigkeit von der Situation entschieden werden muß, wie im Bezug auf das Gehirn weiter zu verfahren ist. Die Prognose ist zwar viel ernster, aber nicht schematisch als infaust zu bezeichnen. Ein Polytraumatisierter bedarf in Bezug auf seine Hirnfunktion der gleichen intensiven Behandlung wie jeder andere auch.

Literatur

1. Baethmann, A., Maier-Hauff, K.: Überwachungsmethoden und therapeutische Konzepte beim Schädel-Hirn-Trauma. In: Peter, K.; Lawin, P.; Jesch, F. (Hrsg.). Der polytraumatisierte Patient. Thieme, Stuttgart-New York 1982
2. Bozza-Marrubini, M: Coma. In: Tinker, J., Rapin, M. (eds.): Care of the critically ill patient. Springer, Berlin-Heidelberg-New York (1983) S. 719
3. Brock, M., Dietz, H.: Intracranial pressure. Springer Berlin-Heidelberg-New York 1972
4. Desbordes, J. M., Roualdes, G., Huilin, A., Marillaud, A., Mériel, P.: Anesth. 31 (1983) 107
5. Frowein, R. A., Schiltz, F., Firsching, R., Stammler, U.: Verlaufskontrolle und Prognosen

beim prolongierten Koma. In: Bushe, K. A., Weis, K. H. (Hrsg.): Schädel-Hirn-Trauma. Bibliomed-Medizinische Verlagsgesellschaft GmbH, Melsungen 1982, S. 103

6. Gerstenbrand, F.: Die klinische Symptomatik des irreversiblen Ausfalls der Hirnfunktionen (Das Vorstadium und die spinalen Reflexe). In: Krösl, W., Scherzer, E. (Hrsg.): Die Bestimmung des Todeszeitpunktes. W. Maudrich-Verlag, Wien 1973, S. 33
7. Gerstenbrand, F., Lücking, C. H.: Arch. Psych. Nervenkr. 213 (1970) 264
8. Gobiet, W.: Grundlagen der neurologischen Intensivmedizin. Springer, Berlin-Heidelberg-New York 1980
9. Jungbluth, K. H.: Prioritäten der Erstversorgung. In: Peter, K., Lawin, P., Jesch, F. (Hrsg.), Thieme, Stuttgart-New York 1982, S. 30
10. Kaindl, F., Zilcher, H.: Zur Bestimmung des Todeszeitpunktes aus kardiologischer Sicht. In: Krösl, W., Scherzer, E. (Hrsg.): Die Bestimmung des Todeszeitpunktes. W. Maudrich-Verlag, Wien 1973
11. Kübler, W.: Dtsch. Med. Wschr. 94 (1969) 1157
12. Lanksch, W.: Diagnostik und therapeutische Konsequenzen beim Schädel-Hirn-Trauma polytraumatisierter Patienten. In: Peter, K., Lawin, P., Jesch, F. (Hrsg.), Thieme, Stuttgart-New York 1982, S. 35
13. Lausberg, G.: Fortschr. Med. 91 (1973) 30
14. Penin, H., Käufer, C.: Kriterien des zerebralen Todes aus neurologischer Sicht. In: Kröst, W., Scherzer, E. (Hrsg.): Die Bestimmung des Todeszeitpunktes. W. Maudrich-Verlag, Wien 1973, S. 19
15. Rogers, M. C., Nugent, S. K., Stidham, G.: Crit. Care Med. 7 (1979) 454
16. Rogers, M. C., Weisfeld, M. D., Traystan, R. J.: Anesth. Analg. 60 (1981) 73
17. Ropper, A. H., Kennedy, S. K., Russell: J. Neurosurg. 55 (1981) 942
18. Safar, F.: Brain Resuscitation. In: Tinker, J., Rapin, M. (eds.). Care of the critically ill patient. Springer, Berlin-Heidelberg-New York 1983, S. 751
19. Schneider, M.: Überlebens- und Wiederbelebungszeit von Gehirn, Herz, Leber und Niere nach Ischämie und Anoxie. Forschungsberichte des Landes Nordrhein-Westfalen, Westdeutscher Verlag, Köln und Opladen 1965
20. Schulte am Esch, J.: Anaesth. Intensivther. Notfallmed. 18 (1983) 3
21. Schulz, H.: Anaesthesiol. Reanimat. 6 (1981) 243
22. Schulz, H.: Feststellung des Todes und Spenderkonditionierung in der Intensivtherapie. Deutsche Akademie für Anaesthesiologische Fortbildung, Refresher Course 9: 24, München. Verlag Stemmler, Kerpen bei Köln 1983
23. Spann, W.: Klinikarzt 12 (1983) 857
24. Starr, A.: Brain, 99 (1976) 543
25. Walker, A. E.: Cerebral Death (2nd ed.) Urban und Schwarzenberg, Baltimore-Munich 1981
26. Wieck, H. H.: Psychiatrische Syndrome als Folge der intrakraniellen Drucksteigerung. In: Tönnis, W., Marguth, F. (Hrsg.): Kreislaufstörungen des Zentralnervensystems. Acta neurochirur. Suppl. VII, Springer, Wien 1961
27. Wieck, H. H., Rettelbach, R., Heerklotz, Flügel, K. A.: Courses of protracted states of coma. In: Dalle Ore, G., Gerstenbrand, F., Lücking, C. H., Peters, G., Peters, H (eds.): The apallic syndrom. Springer, Berlin-Heidelberg-New York 1977
28. Wiemers, K.: Zur Beendigung der Reanimation aus der Sicht des Anaesthesiologen. In: Krösl, W., Scherzer, E.(Hrsg.): Die Bestimmung des Todeszeitpunktes. W. Maudrich-Verlag, Wien 1973

Langfristige zerebrale Folgezustände nach kardiopulmonaler Reanimation – Rehabilitationskonzepte

Von W. Gobiet

Einleitung

Trotz der äußerst komplizierten Struktur reagiert das Gehirn auf akut auftretende schädigende Ereignisse weitgehend gleich. Damit wird die zerebrale Situation des Patienten nach dem Ereignis weniger von der Art als von der Geschwindigkeit und der Intensität der Hirnschädigung bestimmt. Bei gleicher klinischer Ausgangslage sind Verläufe nach Schädel-Hirn-Verletzungen in Bezug auf Therapie und Prognose durchaus vergleichbar mit posthypoxischen oder akut ischämischen Zuständen. Subakute oder chronische Hirnschädigungen hingegen bewirken unterschiedliche Folgeerscheinungen und müssen deswegen gesondert betrachtet werden.

Zur Beurteilung des Ausmaßes der Hirnschädigung dienen die Länge der initialen Bewußtseinsstörung sowie das Auftreten von Zeichen der direkten Hirnstammschädigung. Allgemein werden in der Literatur Bewußtseinsverluste von über fünf Tagen mit einer schwerwiegenden Hirnschädigung gleichgesetzt. Bezüglich der Differenzierung der Hirnstammsymptomatik können in Abhängigkeit vom Schädigungsort nach *Gerstenbrand* verschiedene Zustandsbilder unterschieden werden. Verletzungen im Mittelhirn, etwa in der Höhe der Vierhügelplatte bewirken die typischen Symptome des Mittelhirnsyndroms.

Akutes Mittelhirnsyndrom
Tiefe Bewußtlosigkeit
Strecksynergien auf Schmerz oder spontan eventuell übergehend in Beugemechanismen
Enthemmung vegetativer Funktionen (Atmung, Kreislauf, Temperatur, Hypersalivation)
Divergenz der Bulbi mit spontanen dyskonjungierten Bewegungen
Pupillenstörungen: wechselnde Weite, einseitig entrundet
Fehlen einzelner Hirnstammreflexe

Akutes Bulbärhirnsyndrom
Tiefste Bewußtlosigkeit
Verschwinden der Streckkrämpfe
Herabsetzen des Muskeltonus
Schwerste Dysregulation bis Ausfall vegetativer Funktionen
Pathologische Bulbusstellung
Anfangs maximal enge, dann zunehmend weite, entrundete Pupillen
Hirnstammreflexe nicht mehr auslösbar

Die Erfahrung hat gezeigt, daß nach schweren Hirnfunktionsstörungen, kenntlich an den genannten Symptomen, in der Regel der vorherige Zustand ohne spezielle Nachbehandlung nicht wieder erreichbar wird. Bei fast allen Patienten bleiben körperliche und psychische Ausfälle bestehen, die eine gezielte Behandlung notwndig machen. Hierzu gehören besonders Lähmungen, Sprachstörungen, Einschränkung von Antrieb, Konzentration, Neugedächtnis, eingeschränkte Belastbarkeit in zeitlicher Hinsicht, Wesensveränderungen und Krampfanfälle.

Leichte und mittelschwere Hirnfunktionsstörungen

Nach leichten und mittelschweren Hirnfunktionsstörungen kenntlich an der nur kurzzeitigen Bewußtlosigkeit, wird vor der endgültigen Erholung ein Durchgangsstadium durchlaufen. Dieses ist gekennzeichnet durch wechselnde Bewußtseinslage, Desorientiertheit, hyperagile, häufig aggressive und delirante Züge.

Mit zunehmender Besserung überwiegt die Kooperation, so daß bei Fortbestand neurologischer Defizite die Indikation zur neurologischen Nachbehandlung gegeben ist. Die Behandlung des Durchgangsstadiums kann nur symptomatisch mit sedierenden Maßnahmen und Verhinderung von Sekundärschäden erfolgen.

Schwere Hirnfunktionsstörung

Im Gegensatz hierzu ist der Verlauf nach schweren Hirnfunktionsstörungen durchaus unterschiedlich. Hier werden zwar auch verschiedene Entwicklungsstufen durchlaufen, innerhalb dieser Phasen ist jedoch ein wesentlich aufwendigerer therapeutischer Einsatz notwendig, um die Möglichkeit der Besserung beziehungsweise Ausheilung herbeizuführen.

Apallisches Syndrom

Patienten mit Zeichen der primären Hirnstammschädigung sind nach *Gerstenbrand* als im Vorstadium eines Symptomkomplexes befindlich aufzufassen, der in der Literatur als apallisches Syndrom bezeichnet wird. Das Vollbild ist gekennzeichnet durch
  Bewußtlosigkeit, jedoch Augenöffnen ohne zu fixieren möglich,
  zunehmende Stabilisierung vegetativer Funktionen,
  Fortbestehen von Streck- beziehungsweise Beugemechanismen,
  auf Schmerzreize höchstens Massenbewegungen,
  motorische Primitivschablonen, wie Kauen, Schmatzen und Schlucken.
Eine spezifische rehabilitative Therapie ist hier noch nicht möglich. Die Behandlung kann nur symptomatisch auf apparativ und instrumentell gut ausgerüsteten Stationen erfolgen, um Sekundärschäden zu verhindern. Entscheidend ist, daß das apallische Syndrom zwar in einigen Fällen als Endzustand, bei dem meisten jedoch nur als Durchgangsstadium anzusehen ist.

Remissionsstadium

Eine Tendenz zur Besserung wird als Remissionsstadium bezeichnet. Kardinalsymptom der beginnenden Remission ist die beginnende Bewußtseinsaufhellung. Da diese nur allmählich auftritt, muß bei bewußtlosen Patienten immer wieder geprüft werden, ob nicht schon Reaktionen auf äußere Reize vorhanden sind. Diese sind:

Auf Schmerzreize Übergang der Massenbewegungen in ungezielte bzw. gezielte Abwehrbewegungen,
erste sichtbare Reaktion auf energisches Ansprechen, z. B. Öffnen der Augen, Handdrücken, Zeigen der Zunge, kurzzeitiges Fixieren, Halten von Gegenständen (diese Antworten erfolgen anfangs nicht konstant und sind häufig erst nach mehrfacher energischer Aufforderung auszulösen).

Die frühzeitige Diagnostik des beginnenden Remissionsstadiums ist für den weiteren Verlauf extrem wichtig. Bei konsequenter Nachbehandlung haben viele Patienten, die diese Stufe erreichen, eine gute Möglichkeit der weitgehenden Ausheilung.

Wird in dieser Phase nicht mit der Therapie begonnen, besteht die Gefahr, daß der Patient in das apallische Syndrom zurückfällt oder auf der gleichen Stufe stehenbleibt. Für den Betreuer ist dieses Stadium äußerst mühselig. Es kommt darauf an, durch häufige und intensive Ansprache Reaktionen hervorzurufen, aufzugreifen und weiterzuführen. Dies ist die einzige Möglichkeit, die Passivität zu durchbrechen und gestörte Funktionskreise neu zu bahnen.

Um Sekundärschäden zu verhindern, kann die Betreuung auch in diesem Stadium nur auf medizinisch speziell ausgerüsteten Überwachungsstationen erfolgen.

Das Auftreten differenzierter mimischer Ausdrücke bedeutet, daß eine Phase zunehmender Kooperation beginnt. Hauptmerkmal ist jedoch noch immer der fehlende beziehungsweise stark reduzierte Antrieb bei maximal eingeschränkter Gedächtnisleistung. Jetzt ist die Möglichkeit zu gezielteren Therapien durch verschiedene Behandler gegeben. Diese wird zunächst ihren Schwerpunkt im Wiedererwerb lebenspraktischer Fähigkeiten haben:
Training von Feinmotorik und Koordination,
Sitzen und Gehen,
Nahrungsaufnahme, Körperpflege, Sauberkeit, Sprache,
Konzentrations- und Gedächtnistraining.

Wegen der nur kurzen Belastbarkeit muß die Intensität durch häufige über den Tag verteilte Unterrichte gewährleistet sein. Auch Wochenenden müssen übungsmäßig genutzt werden.

Rehabilitation
Ziel der eigentlichen Rehabilitationsmaßnahmen ist es, durch differenziertere Behandlung geistige und körperliche Ausfälle zu beheben, um eine Integration in das Sozial-, Schul- oder Berufsleben zu erreichen (Tab. 1). Um diese Forderung zu erfüllen, sind eine Reihe spezialisierter Therapeuten notwendig (Tab. 2). Eine sinnvolle Koordination durch einen akutmedizinisch und neurologisch/psychiatrisch erfahrenen Arzt ist unumgänglich.

1. Soziale Wiedereingliederung, **Selbständigkeit**
2. Berufliche oder schulische Wiedereingliederung
   (Berufsfindung/Berufsförderung)

Tab. 1: Ziel der neurologischen Rehabilitation

Das Hauptproblem der Rehabilitation nach schweren Hirnfunktionsstörungen liegt darin, daß normalerweise geistige und körperliche Ausfälle bestehen, die parallel behandelt werden müssen. Hierdurch unterscheiden sich die Rehabilitationsmaßnahmen in personeller und organisatorischer Hinsicht wesentlich von den isoliert organischen Erkrankungen. Aus diesen Gründen kann die Behandlung fast nur stationär durchgeführt werden, da nur spezialisierte

Leitender Arzt = Neurotraumatologe	
Krankengymnasten	Heilpädagogen
Ergotherapeuten	Sprachtherapeuten
Werkstatt und	Klinikpsychologen
Arbeitstherapie	Lehrkräfte
	(Sonder-, Grund-, Real-, Berufschule)
	Sozialtherapeuten
	neurologisch/psychiatrische Pflegekräfte

Tab. 2: Personelle Ausstattung

Kliniken in der Lage sind, die Betreuung durch die Vielzahl der notwendigen Berufsgruppen sicherzustellen.

Es ist deswegen zu fordern, daß nach schweren Hirnfunktionsstörungen eine Einweisung in ein spezielles neurologisches Rehabilitationszentrum erfolgt. Über den Zeitpunkt der Verlegung entscheiden sowohl die medizinische Notwendigkeit als auch Kapazität und personelle Ausstattung der Einrichtung. Wünschenswert ist, die Verlegung so früh wie möglich durchzuführen, d. h. nach Abschluß der intensivmedizinischen Akutbehandlung. Die Erfahrungen haben gezeigt, daß bei frühzeitigem Beginn und konsequenter Weiterbehandlung die Ergebnisse deutlich günstiger sind. Voraussetzung ist jedoch, daß die entsprechende Einrichtung die notwendige personelle Ausstattung vorhält, wie sie in Tabelle 2 aufgeführt wird. Es ist heute nicht verantwortbar, Patienten mit Zuständen nach akuten Hirnfunktionsstörungen in Einrichtungen zu verlegen, die nicht diesen Anforderungen entsprechen.

Wichtig ist, daß ein allmählicher Übergang in ambulante Behandlung mit schrittweiser Eingliederung in die Schule oder den Beruf angestrebt wird. Der Behandlungszeitraum richtet sich naturgemäß nach der Schwere der Hirnfunktionsstörung, wird jedoch normalerweise mindestens 4 bis 6 Monate, in vielen Fällen auch länger, betragen. Als Indikation zur Einleitung neurologischer Rehabilitationsmaßnahmen sind anzusehen:
1. Patienten mit längerdauernder Bewußtlosigkeit (über fünf Tage) sowie primärer Hirnstammalteration (Tab. 3).
Hierdurch hat die Verlegung möglichst mit Auftreten der ersten Reaktion auf äußere Reize zu

Tab. 3: Frührehabilitation mit beginnender Remission

Bewußtlosigkeit über 5 Tage
Zeichen der Hirnstammschädigung

Voraussetzung:
Infektfrei
Abklingende vegetative Entgleisungen

Keine Kontraindikation:
Trachealkanüle
Magensonde
Blasenkatheter

erfolgen. Ausgeprägte vegetative Dysregulation oder pulmonale Infekte sollten allerdings abgeklungen sein. Trachealkanüle, Magensonde oder Blasenkatheter sind kein Hindernis, eine Frührehabilitation einzuleiten. Statistische Untersuchungen haben gezeigt, daß bei einem solchen Vorgehen die Ergebnisse im Bezug auf soziale oder berufliche Wiedereingliederung am günstigen sind.

Da das Lebensalter eine bedeutende Rolle bei der Erholungsmöglichkeit darstellt, sollten frührehabilitative Maßnahmen in einem neurologischen Rehabilitationszentrum nur bei jüngeren Patienten eingeleitet werden. Abhängig vom Schweregrad der Verletzung stellt das 30. bis 35. Lebensjahr eine Obergrenze dar.

Ältere Patienten sollten zunächst unter Einbeziehung der Angehörigen im Heimatkrankenhaus mobilisiert werden. Mit Erreichen der Kommunikationsfähigkeit ist dann die Frage der Rehabilitationsmaßnahmen zu prüfen.

2. Patienten, die über zwei Monate nach dem Ereignis psychische oder physische Auffälligkeiten aufweisen (Tab. 4).

3. Eine weitere Gruppe sind Patienten, bei denen längere Zeit nach der Schädigung noch Komplikationen, wie Versagenszustände, Depressionen, Krampfanfälle und Verschlechterung von Lähmungen oder Koordinationsstörungen auftreten (Tab. 5).

Zusammenfassend ist zu sagen, daß auch die schwere Hirnfunktionsstörung heute keine aussichtslose Situation darstellt. Es liegt in der Verantwortung des erstbehandelnden Arztes, ob durch Einleitung frührehabilitativer Maßnahmen und durch weiterführende Betreuung die entsprechenden Schritte zum Wohle des Patienten eingeleitet werden.

---

1. Organisches Psychosyndrom
2. Lähmungen und Koordinationsstörungen
3. vegetative und vasomotorische Dysregulation
4. psychoreaktive Störungen (Depression, Agitiertheit)

Voraussetzung:
mobilisiert
kooperationsfähig

Tab. 4: Zwei Monate nach Schädigung

Versagenszustände
Depressionen
Verschlechterung von Lähmungen und Koordinationsstörungen

Tab. 5: Über ein Jahr nach Schädigung

Diskussion

Sonntag, Göttingen:
Gibt es genügend Rehabilitationszentren, die das leisten können, was Sie uns aufgezeigt haben? Wenn es diese Rehabilitationszentren jedoch noch nicht in ausreichender Anzahl gibt,

können dann auf der Intensivbehandlungsstation bereits rehabilitative Maßnahmen durchgeführt werden, also dort, wo die Patienten akut versorgt und bis zu einer Verlegung in ein Rehabilitationszentrum bleiben müssen??

Gobiet, Hessich-Oldendorf:
Die erste Frage – das wissen wir alle – muß man ganz klar mit nein beantworten. Es gibt noch nicht genügend Zentren. Das liegt wahrscheinlich daran, daß die Rehabilitationsmedizin noch ein neues Fach ist. In der Frühzeit hat man sich darauf beschränkt, Patienten, die gut zu Fuß waren, über 6 bis 8 Wochen mit physikotherapeutischen Maßnahmen und mit ein bißchen psychologischer Betreuung nachzubehandeln. Das bringt in den meisten Fällen nichts und es ist schade um die Zeit, auch die des Patienten. Jetzt erst dämmert allmählich die Erkenntnis, daß man mehr tun muß. In Niedersachsen ist es unsere Einrichtung, die vom Sozialministerium und von den Berufsgenossenschaften schwerpunktmäßig mit der Nachsorge schwer hirntraumatisierter Patienten betraut worden ist. Wir bekommen in Kürze erfreulicherweise eine zweite derartige Einrichtung bei Soltau mit 150 Betten, so daß wir dann hoffentlich den rechnerischen Bedarf in Niedersachsen weitgehend abdecken können. In Süddeutschland sieht es trauriger aus. Wir bekommen oft Patienten von dort, die irgendwo in der Psychiatrie gelandet waren, also in ganz desolaten Zuständen. Geeignete Einrichtungen fehlen also in dieser Region.

Natürlich kann man eine Menge tun, um den Patienten in einen vernünftigen Zustand zu bringen. In diesem Zusammenhang möchte ich aus der Sicht des Nachbehandlers drei Bitten an den akut Behandelnden richten:
1. Frühzeitige Tracheotomie, um die bekannten Spätschäden an den Stimmbändern zu verhindern! Und die Kanüle auch längere Zeit belassen! Weniger aus anästhesiologischen, häufig aber aus unfallchirurgischen Kliniken kennen wir es, das die Kanüle einen Tag vor der Verlegung herausgenommen wird und der Patient mit Stridor oder ähnlichem zu uns kommt.
2. Kontrakturen nach Möglichkeit durch entsprechende Antispastika beziehungsweise in Zusammenarbeit mit dem Unfallchirurgen durch redressierende Maßnahmen zu verhindern!
3. Den Patienten auf der Intensivstation, wo er etwas individueller behandelt werden kann als auf einer riesigen Normalstation, ansprechen, prüfen, ob nicht schon Reaktionen kommen, ihn allmählich aktivieren, ihn aufsetzen, die körperliche Belastbarkeit steigern! Das sind die wichtigsten Maßnahmen, die man auch im Akutstadium anwenden kann und wahrscheinlich auch anwenden müßte.

Meuret, Freiburg:
Können Sie mit Zahlen belegen, wie häufig Patienten sind, die nach primär hämodynamisch erfolgreicher Reanimation einer Rehabilitation bedürfen? Und wie häufig sind Patienten, die mit irreversiblen Hirnschäden monatelang weiterleben?

Gobiet, Hessisch-Oldendorf:
Ihre erste Frage läßt sich sehr schwer beantworten. Ich muß zunächst sagen, daß wir in unserem Zentrum relativ wenig reanimierte Patienten sehen. Beim Gros unserer Patienten handelt es sich um Schädel-Hirn-Verletzte. Ich sehe im Jahr nur etwa 10 bis 20 reanimierte Patienten. Bei diesen hängt natürlich immer alles von der Ausgangslage ab. Aufgrund der Unterlagen kann man nicht in jedem Fall nachvollziehen, ob es nun tatsächlich ein Bulbärhirn-Syndrom war, so daß ich leider keine exakt quantitative Aussage machen kann. Die genannte Zahl von 80 Prozent betraf das gesamte Patientengut, Schädel-Hirn-Verletzte und hypoxische Hirn-

schäden. Ich gehe davon aus, daß hypoxische Zustände viel schneller zu einem Bulbärhirn-Syndrom führen und somit die Gesamtprognose schlechter machen als Schädel-Hirn-Verletzungen mit regionalen Störungen.

Kettler, Göttingen:
Herr *Gobiet,* ich möchte Ihnen ganz kurz einen Fall schildern, der uns im Augenblick sehr bedrückt. Wir haben einen 29-jährigen Patienten, der, durch was auch immer, einen hämorrhagischen Schock erlitten hat. Er ist reanimiert worden, er hat vermutlich ein Bulbärhirn-Syndrom, hat ein schwerstverändertes EEG nur mit Restaktivität, atmet spontan, ist tracheotomiert, streckt nicht, hat aber lichtstarre, weite Pupillen; das ist der Zustand. Die Eltern, die sehr engagiert sind, möchten, daß jetzt etwa drei Wochen nach dem traurigen Ereignis die Sinne des Patienten trainiert werden. Die Eltern schlagen vor, die Augen sollen beleuchtet werden, es soll mit Rasseln und mit Flöten auf den Gehörsinn eingewirkt werden, gleichermaßen mit Ansprachen über Kopfhörer, wobei die Eltern auf Tonband sprechen würden; es soll ein Musikprogramm, das dem Patienten lieb war, abgespielt werden; es soll durch äußeres Betasten, was wir in der Intensivmedizin heute ja ohnehin machen, der Tastsinn angeregt werden; es soll mit Gewürzen wie Senf und Knoblauch der Geschmackssinn stimuliert werden, und schließlich soll durch Riechsubstanzen auch der Geruchssinn trainiert werden. Ich möchte Sie ganz offen fragen, ob Sie etwas von solchen Maßnahmen halten.

Gobiet, Hessich-Oldendorf:
Augenblicklich werden solche Maßnahmen propagiert. Wir selbst haben natürlich intensiv versucht – das liegt in der Natur der Klinik –, gerade bei den Fällen, wo uns ja auch die Hände gebunden sind, weiterzukommen. Ich kann sagen, daß wir in keinem einzigen Fall – wohlgemerkt beim echten apallischen Syndrom – durch Anwendung äußerer Maßnahmen, zu denen man alles das rechnen muß, was Sie aufgezählt haben, eine Besserung gesehen haben. Es wäre auch neurophysiologisch nicht ganz erklärbar, wenn wir davon ausgehen, daß noch eine weitgehende Entkopplung des aktiven Bewußtseins vorliegt.
Ich muß allerdings zugeben, daß wir bei den infausten Fällen durchaus auch auf solche Maßnahmen und beispielsweise homöopathische Mittel zurückgreifen, wenn die Eltern das wollen. Sie sollen nicht das Gefühl haben, daß vielleicht eine Besserung erreicht worden wäre, wenn man dieses oder jenes unternommen hätte. Auch später in der Remissionsphase kommen wir mit Video, mit Tonbandkassetten und mit allem sonst Propagierten nicht weiter. Wegen des stark gestörten Antriebs hat der Therapeut am Patienten eine harte Arbeit zu leisten, bis hin zur Rehabilitation. Mit mechanischen Hilfen kommt man auch dann nicht weiter, wenn der Patient schon gut ansprechbar ist.

Braun, Göttingen:
Mir hat sehr gefallen, daß für Ihre Einschätzung der Patienten die klinische Beurteilung gegenüber den technischen Methoden im Vordergrund steht. Meine Frage zielt jedoch auf etwas anderes ab. Sie sind einer der Väter der hochdosierten Kortikoidtherapie, und wir dürfen Sie nicht entlassen, ohne Ihren heutigen Standpunkt zu hören. Die ursprüngliche Indikation war ja das Hirnödem.

Gobiet, Hessisch-Oldendorf:
Wir dürfen nicht davon ausgehen, daß es sich beim hypoxischen Ödem um ein rein zytotoxisches Ödem handelt. Darüber gab es in der vorangegangenen Diskussion einige Mißverständ-

nisse. In der Wiederbelebungsphase kann man das hypoxische Ödem dem vasogenen Ödem durchaus gleichsetzen, sodaß zumindest ein gemischtes Ödem vorherrscht. Man darf auch die Behandlung nicht so isoliert sehen und sagen: Das ist ein zytotoxisches Ödem und da wirkt nur dieses und jenes. Hier stimmen die klinischen Befunde nicht mit den tierexperimentellen Befunden überein.

Meiner Meinung nach sollte man bei Patienten, deren Prognose trotz aller positiven Seiten, die Ihnen hier darzustellen ich mir erlaubt habe, so wahnsinnig schlecht ist, auch den kleinsten Strohhalm nutzen. Ich finde es nicht verantwortlich, ein Medikament so lange nicht einzusetzen, bis nicht hundertprozentig nachgewiesen ist, daß es wirkt. Im Experiment sieht immer alles klar und eindeutig aus. In der Klinik, das wissen wir alle, erleben wir stets Überraschungen, die wir nicht einplanen konnten.

Schulz, Berlin:
Die Remissionsphasen beim apallischen Syndrom sind sehr langwierig. Oft kann man nach sehr langer Zeit therapeutischen Bemühens noch ganz wesentliche Fortschritte sehen. Nach welchem Zeitraum ist Ihrer Meinung nach definitiv von einem Defektstadium in dem Sinne zu sprechen, daß mit einer weiteren Besserung nicht mehr gerechnet werden kann?

Gobiet, Hessisch-Oldendorf:
Wenn es sich um jüngere, höchstens bis vierzigjährige Patienten handelt, rechnen wir beim apallischen Syndrom mit einem halben Jahr. So lange lassen wir auch den Patienten in unserer Klinik, wenn es irgend zu machen ist. Bei bleibenden Defektzuständen, wenn also ein Patient irgendwann in der Remission stehenbleibt, würden wir die Therapie über ein volles Jahr ausdehnen und erst dann entscheiden. Ich muß aber gestehen, daß wir auch Patienten mit partiellen neurologischen Ausfällen sehen, mit kompletten Lähmungen, bei denen nach zwei Jahren durchaus noch Remissionstendenzen zu bemerken sind. Man wird also revidieren müssen, was in neurologischen Lehrbüchern steht, daß nämlich nach zwei Jahren überhaupt nichts mehr gehen soll. Prinzipiell ist meine Erfahrung aber die, daß es sehr schlecht für den Patienten aussieht, wenn nach einem Jahr keine grundlegende Änderung eingetreten ist.

Engels, Bremen:
Welche Voruntersuchungen setzen Sie voraus, wenn man Patienten mit apallischem Syndrom bei Ihnen vorstellt, von denen man den Eindruck hat daß sich eine Remissionsphase abzuzeichnen beginnt?

Gobiet, Hessich-Oldendorf:
Wir setzen voraus, daß der Patient auf äußere Reize reagiert, z. B. mit Greifbewegungen. Die zweite Voraussetzung ist ein Computertomogramm. Es hat sich gezeigt, daß subdurale Ergüsse viel häufiger sind, als wir vor der CT-Ära angenommen haben. Die neurochirurgische Lehrmeinung war, daß ein subduraler Erguß normalerweise nicht operiert zu werden brauche, weil der Erguß von selbst resorbiert werde. Wir haben jetzt zusammen mit der Hannoveraner Neurochirurgie eine Reihe subduraler Ergüsse drainiert und ganz erstaunliche Besserungen gesehen. Tief bewußtlose Patienten sind nach der Drainage eines subduralen Ergusses von 2 cm wachgeworden und haben gesprochen. Deshalb müssen wir bitten, zumindest vor der Verlegung eine computertomographische Untersuchung durchzuführen. Falls ein subduraler Erguß vorliegt, ist es zweckmäßiger den Erguß in der Akutklinik zu drainieren, als den Patienten zu verlegen und ihn wieder zurückverlegen zu müssen. Auch ein EEG ist uns willkommen,

wenn ein solches angefertigt werden kann. Aber wer uns kennt, weiß, daß wir meist schon am Telefon die Entscheidung treffen; bei einem jungen Patienten z. B. mit einem vier Wochen zurückliegenden Schädel-Hirn-Trauma, der die Hand zu drücken beginnt, machen wir keine großen Formalitäten sondern versuchen, ihn so schnell wie möglich bei uns unterzubringen.

Kettler, Göttingen:
Übersehen Sie retrospektiv aus der Krankengeschichte des Patienten, ob es, was die Schwere der neurologischen Ausfälle angeht, Unterschiede bezüglich des Leidens gibt, das den Herzstillstand hervorgerufen hat? Handelt es sich eher um kardiologische Fälle oder eher Unfälle?

Gobiet, Hessisch-Oldendorf:
Eine hundertprozentige Aussage kann ich nicht treffen, weil die Zahl der kardiologisch bedingten Hypoxämien etwas zu klein ist. Die Verläufe nach Schädel-Hirn-Verletzungen, auch diejenigen mit Hypoxie, scheinen günstiger zu sein als die nach kardialer Reanimation.

Unseld, Donaueschingen:
Das Ziel unserer Behandlung ist eine vollständige Remission. Wir wollen keine schweren Defektheilungen. Auch die Angehörigen wollen das nicht. Können Sie uns einen Anhalt geben, bei welchen Zuständen wir die Weichen frühzeitig auf Minimaltherapie stellen können und keine Rehabilitation mehr anstreben sollen oder müssen?

Gobiet, Hessisch-Oldendorf:
In diesem Punkt bin ich sehr vorsichtig geworden. Anfangs dachte ich auch, daß man den Patienten besser gleich in einem Pflegeheim anmelden sollte, wenn es bei der Aufnahme sehr schlecht ausgesehen hat. Meine Erfahrungen haben aber gezeigt, daß die Realität in vielen Fällen genau umgekehrt ist. Patienten, die in einem sehr schlechten Zustand und auch in einer klinisch ungünstigen Ausgangslage zu uns kommen, zeigen teilweise erstaunlich gute Remissionen. Andererseits haben wir eine Reihe von Patienten erlebt, die in relativ gutem Zustand gekommen sind und, soweit man das aus der Anamnese verfolgen konnte, auch nur minimale Zeichen der Hirnstammfunktion aufgewiesen haben und sich dennoch nicht erholten.

Hier scheinen also Faktoren eine Rolle zu spielen, die wir im Augenblick klinisch und labormäßig noch nicht erfassen können. Ich würde bei jüngeren Patienten die Behandlung auf jeden Fall versuchen, wenn in der angegebenen Frist ein Zeichen der Remission da ist. Den Angehörigen sagen wir ja ohnehin bei jedem Patienten, daß in der Frühphase keine Aussage darüber möglich ist, wann und wo ein Plateau eintritt. Wenn man ein Computertomogramm hat und man ausgedehnte Kontusionsherde sieht, wenn man z. B. sieht, daß auf der gesamten linken Hirnhälfte oder linkstemporal alles kontusionell verändert ist, und der Patient vorher Rechtshänder war, so daß man eine schwere Aphasie und frontal womöglich noch schwere Verhaltensstörungen erwarten muß, dann wird man in der Prognose den Angehörigen gegenüber noch zurückhaltender sein. Aber wir erleben es immer wieder, und gerade das hat uns auch so ermutigt, daß es durchaus divergente Verläufe gibt. Bis auf das besprochene Bulbärhirn-Syndrom, bei dem man normalerweise nicht erwarten kann, daß es zu einer Remission kommt – ich betone: normalerweise; es gibt auch hier Ausnahmen! –, würde ich, wenn die Patienten in eine Remission kommen, den Versuch einer Behandlung machen.

Nagel, Bad Neuenahr:
Wie sieht es mit dem Einsatz von pharmakologischen Substanzen z. B. Normabrain® in der Rehabilitationsphase aus?

Gobiet, Hessisch-Oldendorf:
Die meisten Patienten haben hypererge Reaktionen. Die Konsequenz sind Betablocker. Damit kann man Wunder erreichen. Fast alle unsere schweren Patienten, soweit sie es pulmonal und auch sonst vertragen, erhalten Betablocker. Das Zweite wäre: Im Zweifelsfall digitalisieren! Dies entspricht nicht der internistischen Lehrmeinung, aber bei den schwerkranken Patienten läßt sich nicht immer sagen, ob nicht vielleicht doch eine subklinische Herzinsuffizienz vorliegt. Wir digitalisieren, soweit seitens des EKG und der Laborparameter keine Kontraindikationen vorliegen, recht großzügig. Das Dritte wären niederpotente Neuroleptika bei Unruhezuständen. Damit kann man in vielen Fällen das leidige, für uns, die Patienten und die Angehörigen so schlimme Anschnallen vermeiden. Die Patienten durchlaufen in dem Durchgangsstadium schwerste psychotische Zustände sowie Angstzustände mit Halluzinationen. In diesen Zuständen kann man mit niederpotenten Neuroleptika, mit – wenn ich Präparate nennen darf – Melleril® oder Truxal® Wunder erreichen.
Fast jeder Patient durchläuft während seines Durchgangsstadium einmal depressive Zustände. In diesen Fällen sollten nicht allgemeine Tranquillizer verabreicht werden sondern Thymoleptika, also Ludiomil® oder andere trizyklische Antidepressiva. Mit diesen kommt man auch bei schwer verwirrten Patienten zurecht.
Mit den berühmten Hirnaufbaumitteln gibt es weder in unserer noch in anderen Kliniken positive Erfahrungen. Wir haben unter diesen Mitteln früher in der Akutklinik $AVDO_2$-Differenzen und alle möglichen Parameter gemessen und haben weder klinisch noch sonst etwas gesehen. Das einzige, das anscheinend eintritt, ist, daß z. B. durch Piracetam eine Unruhe, eine Aktivierung des Patienten zustandekommt. Unter der Hoffnung, daß es den Antrieb etwas bessert, geben wir es daher den maximal antriebsgestörten Patienten. Auf den Hirnstoffwechsel, die Hirnfunktion haben wir nach größeren Meßreihen und über Jahre hin gesehen keine signifikanten Wirkungen beobachten können. Ähnliches gilt für das Ergotamin, das wir bei diesen hyperergen Zuständen eigentlich fast mehr zur Blutdrucksenkung oder Gefäßdilatation und weniger aus zerebralen Gesichtspunkten einsetzen.

Literatur

1. Frohwein: MSCHR Unfallheilkunde 71 (1968) 233–249
2. Gobiet: Grundlagen der neurologischen Intensivmedizin, Springer, Heidelberg 1980
3. Gerstenbrand: Das traumatische apallische Syndrom, Springer 1967
4. Jochheim: Rehabilitation I–III, Thieme, Stuttgart 1979
5. Müller: Das traumatische Mittelhirnsyndrom, Springer, Heidelberg 1982

Kardiologisch bedingte Herzstillstände: Ursachen, Symptomatologie, klinischer Verlauf

Von H.-P. Schuster

Grundleiden

Unter den kardialen Ursachen, die zu einem akuten Kreislaufstillstand führen, steht die koronare Herzkrankheit in ihren verschiedenen Manifestationen an erster Stelle (Tab. 1). Ein akuter Kreislaufstillstand ist eine typische Komplikation des akuten Myokardinfarktes. In einer kürzlich erschienen Studie über 500 Patienten mit akutem Myokardinfarkt, die innerhalb der ersten Stunde nach Symptombeginn untersucht wurden, entwickelten 20 Prozent der Patienten Herzkammerflimmern (4). Falls der Kreislaufstillstand nicht die Erstsymptomatik des akuten Infarktes darstellt, was durchaus möglich ist, geht dem Kreislaufstillstand die typische Infarktsymptomatik voraus. Diese besteht in einem akuten, in der Regel heftigen, anhaltenden retrosternalen Schmerz mit Druck- und Engegefühl, Ausstrahlung in den linken Arm, in die Halsregion oder in den Oberbauch, verbunden mit Todesangst und begleitet von vegetativen Symptomen wie Schweißausbruch, Übelkeit und Erbrechen bei ausgesprochenem Schwäche- und Krankheitsgefühl.

Tritt ein akuter Kreislaufstillstand bei Patienten mit koronarer Herzkrankheit ohne erkennbaren frischen Infarkt auf, so liegt das Bild des plötzlichen Herztodes vor. Patienten mit plötzlichem Herztod haben etwa zur Hälfte Zeichen eines akuten Myokardinfarktes, bei der anderen Hälfte ist dies nicht der Fall. Bei diesen Patienten können allenfalls Angaben von Angehörigen über einen früher durchgemachten Infarkt oder eine vorangehende Angina pectoris richtungsgebend sein. Bei einem nicht unerheblichen Teil der Patienten mit koronarer Herzkrankheit ist jedoch der plötzliche Herztod das erste Symptom, die erste Manifestation der koronaren Herzkrankheit. Bei diesen Patienten bestand vorher eine asymptomatische Koronarstenose. *Goldstein* und Mitarbeiter (8) haben dies anhand von 142 Patienten mit koronarer Herzkrankheit und plötzlichem Kreislaufstilstand, die erfolgreich wiederbelebt wurden, untersucht (Tab. 2). Bei etwa jedem fünften Patienten war der akute Kreislaufstillstand in der Tat das erste Ereignis, das auf die kardiale Erkrankung hinwies.

Maligne Herzrhythmusstörungen mit Kreislaufstillstand sind für die hohe Frühletalität des Infarktes wesentlich verantwortlich. Die Erfolge mobiler und stationärer Infarktüberwachungsstationen begründen sich zu einem erheblichen Teil auf der rechtzeitigen Erkennung und Beseitigung dieser Arrhytmien, im Zusammenhang mit dem Thema des Kreislaufstillstandes also vor allem des Kammerflimmerns, Kammerflatterns und der Asystolie. Nach dem klassischen Konzept der Warnarrhytmien, das im wesentlichen auf *Lown* und Mitarbeiter (14, 15) zurückgeht, sind diese malignen Rhythmusstörungen nicht nur erfolgreich behandelbar, sondern sogar vermeidbar, wenn man ihre Vorläufer erkennt und beseitigt. Als klassische Warn-

Koronare Herzkrankheit
Akuter Myokardinfarkt
Zustand nach Infarkt ohne frischen Infarkt
Angina pectoris ohne frischen Infarkt
Asymptomatische Koronarstenose

Chronische Erkrankungen des Erregungsbildungs- und Reizleitungssystems
AV-Block
Distaler Leitungsblock (Schenkelblock, faszikulärer Block)
Sinusknotensyndrom (Sinusarrest, sinuatrialer Block)
Hypersensibler Carotissinus

Lungenarterienembolie
Fulminante Lungenembolie
Rezidivierende Lungenembolie mit pulmonaler Hypertonie

Kardiomyopathie
Myokarditis
Herzklappenfehler

Toxische Einflüsse
Kardiotoxische Substanzen
Überdosierung von Pharmaka (Herzglykoside, Antiarrhythmika, Psychopharmaka)
Kaliummangel

Tab. 1: Kardiale Ursachen des Kreislaufstillstandes

arrhythmien für drohendes Kammerflimmern gelten ventrikuläre Extrasystolen in Form frühzeitiger VES (R auf T), salvenförmiges VES (Couplets, Triplets), multiformer VES und häufiger VES (mehr als 5/min). Als Warnarrhythmien für eine drohende Asystolie gelten zunehmende AV-Blockierungen, neu aufgetretene Schenkelblockbilder und bifaszikuläre Blockbilder, insbesondere bei Vorderwandinfarkt (10, 20). Es kann heute als sicher gelten, daß ein R auf T-Phänomen das häufigste initial auslösende Ereignis bei Kammerflimmern darstellt (1, 2, 19). Das Konzept der vorangehenden Warnarrhythmien ist jedoch in letzter Zeit angezweifelt worden. Diese Zweifel gründen sich auf folgende Befunde (1, 2, 6, 17, 19):
1. Kammerflimmern kann auch ohne vorherige ventrikuläre Extrasystolen auftreten,
2. die Zeit zwischen Beginn der Warnarrhythmien bis zum Kammerflimmern kann sehr kurz sein, in vielen Fällen gehen nur wenige ventrikuläre Extrasystolen voraus,

Ursache des Kreislaufstillstandes	Zahl der Patienten	Plötzlicher Herztod als 1. kardiales Ereignis	
Akuter Myokardinfarkt	62	22	35
Ischämie ohne Infarkt	49	8	16
Arrhythmie	31	2	6
	142	32	22

Tab. 2: Akuter Kreislaufstillstand als Erstmanifestation einer koronaren Herzkrankheit bei 142 Patienten (nach Goldstein et al. 1981)

3. exakte Arrhythmieanalysen haben gezeigt, daß die sogenannten Warnarrhythmien bei Patienten mit und ohne Kammerflimmern gleich häufig vorkommen. Dies gilt auch für den Patienten mit nachgewiesenem R auf T-Phänomen. Ein Unterschied fand sich nur insofern, als R auf T-Extrasystolen vor Auftreten von Kammerflimmern an Häufigkeit zunahmen (2). Von anderen Autoren wurde kurz vor Auftreten des Kammerflimmerns eine Beschleunigung der Herzfrequenz beobachtet (1). Es ist denkbar, daß der von manchen Untersuchern nachgewiesene günstige Effekt einer Lidocainprophylaxe nicht durch Suppression der „Warnarrhythmien", sondern durch Unterdrückung des Kammerflimmerns selbst begründet ist.

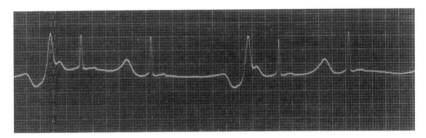

Abb. 1: R auf T
Abb. 2: R auf T Blockade

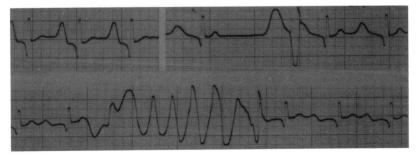

Darüberhinaus gibt es den bemerkenswerten neuen Befund, daß zumindest innerhalb der ersten 12 Stunden des akuten Myokardinfarktes Kammmerflimmern und Kammertachykardie offenbar ganz unterschiedliche Phänomene darstellen (2). Kammerflimmern tritt vor allem innerhalb der ersten 3 bis 4 Stunden auf und wird in der Regel durch ein R auf T-Phänomen eingeleitet, Kammertachykardien dagegen dominieren in der 4. bis 12. Stunde und resultieren seltener aus frühzeitigen Extrasystolen.

Bei Patienten mit drohender Asystolie hat die prophylaktische Schrittmachertherapie die hohe Letalität dieser Gruppe nicht senken können. Diese Patienten versterben offenbar am Pumpversagen, und die Asystolie ist Ausdruck des ausgedehnten Infarktes und durch die Stimulation nicht zu beseitigen (9, 17).

Bei chronischen Erkrankungen des Reizleitungssystems tritt ein akuter Kreislaufstillstand dann auf, wenn bei einer Blockierung der normalen Reizleitung, sei es proximal im Bereich des AV-Knotens oder His-Bündels, sei es weiter distal im Bereich der Schenkel oder der Faszikel, entweder ein tiefer gelegenes Erregungsbildungszentrum nicht oder nicht rechtzeitig etabliert wird, oder wenn ein sekundäres oder tertiäres Reizbildungszentrum aus irgendeinem Grunde plötzlich seine Funktion verliert. Entsprechendes gilt für das Syndrom des kranken Sinusknotens, oder besser des kranken Vorhofes. Ein Kreislaufstillstand kann auftreten, wenn bei einem Sinusknotenstillstand oder einem totalen sinuatrialen Block kein Ersatzzentrum die Erregungsbildung übernimmt. Beim hypersensiblen Carotissinus hängt die Symptomatik von der Dauer der asystolischen Phase ab. Die vorangehende Symptomatik bei allen diesen Erkrankungen sind Synkopen oder synkopenähnliche Zustände wie plötzlich auftretender Schwindel, Schwächegefühl oder Kollaps. Diese Synkopen und synkopalen Zustände erhalten ihre Bedeutung dadurch, daß jeweils das nächste Ereignis nicht als Synkope, sondern als Kreislaufstillstand enden kann.

Die Lungenarterienembolie führt in der Regel zum akuten Kreislaufstillstand unter dem Bild der fulminanten Lungenarterienembolie mit hochgradiger oder gar kompletter Verlegung der Lungenstrombahn. Hinweise sind tiefe Bein-Beckenvenenthrombosen oder typische prädisponierende Situationen wie Bettlägerigkeit wegen Herzinsuffizienz nach großen Operationen, Traumen oder Immobilisation nach Frakturen der unteren Extremität. Eine ganz andere Situation stellen rezidivierende Lungenarterienembolien mit pulmonalem Hochdruck dar. Hier können auch kleinere embolische Ereignisse akut zum Kreislaufstillstand führen. Ein akuter Kreislaufstillstand kann auch bei Patienten mit Kardiomyopathie und Herzklappenfehlern auftreten. Die Myokarditis ist äußerst selten. In dieser Patientengruppe können Zeichen der vorbestehenden Herzinsuffizienz bei fehlenden Hinweisen für eine koronare Herzerkrankung diagnostisch hinweisend sein, da bei diesen Erkrankungen der Kreislaufstillstand in der Regel im fortgeschrittenen Stadium eintritt, das durch Schädigungen des Ventrikel- oder Vorhofmyokards gekennzeichnet ist.

Toxische Ursachen eines akuten Kreislaufstillstandes können Intoxikationen mit kardiotoxischen chemischen Substanzen oder Medikamenten sein, wobei die trizyklischen Antidepressiva eine besondere Rolle spielen. Bei Herzkranken kommen außerdem Überdosierungen von Herzglykosiden und Antiarrhythmika (18a) in Frage, insbesondere bei gleichzeitig bestehendem Kaliummangel. Suizidale Intoxikationen durch Einnahme hoher Dosen von Herzglykosiden und Antiarrhythmika können auch bei Herzgesunden zum Kreislaufstillstand führen.

Verteilung der Grundleiden

Die Häufigkeitsverteilung der hauptsächlichen kardialen Grunderkrankungen bei Patienten mit akutem Kreislaufstillstand ist sowohl für die Prähospitalphase als auch für die klinische Phase untersucht worden. *Myerburg* und Mitarbeiter (17) fanden bei reanimierten Patienten mit Kreislaufstillstand außerhalb des Krankenhauses die in Tabelle 3 wiedergegebenen Zahlen, wobei erwartungsgemäß die koronare Herzkrankheit mit drei Vierteln aller Fälle führte, jedoch nur ein Drittel der Patienten definitiv einen akuten Myokardinfarkt aufwies.

Erkrankungen	Patienten	
	n	%
Koronare Herzkrankheit gesamt	86	78
Akuter Myokardinfarkt	31	28
Kein frischer Infarkt	55	50
Erkrankungen des Reizleitungssystems	7	7
Kardiomyopathie	12	10
Herzklappenfehler	4	5

Tab. 3: Verteilung kardialer Grundleiden bei 109 Patienten mit Kreislaufstillstand außerhalb der Klinik (nach Myerburg et al. 1980)

Formen des Kreislaufstillstandes

Herzkammerflimmern oder Kammerflattern ist bei Patienten mit kardialen Erkrankungen, insbesondere bei akutem Myokardinfarkt, ein Ausdruck der extremen elektrischen Instabilität, wobei die elektrische Instabilität nur eine mehr oder weniger kurze Phase im Krankheitsablauf einnimmt. Dies ist einer der Gründe dafür, warum Patienten mit Kammerflimmern eine wesentlich bessere Prognose haben, als solche mit Asystolie und Bradykardie. Asystolie und extreme Bradykardien sind dagegen häufig Folge extremer Schädigungen des Reizleitungssystems und ausgedehnter Infarktzonen. Dies erklärt wohl die mangelhafte Bereitschaft des Herzens zur Etablierung ersatzweiser Erregungszentren, die erfahrungsgemäß schwere hämodynamische Störung der Ventrikelfunktion und die entsprechend schlechte Prognose. Dieser Unterschied erkärt auch die wesentlich günstigere Langzeitprognose von Patienten mit Herzkammerflimmern, wenn es primär überlebt wurde. Nachuntersuchungen haben gezeigt, daß Patienten mit akutem Myokardinfarkt, die ein Kammerflimmern überlebt haben, die gleiche Langzeitprognose aufweisen, wie vergleichbare Infarktpatienten ohne Kammerflimmern (13,16), somit Kammerflimmern, wenn es überlebt wird, die Langzeitprognose nicht beeinträchtigt. Die prognostische Bedeutung der Kammertachykardie bei akutem Myokardinfarkt ist noch nicht ganz klar. Es gibt Befunde dafür, daß Kammertachykardien, ebenso wie Kammerflimmern, Ausdruck extremer elektrischer Instabilität ohne Einfluß auf die Spätprognose sind (23), es gibt jedoch auch Hinweise dafür, daß Kammertachykardien ein Ausdruck ausgedehnter Infarkte mit hoher Letalität sind (12).

Kammerflimmern, Kammerflattern, Kammertachykardie und Asystolie sind nur die häufigsten elektrokardiographischen Befunde bei Kreislaufstillstand, jedoch keineswegs die einzigen. Kreislaufstillstand wurde bei vielen anderen Herzrhythmen beobachtet, wobei dann die

Situation vorliegt, daß, trotz erhaltener, mehr oder weniger regelmäßiger elektrischer Erregungen des Myokards, keine oder nur absolut insuffizente Schlagvolumina gefördert werden. Diese Situation bezeichnet man am besten als absolutes oder totales Pumpversagen. Verschiedene Ursachen können diesem totalen Pumpversagen bei erhaltener Erregungsbildung und Leitung zugrunde liegen. Die häufigste dürfte die sogenannte Hyposystolie sein. Elektrokardiographisch erkennt man dabei mehr oder weniger regelmäßige, in der Regel stark verbreiterte und deformierte Kammerkomplexe ohne meßbare Pumpfunktion. Dieser Situation liegt in der Regel eine schwerste Schädigung des Myokards zugrunde. Eine weitere, klinisch schwer beweisbare Form ist die aus der Physiologie bekannte komplette elektromechanische Entkopplung, also ein völliges Fehlen einer mechanischen Muskelfaseraktivität bei erhaltener Erregung. Daneben steht eine dritte mechanisch bedingte Möglichkeit des absoluten Pumpversagens, die bei Herzwandruptur oder embolischem Totalverschluß der Lungenstrombahn gefunden wird. Bei diesen Patienten kann das Bild des Kreislaufstillstandes initial sogar mit noch erhaltenem Sinusrhythmus kombiniert sein.

Verteilung der Rhythmusstörungen

Bezüglich der Häufigkeitsverteilung der hauptsächlichen Rhythmusstörungen sprechen Untersuchungen auf kardiologischen Intensivstationen dafür, daß Herzkammerflimmern deutlich überwiegt und eine wesentlich bessere Prognose aufweist (3, 17, 22). Bei Angaben dieser Art ist stets zu berücksichtigen, daß die zuerst registrierte Arrhythmie nicht mit der den Kreislaufstillstand auslösenden identisch zu sein braucht. Kammerflimmern, Kammertachykardie und Asystolie können im Ablauf des Kreislaufstillstandes ineinander übergehen. In einer Untersuchung bei 21 Patienten, die wegen eines Kreislaufstillstandes außerklinisch reanimiert wurden, wurde der Herzrhythmus von Beginn der Reanimationsmaßnahmen an bis zum Eintreffen in der Klinik mit einem Langzeit-EKG-Gerät aufgezeichnet (5). Dabei wurde ein erheblicher Wandel des Herzrhythmus im Zeitverlauf beobachtet (Tab. 4). Es überwog der Wandel von einer gut therapierbaren, tachykarden Rhythmusstörung zu einer Asystolie mit ungünstiger Prognose.

Vor diesem Hintergrund sind Untersuchungen aus der Prähospitalphase wichtig, da hier die initial registrierte Arrhythmie sehr frühzeitig im Ablauf erfaßt wird und in den meisten Fällen mit der initial auslösenden Arrhythmie identisch sein dürfte. In einer entsprechenden Stu-

Tab. 4: Verteilung der Rhythmusstörungen bei 21 Fällen von Kreislaufstillstand in Abhängigkeit vom Zeitpunkt der Registrierung (nach Enns 1983)

Arrhythmie	Reanimations-beginn		Klinik-aufnahme	
	n	%	n	4
Tachydysrhythmien (Kammerflimmern, ventrikuläre Tachykardie, supraventrikuläre Tachykardie)	10	48	5	24
Hochgradige AV-Blockierung, Bradykardie	9	42	1	5
Asystolie	9	10	15	71

die von *Myerburg* und Mitarbeitern (17) bei 352 Fällen fand sich Kammerflimmern als initiale Rhythmusstörung in zwei Dritteln, Asystolie oder Bradyarrhythmie dagegen nur in einem Drittel der Fälle (Tab. 5). Patienten mit Kammerflimmern und Kammertachykardie hatten die wesentlich günstigere Prognose. Die schlechte Prognose von Patienten mit Asystolie, vor allem bei Reanimation außerhalb der Klinik, ist auch durch andere Untersuchungen belegt (7, 11).

Arrhythmie	Inzidenz		Langzeitüberlebende	
	n	%	n	%
Kammerflimmern	220/352	62	51/220	23
Kammertachykardie	24/352	7	16/24	67
Asystolie, Bradyarrhythmie	108/352	31	0/108	0

Tab. 5: *Verteilung der Rhythmusstörungen bei 352 Fällen mit Kreislaufstillstand in der Prähospitalphase (nach Myerburg et a. 1980)*

Verlauf

Unter den heutigen Bedingungen der kardiopulmonalen Reanimation innerhalb und außerhalb der Klinik ist davon auszugehen, daß 30 bis 50 Prozent aller Wiederbelebungsversuche primär erfolgreich verlaufen, das heißt, daß eine spontane Atem- und Kreislauftätigkeit mit ausreichender Hirnfunktion wieder hergestellt werden kann (22). Von den primär erfolgreich reanimierten Patienten verstirbt jedoch ein erheblicher Anteil während des klinischen Aufenthaltes, wobei die Todesursache bei etwa 60 Prozent in schweren Schädigungen des zentralen Nervensystems, bei etwa 40 Prozent in kardialen Problemen, vor allem in einem irreversiblen Pumpversagen zu sehen ist (17, 18). Nach großen Serien unselektionierter Fälle betrug die Rate der Langzeitüberlebenden bis vor wenigen Jahren nur etwa 15 Prozent (22). In neueren Untersuchungen konnte die Quote Langzeitüberlebender auf etwa 20 Prozent gesteigert werden (8, 17). Unter besonders günstigen Bedingungen, beispielsweise bei kardiopulmonalen Reanimationen einer kardiologischen Intensivstation, wurden Langzeitüberlebensraten von über 30 Prozent berichtet (3).

Zusammenfassung

Häufigste kardiale Ursache eines Kreislaufstillstandes ist die koronare Herzkrankheit in ihren verschiedenen Manifestationen als akuter Myokardinfarkt, instabile Angina pectoris und Herzrhythmusstörung. Entsprechend verhält sich die dem Kreislaufstillstand vorausgehende Symptomatik. Bei Patienten mit akutem Kreislaufstillstand infolge koronarer Herzerkrankung beträgt der Anteil nachgewiesener akuter Infarkte 30 bis 40 Prozent. Bei etwa einem Fünftel dieser Patienten ist der Kreislaufstillstand die erste Manifestation der koronaren Herzkrankheit.

Weitere häufige Ursachen sind Erkrankungen des Reizleitungssystems, die charakteristischen Symptome in der Anamnese setzen sind Synkopen oder synkopenähnliche Zustände. Eine dritte Hauptgruppe sind Patienten mit Lungenarterienembolie.

Im EKG findet man in der Frühphase bei der Hälfte bis zu zwei Dritteln der Fälle Kammerflimmern, bei etwa einem Drittel Bradykardie oder Asystolie. Kammerflimmern wird in der Regel durch eine R auf T-Extrasystole ausgelöst. Das Konzept der Warnarrhythmien, deren Erkennung und Beseitigung Kammerflimmern verhindern soll, ist umstritten. Als klinische Konsequenz ist ableitbar, daß die Unterdrückung oder das Fehlen von Extrasystolen nicht vor dem Auftreten von Kammerflimmern schützt. Kammerflimmern hat die wesentlich bessere Prognose. Dies ist dadurch bedingt, daß Kammerflimmern, ebenso wie ein Teil der Fälle von Kammertachykardien, durch eine extreme, aber passagere elektrische Instabilität ausgelöst wird und mit der Infarktgröße nicht eng korreliert ist. Bradykardie und Asystolie sind dagegen Ausdruck schwerer Schädigungen des Myokards oder Ausdruck ausgedehnter Infarkte; die Prognose ist nach wie vor miserabel. Die Tatsache, daß das prognostisch günstigere Kammerflimmern vor allem in der Frühphase des Infarktes auftritt, unterstützt alle Bemühungen um eine möglichst frühzeitige Überwachung und Behandlung von Infarktpatienten.

Diskussion

Kettler, Göttingen:
Vielen Dank, Herr *Schuster*, Ich möchte gleich die Diskussion beginnen. Gibt es prophylaktische Medikationen? Ich habe einmal eine Studie aus den USA gelesen, in der man Patienten, von denen man aus der Vorgeschichte der Patienten annahm, daß sie ein Kammerflimmern oder ein Bradyarrhythmie erleiden konnten, zur Selbstmedikation Lidocain und Atropin mitgab.

Schuster, Hildesheim:
Vor allem, fußend auf dem Konzept der Warnarrhythmien, schien klar, daß bei Verdacht auf Infarkt mit akutem Thoraxschmerz so früh wie möglich Atropin zur Vermeidung der bradykarden Probleme und Lidocain zur Vermeidung von Kammerflimmern gegeben werden sollten. Dabei kristallisierte sich als erstes Problem heraus, daß man nach Atropin unangenehme Tachykardien bekommen konnte, die schwer zu beherrschen waren. Daher wurde Atropin aus dieser prophylaktischen Medikation wieder herausgenommen. Dann fand man, daß bei der Selbstinjektion der Fertigampullen doch erhebliche Probleme auftraten. Es hat Blutungen aus der Femoralarterie gegeben und auch Verletzungen. Daher ist man von der Selbstmedikation durch den Patienten doch weitgehend wieder abgekommen; in Deutschland hat dieses Konzept nie eine besondere Rolle gespielt.
Man konzentriert sich heute auf die prophylaktische Gabe von Lidocain bei Patienten mit Verdacht auf akuten Myokardinfarkt durch den erstbehandelnden Arzt, unabhängig davon ob Arrhythmien vorliegen oder nicht. Diese Frage ist, soweit ich sehe, nicht entschieden: Es gibt Befürworter und Gegner. Dafür sprechen Befunde, denenzufolge es durch die konsequente prophylaktische Gabe von Lidocain in der Tat gelungen ist, bei Verdacht auf akuten Myokardinfarkt die Inzidenz von Kammerflimmern zu senken. Es gab aber auch Arbeitsgruppen, die dieses nicht bestätigen konnten und Probleme gesehen haben. Lidocain selbst ist in Bezug auf den Herzrhythmus und die Erregungsleitung natürlich auch nicht indifferent. Es gibt Befunde nach denen gerade in der frühen Phase Kammerflimmern nicht selten bei einem bradykarden Grundrhythmus auftritt und Lidocain dann nicht wirkt. Die Angelegenheit ist

also nicht entschieden. Ich kann Ihnen daher nur sagen, wie wir persönlich vorgehen. Wir therapieren nach dem EKG-Befund, d. h. wir halten nach wie vor an dem Konzept der Warnarrhythmien fest. Bei Auftreten der hier beschriebenen Extrasystolen wird Lidocain gegeben. Es gibt bei der ganzen Sache auch ein Dosierungsproblem. Die am meisten angewandte Methode, nämlich Lidocain in einem Bolus von 100 mg zu geben und dann die Infusion anzuschließen, führt, wie wir aus Blutspiegelmessungen heute wissen, zu einer gewissen Lücke nach Abklingen der Bolusinjektion, also etwa nach 20 bis 60 Minuten. Diejenigen, die sagen, daß die früheren Studien zum Versagen der Lidocainprophylaxe nicht aussagekräftig seien, berufen sich auf dieses pharmakokinetische Moment. Sie sagen, daß Lidocain nicht ausreichend dosiert gewesen ist. Daher setzen sich heute zunehmend Dosierungsschemata durch, bei denen intial ein Bolus von 100 mg gegeben, dann die Infusion angelegt und nach 20 bis 30 Minuten nochmals 50 mg Lidocain nachinjiziert werden.

Epping, Troisdorf:
Ich bin über die global schlechte Prognose erstaunt, wie sie bei der Braykardie und Asystolie in Ihren Zahlen zum Ausdruck kommt. Ich stimme Ihnen darin zu, daß es so gut wie deletär ist, wenn im Rahmen eines Vorderwandinfarkts Bradykardie auftritt. Aber im Rahmen eines Hinterwandinfarkts sieht man mengenhaft Bradykardien bis hin zum Kreislaufstillstand, die absolut benigne sind und die sich mit einer Ampulle Atropin oder einem Schlag auf die Brust beheben lassen.

Schuster, Hildesheim:
Die genannten Zahlen basieren auf denjenigen Fällen, bei denen in der Tat eine Reanimation im vollen Sinne mit Herzmassage, mit Beatmung durchgeführt wurde. Die von Ihnen geschilderten, sozusagen kurzen Fälle, wo sich eine kurze Asystolie durch einen Schlag auf die Brust hat beheben lassen, gehen in den Statistiken gleichsam verloren.

Kreuzer, Göttingen:
Vielleicht sollte man noch ergänzen, daß in diesen Asystolien natürlich auch die Patienten enthalten sind, die primär Kammerflimmern hatten. Bis das erste Elektrokardiogramm angefertigt worden ist, war das Kammerflimmern zur Asystolie degeneriert. Es gibt ohnehin Vorstellungen, wonach in einem höheren Prozentsatz, als ihn Herr *Schuster* genannt hat, Kammerflimmern primär die Rhythmusstörung ist. Damit wird natürlich auch die schlechte Prognose dieser Asystolien sehr verständlich.

Unseld, Donaueschingen:
Kann ich als Notarzt oder als Hausarzt Lidocain bei einer Tachyarrhythmie geben, ohne zuvor ein EKG abgeleitet zu haben? Zum Beispiel nur aufgrund des Auskultationsbefundes und zur Prophylaxe für den Transport?

Schuster, Hildesheim:
Wir haben zunächst von der Situation des Kreislaufstillstand gesprochen, Sie gehen jetzt darüber hinaus. Sie denken an den Patienten, der bei Thoraxschmerzen Verdacht auf akuten Infarkt hat, und finden eine Tachyarrhythmie. Wenn ich mir sicher wäre, daß es sich um eine absolute Tachyarrhythmie handelt, also um einen raschen unregelmäßigen Puls, dann wäre vom Rhythmus her die Gabe von Digitalis das Medikament der Wahl; wenn ich mir sicher wäre, daß der Patient nicht oder zumindest nicht hoch digitalisiert ist, würde ich das auch geben.

Wenn es sich aber um eine regelmäßige Tachykardie bei einem Patienten mit Verdacht auf akuten Myokardinfarkt handelt und wenn der Patient schlecht aussieht, dann, in der Tat, würde ich als erster hinzukommender Arzt Lidocain geben, weil dann stets der Verdacht auf eine Kammertachykardie besteht, eine regelmäßige Tachykardie mit hämodynamischen Auswirkungen.

Lindner, Ulm:
Welche Lidocain-Dosierungen empfehlen Sie bei extrem kleinen Herzzeitvolumina, insbesondere während der externen Herzdruckmassage?

Schuster, Hildesheim:
Ein extrem kleines Herzzeitvolumen würde abheben auf Patienten, die bereits unter Behandlung sind und Vorwärtsversagen haben. Zunächst aber zum letzten Teil der Frage, der einfacher zu beantworten ist. Die hier empfohlenen Dosen von 100 mg Lidocain initial mit anschließender Infusion gelten für Patienten mit Kreislaufstillstand, also bei Kammerflimmern oder unmittelbar nach Kammerflimmern und, wenn man will, für Patienten mit extrem niedrigen Herzzeitvolumina. Als solche sind sie nach wie vor gültig. Schwieriger ist die Situation bei Patienten auf der Intensivstation, die ein Vorwärtsversagen bieten, ein extrem niedriges Herzzeitvolumen haben und bei denen, wie wir wissen, die Leberdurchblutung erniedrigt ist und Lidocain akkumuliert. Für diese Situation kann ich Ihnen keine bündige Empfehlung geben. Wenn in dieser Situation ein Kammerflimmern auftritt (wobei es sich hier zumeist um sekundäre Formen von Kammerflimmern handelt), machen wir es so, daß diese Patienten initial die halbe Dosis bekommen; die sich anschließende Infusion wird mit einer mittleren Dosis gestartet und im weiteren Verlauf wird nach der Wirkung, nämlich nach dem Unterdrücken der unerwünschten malignen ventrikulären Arrhythmien dosiert und zwar durch Regulierung der Tropfgeschwindigkeit am Infusomat.
Diese Sache wird klinisch relevant, wenn es gelingt, das Herzzeitvolumen zu bessern, sei es durch Katecholamine oder auf eine andere Weise. Ich kenne einzelne Fälle, von denen ich mir vorstellen könnte, daß sie repräsentativ sind, bei denen mit der Besserung des Herzzeitvolumens unter Katecholaminen plötzlich wieder diese ventrikulären Arrhythmien auftraten; diese Fälle haben wir früher als Lidocain-Versager klassifiziert, und bei diesen Fällen haben wir dann das Antiarrhythmikum gewechselt. Dagegen wissen wir heute, daß dem durchaus ein pharmakokinetisches Problem zugrundeliegen kann: das Herzzeitvolumen steigt, die Leberdurchblutung steigt, der Xylocain®-Spiegel fällt unter das notwendige Niveau. Daher würden wir heute unter der Besserung des Herzzeitvolumens und dem Wiederauftreten von ventrikulären Arrhythmien die Lidocaindosis steigern, ehe wir sagen, daß Lidocain versagt und wir auf ein anderes Antiarrhythmikum übergehen.

Lindner, Ulm:
Gibt es Spiegelmessungen während der Reanimation, also unter Einsatz der externen Herzdruckmassage. Man könnte sich doch vorstellen, daß mit einer Dosierung von 1 bis 2 mg/kg Lidocain zu hohe Spiegel erzeugt werden, und daß man infolgedessen die unerwünschte Nebenwirkung der Hypotension hat.

Schuster, Hildesheim:
Diese Überlegung ist richtig. Meines Wissens kann darauf aber bisher niemand eine Antwort geben.

Literatur

1. Adgey, A. A., Devlin, J. E., Webb, S. W., Mulholland, H. C.: Br. Heart J. 47 (1982) 55
2. Campbell, R. W. F., Murray, A., Julian, D. G.: Br. Heart J. 46 (1981) 351
3. Dörr, R., Effert, S., Bethge, Ch., Erbel, R., Merx, W., Meyer, J.: Dtsch. med. Wschr. 107 (1982) 1622
4. O'Doherty, M., Tayler, D. I., Quinn, E., Vincent, R., Chamberlain, D. A.: Br. Med. J. 286 (1983) 1405
5. Enns, J.: Ann. Emergency Med. 12 (1983) 478
6. Dhurandhar, R. W., MacMillan, R. L., Brown, K. W. G.: Am. J. Cardiol. 27 (1971) 347
7. Falk, R. H., Jacobs, L., Sinclair, A., Madigan-McNeil, C.: Crit. Care Med. 11 (1983) 779
8. Goldstein, S., Landis, J. R., Leighton, R., Riter, G., Vasu, C. M., Lantis, A., Serokman, R.: Circulation 64 (1981) 977
9. Hauer, R. N. W., Lie, K. J., Liem, K. L., Durrer, D.: Amer. J. Cardiol. 49 (1982) 1581
10. Hindmann, M. C., Wagner, G. S., Jaro, M. et al.: Circulation 58 (1978) 689
11. Iseri, L. T., Humphrey, S. B., Siner, E. J.: Ann. Intern. Med. 88 (1978) 741
12. Julian, D. G., Valentine, P. A., Müller, G. G.: Amer. J. Med. 37 (1964) 915
13. Lawrie, D. M.: Lancet II (1969) 1085
14. Lown, B., Fakhro, A. M., Hood, W. B.: JAMA 199 (1967) 188
15. Lown, B., Vassaux, C., Hood, W. B., Fakhro, A. M., Kaplinsky, E., Roberge, G.: Amer. J. cardiol. 20 (1967) 494
16. McNamee, B. T., Robinson, T. J., Adgey, A. A. J., Scott, M. E., Geddes, J. S., Pantridge, J. F.: Br. Med. J. 4 (1970) 204
17. Myerburg, R. J., Conde, C. A., Sung, R. J., Mayorga-Cortes, A., Mallon, S. M., Sheps, D. S., Appel, R. A., Castellanos, A.: Amer. J. Med. 68 (1980) 568
18. Myerburg, R. J., Kessler, K. M., Zaman, L., Conde, C. A., Castellanos, A.: JAMA 247 (1982) 1485
18a. Ruskin. J. N., McGovern, B., Garan, H., DiMarco, J. P., Kelly, E.: N. Engl. J. Med. 302 (1983) 1302
19. Saunamäki, k. I., Pedersen, A.: Acta Med. Scand. Vol. 199 (1976) 461
20. Scanlou, P. J., Pryor, R., Blount, S. G.: Circulation 42 (1970) 1135
21. Scuster, H. P., Baum, P., Schölmerich, P.: Klin. Wschr. 47 (1969) 4
22. Schuster, H. P.: Akuter Kreislaufstillstand und kardialpulmonnale Reanimation. In: Schölmerich, P., Schuster, H. P., Schönborn, H., baum, P.P.: Interne Intensivmedizin. 2. Aufl., Thieme, Stuttgart-New York 1980, S. 142
23. De Soyza, N., et al.: Amer. J. Med. 64 61978) 377

Diagnostik und Akuttherapie des schweren Herzinfarktes

Von H. Kreuzer

Um Diagnostik und Therapie des Herzinfarktes zu besprechen, erscheint es sinnvoll, einen Patienten vom Beginn seiner Beschwerden an, über Erstdiagnostik und -therapie durch den Haus- oder Notarzt bis in die Klinik, mit ihren größeren diagnostischen und therapeutischen Möglichkeiten zu begleiten.

Wie sich in den letzten Jahren zunehmend gezeigt hat, nimmt in dem Zeitraum vom Beschwerdebeginn bis zum Erreichen der Klinik das Intervall Beschwerdebeginn – Rufen des Not- oder Hausarztes – mit Abstand die längste Zeit ein. Dabei ist bei einer Reihe von Patienten der günstigste Zeitpunkt zur Einleitung infarktbegrenzender beziehungsweise verhütender Verfahren beim Erreichen der Klinik schon verstrichen. Der zuerst gerufene Kollege steht zunächst vor einem diagnostischen Problem. Er wird versuchen, die Diagnose „frischer Myokardinfarkt" zu sichern, außerdem wird er festzustellen haben, welche Symptome der Patient darüberhinaus bietet und welche Komplikationen aufgetreten sind. Aus dieser Diagnostik muß er seine Ersttherapie der Symptome und Komplikationen ableiten (Tab. 1).

---

1. Diagnostik
Beschwerdebild
Nitroglyzerin (71,6 mg s.l.)
Anamnese
Klinik (RR, Lungenstauung, Rhythmus, Herzgeräusche)
EKG
Ziel: Diagnose, Feststellung von Einzelsymptomen und Komplikationen
2. Ersttherapie der Symptome bzw. der Komplikationen

Tab. 1: Reihenfolge des Vorgehens

Ein kritisches Wort zur Diagnostik: In Tabelle 2 sind die diagnostischen Möglichkeiten in fallender Validität zusammengestellt. Es ist zu beachten, daß dem klinischen Bild (Schmerz, vegetative Zeichen, Blutdruckverhalten, Rhythmusstörungen, Zeichen der Herzinsuffizienz) die entscheidende Bedeutung zukommt. Das zweitwichtigste Kriterium für den Notarzt ist sicher die pharmakologische Diagnose, d. h. die Beeinflussung der Symptomatik durch Nitroglycerin (gut-mäßig-nicht). Erst an dritter Stelle steht das Elektrokardiogramm, von dem wir natürlich wissen, daß es in eindeutigen Fällen für den Herzinfarkt beweisend ist. Andererseits weiß man aus der Akutdiagnostik schwerer Angina pectoris-Zustände, daß sehr häufig Koronararterien akut verschlossen sind, ohne daß die typischen Infarktzeichen im Elektrokardiogramm schon zu erkennen sind. Daraus ist zu folgern, daß ein fehlendes Infarkt-Elektrokardiogramm den Infarkt nicht ausschließt. Noch schwieriger ist die Diagnostik aus dem Enzym-

1. **Klinisches Bild**
   Schmerz, vegetative Zeichen,
   RR, Rhythmus, Lungenstauung
2. **Pharmakologische Diagnose**
   Nitroglyzerin sublingual
   Beeinflussung der Beschwerden
   gut – mäßig – nicht
3. **EKG**
   in eindeutigen Fällen beweisend!
   bei Frühstadien Veränderungen diskret und uncharakeristisch!
4. **Enzyme**
   hohe CPK-Aktivitäten bei entsprechender Klinik beweisend
   normale CPK-Aktivität schließt Infarkt nicht aus!
5. **Myokardszintigraphie**
   bei AMJ nur sehr bedingt brauchbar
6. **Koronarangiographie**
   höchste Spezifität und Sensitivität aller Methoden

Tab. 2: Diagnostik des frischen Myokardinfarktes

verhalten. Ein hoher CPK-Wert bei einer entsprechenden Klinik ist zwar beweisend, normale CPK-Werte schließen einen Infarkt jedoch auch nach 24 Stunden in Ausnahmefällen nicht aus.

Von den nur der Klinik zur Verfügung stehenden diagnostischen Verfahren ist weiterhin die Koronarangiographie die sensitivste und spezifischste Methode. Der Myokardszintigraphie kommt bei der Diagnostik des akuten Myokardinfarktes nur eine sehr geringe Bedeutung zu. Wird die Verdachtsdiagnose Myokardinfarkt gestellt, so geht es bei der Ersttherapie um die in Tabelle 3 genannten Probleme. Der Patient muß rasch ins Bett, er muß nach der Notfalltherapie rasch in die Klinik. Da es bis heute keine Standardtherapie des frischen Myokardinfarkt gibt, beschränken sich die Initialmaßnahmen auf die Therapie vorhandener Symptome. Dabei ist allgemein akzeptiert, daß die suffiziente Notfalltherapie den Ausgang ganz entscheidend beeinflussen kann.

Allgemeine Richtlinien:
1. Patient muß rasch ins Bett
2. Patient muß nach der Notfalltherapie rasch in die Klinik
3. Es gibt bis heute **keine** Standardtherapie
4. Behandlung beschränkt sich auf vorhandene Symptome
5. Die suffiziente Notfalltherapie kann den Ausgang entscheidend beeinflussen

Tab. 3: Ersttherapie des Myokardinfarktes

Zur Ersttherapie des Infarkts (Tab. 4) gehören manche Pharmaka wie Glukortikoide, Koronardilatatoren und Kalium-Magnesium-Salze grundsätzlich nicht. Manche gehören nur bei gezielter Indikation zur Erstbehandlung (Digitalis, Antiarrhythmika, Beta-Sympathikomimetika). Es könnte sein, daß in Zukunft Beta-Sympathikolytika, Prostazyclinabkömmlinge und vielleicht fibrinolytische Substanzen zum Repertoire des Notarztes gehören werden.

Tab. 4: Zur Ersttherapie des Infarktes

gehören nicht:	gehören nicht generell:	könnten in Zukunft gehören:
1. Glukokortikoide	1. Digitalis	1. Beta-Sympathikolytika
2. Koronardilatatoren	2. Antiarrhythmika	2. Prostacyclin
3. Kalium-Magnesiumsalze	3. Beta-Sympathikomimetika	3. Fibrinolytische Substanzen

Im Folgenden soll die Therapie der einzelnen Symptome durch den Erstbehandler besprochen werden (Tab. 5). Der Schmerz ist nach seiner Intensität zu behandeln, wobei wir heute immer häufiger ohne Opiate auskommen. Bei einem Blutdruckabfall (< 100 mm Hg systolisch) ist nach wie vor das Dopamin die Substanz der Wahl. Therapieziel sollte sein, den Blutdruck auf etwa 100 mm Hg systolisch einzustellen.

Bei der Bradykardie ist zu differenzieren zwischen Sinusbradykardie und AV-Blockierungen. Die Sinusbradykardie mit weniger als 60 Schlägen pro Minute ist häufig schon alleine durch ein vermehrtes Blutangebot über Hochlagern der Beine zum Verschwinden zu bringen. Als Pharmakon ist Atropin das Mittel der Wahl. Der AV-Block II. und III. Grades ist, wenn keine Stimulationsmöglichkeit besteht, eine Domäne des Isoprenalins. Hat man kein Elektrokardiogramm und besteht eine Bradykardie, die behandlungsbedürftig erscheint, so sollte man zunächst Atropin versuchen, bei fehlendem Effekt Alupent.

Eine Sinustachykardie sollte man, auch wenn dadurch der myokardiale Sauerstoffverbrauch unsinnig hochgetrieben wird, besser nicht therapieren. Eine ventrikuläre Tachykardie würde Lidocain erfordern, bei allen anderen Tachykardien, inklusive des Vorhofflatterns würden wir dem Verapamil den Vorzug geben. Hat man kein Elektrokardiogramm und eine schlechte hämodynamische Situation, so sollte man immer mit Lidocain beginnen, weil als Ursache am wahrscheinlichsten eine ventrikuläre Tachykardie in Frage kommt.

Andere Rhythmusstörungen haben nur dann eine Therapiebedeutung, wenn es sich um ventrikuläre Extrasystolen handelt. Auch hier ist das Lidocain die Substanz der ersten Wahl. Orale Antiarrhythmika sollten nicht gegeben werden.

Die Therapie einer akuten Herzinsuffizienz im Rahmen eines frischen Myokardinfarktes geschieht nach folgenden Prinzipien: Das Mittel der ersten Wahl ist nicht Digitalis, sondern der Vorlastsenker Nitroglyzerin. An zweiter Stelle steht Furosemid als rasch wirkendes Schleifendiuretikum. Kommt man damit nicht zurecht, sind Katecholamine, am besten Dopamin, einzusetzen. Digoxin steht in der Tabelle an letzter Stelle, wir geben Digitalisglykoside beim frischen Myokardinfarkt zur Therapie einer Insuffizienz überhaupt nicht mehr.

Besteht ein kardiogener Schock, d. h. ist der Blutdruck nicht meßbar, so sollte unterschieden werden zwischen dem pulslosen Patienten (keine Herztätigkeit auskultierbar), bei dem Kammerflimmern oder eine Asystolie zu unterstellen sind und dem eigentlichen Schock mit vorhandener Herztätigkeit, aber unzureichender Druckentwicklung. Im ersten Fall sollte keine Zeit mit Diagnostik versäumt werden und sofort die kardiopulmonale Reanimation begonnen werden. Für den klassischen kardiogenen Schock stehen im wesentlichen zwei Substanzen zur Verfügung, das Dopamin und, bei unzureichender Wirkung, vorübergehend auch das Noradrenalin. Pathophysiologisch lassen sich gegen diese Substanzen eine Vielzahl von Einwänden erheben, unter den Bedingungen der Erstversorgung bestehen jedoch keine echten Alternativen. Im Gegensatz zu den Anästhesisten ist die Therapie der metabolischen Azidose nach Meinung der Kardiologen ein zwar wichtiges, aber sekundäres Problem (Tab. 6).

Kommt es bei einem frischen Myokardinfarkt zu einem Blutdruckanstieg, so ist meist keine besondere Therapie erforderlich. Nach Sedierung und bei Schmerzfreiheit normalisiert sich

1. **Schmerz**
   leicht: Valium 10 mg
   mittel: synthetische Analgetika (Fortral, Temgesic, Tramal, Valoron)
   schwer: Opiate
2. **Blutdruckabfall**
   (RR syst. < 100 mm Hg)
   Dopamin 2–6 µg/kg/min (1 Amp. à 50 mg auf 250 ml, ≈ 40 Tropfen/min)
   Therapieziel: RR syst. ≈ 100 mm Hg
3. **Bradykardie**
   Sinusbradykardie (< 60/min). Beine hochlagern, Atropin 1 mg i.v.
   av-Block II. u. III. Grades (30–50/min)
   Isoprenalin (Alupent) 1–2 mg in 250 ml
   Flüssigkeit, Tropfgeschwindigkeit nach Effekt
   Kein EKG: zuerst Atropin
   fehlender Effekt: Alupent
4. **Tachykardie**
   Sinustachykardie
   keine Therapie
   Ventrikuläre Tachykardie
   2 mg/kg Lidocain i.v.
   alle anderen Tachykardien incl. Vorhofflattern und -flimmern:
   Verapamil 5–10 mg i.v.
   Kein EKG, schlechte hämodynamische Situation:
   Lidocain
5. **Andere Rhythmusstörungen**
   Von Bedeutung praktisch nur ventrikuläre Arrhythmien! (ventr. ES)
   Keine oralen Antiarrhythmika!
   Mittel der Wahl: Lidocain 2 mg/kg als Bolus i.v.
   dann **1–3 mg/kg/Stunde**
   (500 mg Lidocain – fertige Spezialampulle – auf 500 ml Flüssigkeit = 1 mg/ml)
6. **Herzinsuffizienz**
   1. Nitroglyzerin (0,8–1,6 mg s.l., Wiederholung mit 0,8 mg alle 10 Minuten)
   2. Furosemid 40 – 80 – 120 mg i.v.
   3. Dopamin als Dauerinfusion 2–5 µg/kg/min
   4. O_2
   5. Digoxin (Dosierung nach Prämedikation)
               CAVE!

Tab. 5: Therapie der einzelnen Symptome

der Blutdruck in der Mehrzahl der Fälle. Vor stark wirkenden, blutdrucksenkenden Mitteln, insbesondere parenteral, muß wegen der nicht absehbaren Wirkung gewarnt werden. Ist eine Pharmakotherapie des Blutdrucks unumgänglich, so ist sie am ehesten und gefahrlosesten mit Nitroglyzerin durchzuführen.

Während des Transportes zur Klinik muß eine eingeleitete Infusionstherapie selbstverständlich fortgeführt werden, d. h. in diesen Fällen ist eine Begleitung durch den erstbehandelnden Kollegen unumgänglich. Die Frage, ob eine antiarrhythmische Prophylaxe mit Lidocain bei fehlenden Rhythmusstörungen sinnvoll ist, wird immer noch kontrovers beantwortet.

Erreicht der Patient die Klinik, so stehen zunächst drei Maßnahmen im Vordergrund:
1. Fortführung einer eingeleiteten Therapie,

a) **Pulsloser Patient (Kammerflimmern, Asystolie)**
1. Keine Zeit mit Diagnostik verlieren
2. Kardiopulmonale Reanimation

b) **Herztätigkeit vorhanden, kein meßbarer Blutdruck**
1. Dopamin 2–6 µg/kg/min
   (1 Amp. à 50 mg auf 250 ml, ≈ 40 Tropfen/min)
   bei unzureichender Wirkung in Kombination mit
2. Noradrenalin 0,1–0,5 µg/kg/min
   (4 Amp. Arterenol auf 250 ml, ≈ 10 Tropfen/min)
3. evtl. Natriumbicarbonat 60–80 mval ≈ 60–80 ml in 15 min

Tab. 6: Therapie des kardiogenen Schocks in der Praxis

2. Sicherung der Diagnose,
3. Unterbringung auf einer Intensivstation mit Monitoring von Elektrokardiogramm, Blutdruck, stündlicher Urinproduktion und eventuell zentralvenösem Druck.

In der Klinik lassen sich zwei unterschiedliche Therapieziele beim akuten Koronarverschluß verfolgen. Das erste Ziel wäre, die schon vorhandenen Probleme zu behandeln und eventuellen Komplikationen, z. B. Rhythmusstörungen, Herzinsuffizienz, Schock, Re-Infarkt vorzubeugen. Diese klassische Infarkttherapie beschränkt sich also auf die Behandlung von Symptomen und auf die Früherkennung und Therapie von Komplikationen. Ein zweites, heute sehr favorisiertes Therapieziel möchte reversibel geschädigtes Myokard vor dem Untergang bewahren und damit das Infarktareal begrenzen beziehungsweise möchte die Entstehung von Myokardnekrosen überhaupt verhindern.

Alle Versuche, Myokardnekrosen zu verhindern beziehungsweise zu begrenzen, basieren auf der Erkenntnis, daß der Untergang von Myokardgewebe nach einem Koronarverschluß kein schlagartiges Ereignis ist, sondern sich die Nekrose über Stunden hinweg entwickelt. In Abbildung 1 ist die Nekroseentwicklung über die Zeit schematisch dargestellt. Aufgetragen ist die Infarktgröße in Prozent der maximal möglichen Infarktausdehnung gegen die Zeit. Man erkennt, daß erst nach Stunden die endgültige Infarktgröße erreicht wird. Alle Maßnahmen, die innerhalb der schraffiert gezeichneten Zeitspanne dem weiteren Untergang entgegenwirken, können demnach als infarktbegrenzend bezeichnet werden.

Die Infarktentwicklung ist allerdings nicht ausschließlich eine Frage der Zeit, sie hängt vielmehr von zwei weiteren Determinanten ab. Das ist einmal der myokardiale Sauerstoffverbrauch zum Zeitpunkt des Infarkteintritts. Je niedriger er ist, umsomehr wird die Nekroseentwicklung verzögert. Das ist zum anderen der so gut wie immer vorhandene Restfluß in das infarzierte Areal. Je größer dieser Restfluß ist, desto langsamer kommt es zur irreversiblen Schädigung. Bei ausgedehntem Restfluß kann ein Koronarverschluß ohne Gewebsuntergang toleriert werden.

Die prinzipiellen therapeutischen Möglichkeiten zur Infarktbegrenzung und ihre Erfolgsaussichten sind schematisch in Abbildung 2 dargestellt. Unter normalen Konditionen besteht ein Gleichgewicht zwischen O_2-Angebot und O_2-Bedarf, symbolisiert durch die im Gleichgewicht befindliche Waage. Beim Eintritt eines Infarktes geht das Angebot extrem zurück, bei, vereinfachend unterstellt, unverändertem Bedarf. Damit gerät die Waage aus dem Gleichgewicht. Werden nun Verfahren eingesetzt, die zu einer Sauerstoffverbrauchsreduktion führen, so gelingt es, die Waage aus ihrer extremen Disbalance zu bringen. Daß diese Verfahren als infarktbegrenzende Methoden enttäuscht haben, basiert auf der heute allgemein anerkannten

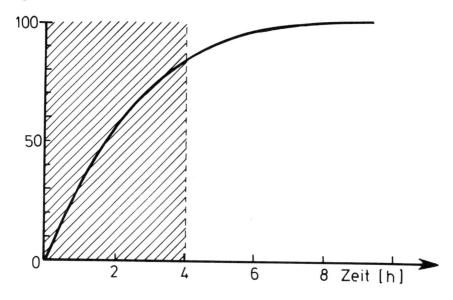

Abb. 1

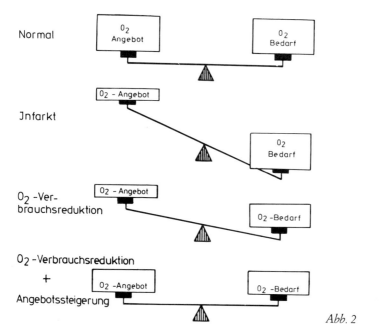

Abb. 2

Tatsache, daß es nicht gelingt, durch eine Sauerstoffverbrauchsreduktion die Waage wieder völlig ins Gleichgewicht zu bringen. Mit diesen Methoden läßt sich lediglich eine Verzögerung der Infarktentwicklung erreichen, wodurch Zeit für weitere, an spezielle Zentren gebundene therapeutische Maßnahmen gewonnen wird. Diese weiterführenden Maßnahmen basieren alle auf einer Angebotssteigerung, die in Verbindung mit der O_2-Verbrauchsreduktion dann zur Wiederherstellung des Gleichgewichtes zwischen Angebot und Bedarf führt.

Von den vielen angegebenen Möglichkeiten zur Senkung des Sauerstoffverbrauchs im Myokard hat bis heute das Nitroglyzerin allgemeine Anwendung gefunden. Zwei erfolgversprechende Substanzgruppen, die Betablocker und die Kalzium-Antagonisten, befinden sich zur Zeit in der Prüfung, ob ihre Anwendung zur Verbrauchsreduktion beim frischen Myokardinfarkt generell empfohlen werden kann. Es gibt zwar einzelne, erfolgversprechende Mitteilungen, beide Substanzgruppen sind aber noch weit von einer Routinetherapie entfernt.

Es ist naheliegend, nicht nur den O_2-Verbrauch zu reduzieren, sondern auch das Angebot durch Erhöhung des O_2-Partialdruckes zu verbessern. Unter dieser Vorstellung bekommen viele Infarktpatienten Sauerstoff über eine Nasensonde oder über eine Maske. Diese Maßnahme hat allerdings keinen Erfolg, da es bei arteriellen O_2-Sättigungen von mehr als 90 Prozent durch Erhöhung des Partialdruckes zu einer Vasokonstriktion mit Abfall des Herzzeitvolumens kommt, so daß durch eine frühzeitige Gabe von Sauerstoff eine Infarktbegrenzung nicht zu erreichen ist. Sauerstoff sollte Patienten mit frischem Myokardinfarkt nur dann gegeben werden, wenn gesichert ist, daß die arterielle Sättigung kleiner als 90 Prozent ist.

Dauerhafte Erfolge bei der Infarktbegrenzung lassen sich, wie schon ausgeführt, nur über angebotssteigernde Maßnahmen erreichen. Hierfür stehen im Prinzip in der Klinik drei Möglichkeiten zur Verfügung: Die Akutrevaskularisation, die mechanische Rekanalisation und die am häufigsten angewandte Reperfusion durch Fibrinolyse.

Die Akutrevaskularisation hat, wenn man eine geeignete Selektion betreibt, eine heute durchaus vertretbare Mortalität von 3 Prozent. Es ist allerdings leicht einzusehen, daß der Verbreitung dieser Methode die Bindung an spezialisierte Zentren mit ausgeklügelter Logistik im Wege ist.

Die mechanische Rekanalisation eines okkludierten Gefäßes durch spezielle Katheter ist sicher in ihren Möglichkeiten noch nicht völlig erkannt, und ausgeschöpft. Prinzipiell stehen diesem eleganten Verfahren allerdings die Limitierungen durch Verschlußlokalisation und Verschlußqualität sowie die Bindung an entsprechende Zentren entgegen.

Das am weitesten verbreitete Verfahren zur Rekanalisation eines Koronargefäßes ist die Fibrinolyse des okkludierenden Thrombus durch entsprechende Substanzen. Hierbei wird zwischen einer selektiven-intrakoronaren- und einer systematisch-intravenösen Applikation der lytischen Substanz unterschieden.

Während anfänglich der selektiven Fibrinolyse fast ausnahmslos der Vorzug gegeben wurde, beginnt sich heute mehr und mehr die systemische Lyse wegen ihrer vielen Vorzüge durchzusetzen. Vor- und Nachteile der zwei Verfahren sind in Tabelle 7 zusammengestellt. Wie Tabelle 8 zeigt, ist zwar die Rekanalisationsquote bei intravenöser Applikation etwas geringer und die Wiedereröffnungszeit etwas länger als bei intrakoronarer Anwendung, die Unterschiede sind aber nicht so groß, daß sie den Vorteil des rascheren, unkomplizierteren Therapiebeginns aufwiegen können.

Fragt man nach den Ergebnissen der fibrinolytischen Therapie, so muß zunächst mit einem weitverbreiteten Irrtum aufgeräumt werden. Die gelungene Reperfusion ist per se noch kein Therapieerfolg. Nach den bisherigen Untersuchungen — ausreichend große randomisierte Studien sind noch nicht abgeschlossen — scheint eine Verbesserung der Ventrikelfunktion

	Vorzüge	Nachteile
Selektive Thrombolyse	hohe lytische Potenz am Thrombus hohe Erfolgsquote Therapieeffekt sofort kontrollierbar additive mechanische Maßnahmen möglich Blutungsrisiko klein	gebunden an spezielle Zentren mit 24-Stunden-Präsenz Zeitverlust bis zum Therapiebeginn durch Untersuchung
Systemische Thrombolyse	sehr früher Therapiebeginn möglich keine besonderen apparativen Voraussetzungen	Blutungsrisiko keine unmittelbare Erfolgskontrolle keine adjuvierende Maßnahmen geringere Erfolgsquote falsche Indikation

Tab. 7: *Vor- und Nachteile der selektiven und systemischen Thrombolyse*

	lokal	systemisch
Wiedereröffnung des Gefäßes	75 – 91 Prozent	65 – 80 Prozent
Notwendige Behandlungsdauer	30 min	40 min
Reocclusionshäufigkeit	2 – 25 Prozent	2 – 10 Prozent

Tab. 8: *Ergebnisse der selektiven und systemischen Thrombolyse*

und die Senkung der Mortalität möglich. Es muß jedoch betont werden, daß bei vielen reperfundierten Myokardarealen eine nennenswerte Begrenzung der Nekrose nicht gelingt. Die Ergebnisse sind abhängig von der Ischämiedauer, der Ischämietoleranz und eventuellen Reperfusionsschäden des Myokards.

Um die Ergebnisse zu optimieren und mögliche Reperfusionsschäden zu minimieren, ist die Reperfusionstherapie durch Fibrinolyse an bestimmte Voraussetzungen gebunden (Tabelle 9). Wichtigste Voraussetzung ist der noch vorhandene Schmerz, an zweiter Stelle steht das Elektrokardiogramm mit den Elevationen der ST-Strecken und den noch vorhandenen R-Zacken. Die Myokardenzyme sollten noch nicht zu hoch, die Ischämiedauer noch nicht zu lang sein. Extrakardiale Kontraindikationen dürfen nicht vorliegen.

Dementsprechend erscheint eine Fibrinolyse nicht mehr erfolgreich bei subjektiver Beschwerdefreiheit, R-Verlust und Entwicklung von Q-Zacken im EKG sowie bei extrem hohen Enzymwerten (Tabelle 10). Auch eine sehr lange Ischämiedauer spricht gegen eine Reperfusionstherapie.

1. Ischämieschmerz
2. ST-Hebung ≥ 1 mm Extremitäten EKG
   ≥ 2 mm Brustwand EKG
3. R-Zacken in den entsprechenden Ableitungen vorhanden
4. CPK im Normbereich
5. Kurze Ischämiedauer (< 4 Stunden)
6. Keine extrakardialen Kontraindikationen

Tab. 9: Indikationen der Reperfusionstherapie

1. Kein Schmerz
2. Q-Zacken, R-Verlust
3. hohe CPK
4. lange Ischämiedauer (> 4 Stunden ?, > 6 Stunden ?)
Je mehr Konditionen erfüllt, umso wahrscheinlicher wird Reperfusionsschaden

Tab. 10: Indikationen bei denen Fibrinolyse wenig erfolgversprechend ist

Durch die Versuche zur Infarktbegrenzung sind die konventionellen Therapieverfahren keineswegs in den Hintergrund getreten. Besonders beim schweren Infarkt kommt, neben der Rhythmusstabilisierung, der Therapie der Herzinsuffizienz beziehungsweise des kardiogenen Schocks eine besondere Bedeutung zu. Für die Behandlung der Herzinsuffizienz stehen im Prinzip drei Möglichkeiten zur Verfügung:
1. Verbesserung der Pumpleistung durch positiv inotrope Substanzen,
   z. B. Digitalisglykoside,
2. Reduktion der Vor- und Nachlast durch Vasodilatatoren,
3. Verhinderung einer Salz-Wasser-Retention durch Diuretika.

Es besteht heute Einigkeit, daß bei der akuten Herzinsuffizienz der Vor- und Nachlastsenkung gleichrangig mit den Diuretika der Vorrang vor den positiv inotropen Substanzen gegeben werden sollte. Erst wenn durch diese Maßnahmen eine ausreichende Pumpleistung nicht erreicht werden kann, sind positiv inotrope Substanzen vom Katecholamine-Typ beziehungsweise ein extrarenaler Flüssigkeitsentzug angezeigt. Den Digitalisglykosiden kommt erst in der subakuten Phase eine Bedeutung zu (Tabellen 11 und 12). Es stellt sich allerdings die Frage, ob dieses Therapiekonzept beim frischen Myokardinfarkt mit kardialer Minderleistung schematisch angewandt werden kann, oder ob eine weitergehende Differenzierung der hämodynamischen Situation notwendig ist. Der klinische Eindruck einer ungenügenden Pumpleistung bedarf in der Tat einer weitergehenden Differenzierung, die nach den in Abbildung 3 gezeigten Gesichtspunkten geschehen sollte.

Die hämodynamische Situation wird anhand von zwei Kriterien (Cardiac Index – waagerechte Linien in der Abbildung – Pulmonalkapillardruck – senkrechte Linie) in vier Zustandsbilder unterteilt.

I. Hämodynamik: Cardiac Index $> 2,2$ l/min/m^2
PCP < 18 mm Hg
Klinisch: Keine RG, keine periphere Minderperfusion
Therapie: Keine

	PCP ≤18 mmHg	
2,2 l/min/m²	**I** Keine RG Keine periphere Minderperfusion	**II** Pulmonale RG Keine Minderperfusion
	III Keine RG Periphere Minderperfusion	**IV** Pulmonale RG Periphere Minderperfusion

Abb. 3

1. Schleifendiuretika
2. Vorlastsenker, evtl. Nachlastsenker
3. Positiv inotrope Substanzen (Katecholamine)
4. Evtl. extrarenaler Flüssigkeitsentzug

5. Digitalisglykoside (nach Kenntnis von Elektrolyten, Nierenfunktion, Vordigitalisierung)

Tab. 11: Therapie der akuten Insuffizienz

II. *Hämodynamik:* Cardiac Index > 2,2 l/min/m²
PCP > 18 mm Hg
Klinisch: Stauungs-RG, keine periphere Minderperfusion
Therapie: Vorlastsenkung (Nitroglycerin, Diuretika)

III. *Hämodynamik:* Cardiac Index < 2,2 l/min/m²
PCP > 18 mm Hg
Klinisch: Keine RG, periphere Minderperfusion
Therapie: Vorlasterhöhung (Infusion)
Selten!

IV. *Hämodynamik:* Cardiac Index < 2,2 l/mim/m²
PCP > 18 mm Hg
Klinisch: Stauungs-RGs, periphere Minderperfusion
Therapie: Vor- und Nachlastsenkung (NPN)

Nur bei IV werden die in Tabelle 12 angegebenen weiteren Therapieschritte (Katecholamine, Hämofiltration) sinnvoll sein.

1. **Furosemid:** 40 − 120 mg als Bolus i.v.
   5 − 20 mg/h Dauerinfusion
2. **Nitroglyzerin:** 0,8 − 2,4 mg sublingual, dann
   1,5 − 9,0 mg/h
2a. **NPN:** 15 − 50 μg/min Dauerinfusion
3. **Dopamin:** 2 − 4 μg/kg/min Dauerinfusion
3a. **Doputamin:** 2 − 5 μg/kg/min Dauerinfusion
   evtl. 3 + 3a Verhältnis 1:1 bei gleicher Gesamtdosis
4. Evtl. Spontanhämofiltration

5. Digoxin in mittelschneller Sättigung

Tab. 12: Akute Herzinsuffizienz

Aus dem Stadium IV kann sich ein kardiogener Schock entwickeln, der definitionsgemäß eine Störung der Gewebsperfusion und des Gasaustausches mit konsekutiver Zellschädigung bei reduzierter Herzleistung darstellt. Seine klinische Definition bezieht sich auf einen systolisch arteriellen Druck kleiner als 80 mm Hg, einen Cardiac Index kleiner als 2 l/min/m², einer Urinausscheidung von weniger als 20 ml/Stunde und ein entsprechendes klinisches Bild mit Eintrübung, motorischer Unruhe und kalten, schweißigen Extremitäten.

Bei allen aufwendigen Therapieverfahren des kardiogenen Schocks bleibt zu berücksichtigen, daß die Mortalität trotzdem bei 70 bis 90 Prozent liegt. Soll überhaupt ein Therapieerfolg erreicht werden, so ist die Voraussetzung ein möglichst frühzeitiger Behandlungsbeginn, d. h.

1. Arterieller Druck (bei RR < 100 mm Hg, blutige Messung) ↓
2. Stündliche Urinproduktion ↓
3. Herzfrequenz ↑
4. Atemfrequenz ↑
5. Parameter des linksventrikulären Füllungsdruckes
   (ZVD, PA, PC) ↑   ZVD: PC = 1:2!
6. Blutgase ↓
7. HZV ↓

Tab. 13: Parameter zur Früherkennung des Schocks und zur Überwachung der Schocktherapie

die Beachtung der prämonitorischen Zeichen ist von hoher Wichtigkeit. Ihre Erkennung ist an die fortlaufende Überwachung durch geschultes Personal gebunden. In Tabelle 13 sind die zur Früherkennung des Schocks geeigneten Parameter aufgeführt und ihre tendenziellen Veränderungen durch Pfeile angezeigt.

Auch beim kardiogenen Schock gibt es eine Reihe von Substanzen, die nicht gegeben werden sollten, da sie entweder wirkungslos oder, noch schlimmer, schädlich sind (eine Zusammenstellung zeigt Tabelle 14).

Beim kardiogenen Schock als Infarktfolge sollten drei Ursachen zuverlässig ausgeschlossen werden, da bei ihnen mit einer meist besseren Prognose durch eine rechtzeitige chirurgische Intervention gerechnet werden kann. Es sind dies die Septumperforation, die akute Mitralinsuffizienz durch Papillarmuskelabriß und die Perikardtamponade.

1. Digitalis
2. Cortison
3. K – Mg – Aspartat
4. Glukose – Insulininfusion
5. Betablocker
6. Kalziumantagonisten
7. Adrenalin (Umverteilung des Blutes in Muskulatur)
8. Angiotensin

Tab. 14: Keine Indikation beim kardiogenen Schock für folgende Substanzen

Therapieversuche des kardiogenen Schocks durch medikamentöse Reperfusion werden bis heute unterschiedlich beurteilt. Während einzelne Arbeitsgruppen über gute Ergebnisse berichten, sind unsere eigenen Erfahrungen eher negativ. Die medikamentösen Maßnahmen beim kardiogenen Schock decken sich weitgehend mit dem schon besprochenen Vorgehen bei der akuten Herzinsuffizienz, d. h. Vor- und Nachlastsenker, Dopamin und Dobutamin, extrarenaler Flüssigkeitsentzug. Dabei ist zu beachten, daß unter dieser Therapie der Füllungsdruck nicht kleiner als 14 mm Hg werden sollte, die Herzfrequenz nicht mehr als 15 Prozent ansteigen sollte und der arterielle Mitteldruck nur etwa um 10 Prozent abfallen darf.

Als wirkungsvollstes Behandlungsverfahren gilt heute die intraaortale Ballon-Pulsation, die entweder allein oder in Kombination mit Vasodilatatoren und Katecholaminen eingesetzt wird. Sie gilt auch als effektive Möglichkeit, um gefahrlos eine invasive Diagnostik durchführen zu können. Nach unseren eigenen Erfahrungen kommt es zu einer deutlichen Größenabnahme des Ventrikels bei gleichzeitigem Anstieg des Fördervolumens. Durch die heute mögliche transkutane Insertion des Ballon-Katheters ist die Methode rasch und problemlos anwendbar geworden. In Tabelle 15 wird noch einmal die Bedeutung der O_2-Zufuhr beziehungsweise der Beatmung für die verschiedenen Schweregrade des Myokardinfarktes zusammengefaßt. Es ist zu entnehmen, daß beim kardiogenen Schock so gut wie immer eine Beatmung, meist sogar mit PEEP notwendig sein wird.

Nutzen nur zu erwarten wenn arterielle Sättigung < 90 %!
$PO_2 \downarrow$ $PCO_2 \longleftrightarrow \downarrow$: O_2-Nasensonde
$PO_2 \downarrow$ $PCO_2 \uparrow$
bzw. unter 20 l O_2/min
PO_2 < 60 mm Hg   } Beatmung
PO_2 bleibt unter Beatmung erniedrigt / PEEP 5–8 cm H_2O

Tab. 15: O_2-Beatmung bei Myokardinfarkt

Faßt man die Therapiemöglichkeiten beim kardiogenen Schock nach ihrer Wertigkeit zusammen (Tabelle 16), so haben unter den kardialen Verfahren die operativen Eingriffe die besten Erfolgsaussichten, gefolgt von der IABP, den Vasodilatatoren, den positiv inotropen Substanzen. Die Vasokonstriktoren liegen an letzter Stelle. Bei den allgemeinen Maßnahmen sind O_2-Beatmung und Azidose-Behandlung die wichtigsten Verfahren. In Tabelle 17 sind noch einmal die Therapiemöglichkeiten beim frischen Myokardinfarkt in Form eines Stufenplanes zusammengefaßt. Er erlaubt, je nach der gegebenen Situation, eine sinnvolle Eskalation der therapeutischen Maßnahmen.

Kardial	Allgemein
1. Operative Maßnahmen 2. JABP 3. Vasodilatatoren 4. Positiv inotrope Substanzen 5. Vasokonstriktoren	1. O_2-Beatmung 2. Azidosetherapie 3. Diurese 4. Hämodilution

Tab. 16: Wertigkeit der Therapie

1. Nitroglyzerin
2. Schmerz- und Rhythmusbehandlung
3. Bei gegebener Indikation: Medikamentöse Reperfusion
4. Bestimmung der Hämodynamik
5. Fortlaufende Überwachung der Hämodynamik
6. Bei Trendverschlechterung: Vasodialatatoren, IABP
7. Weitere Verschlechterung: positiv inotrope Substanzen eventuell mit Vasokonstriktion
8. Beatmung
9. Hämofiltration
10. Invasive Diagnostik und evtl. operative Therapie

Tab. 17: Therapie des frischen Infarktes

Diskussion

Engels, Bremen:
Ich möchte Ihnen folgenden Fall schildern: Ein Patient, der postoperativ im Wachzimmer und noch intubiert war, erlebte dort einen Herz-Kreislauf-Stillstand. Er wurde in der üblichen Weise reanimiert und keine der Maßnahmen, einschließlich der Gabe von Katecholaminen, hatte Erfolg, so daß ich zuletzt unter der Arbeitsdiagnose „Embolie" einen Bolus von 10 000 Einheiten Heparin verabreicht habe. Innerhalb von 1 bis 2 Minuten verschwanden die bläulichen, lividen Verfärbungen oberhalb der Thoraxapparatur und der Patient hatte einen stabilen Druck und eine Sinustrachykardie. Können Sie mir eine Erklärung für diese rasche Wirkung geben?

Kreuzer, Göttingen:
Ich kann Ihnen diesen Einzelfall nicht erklären. Ich kann Ihnen nur etwas über die Vorstellungen sagen, unter denen wir Heparin beim frischen Myokardinfarkt propagieren. Zahlreiche Akutuntersuchungen haben gezeigt, daß Myokardinfarkte eintreten können, ohne daß das Gefäß komplett verschlossen ist. Infarkte können auch bei Gefäßen eintreten, die verschlos-

sen sind, spontan wieder etwas reperfundiert werden, sich wieder verschließen, nochmals aufgehen, und bei denen erst nach einer längeren Zeit der bleibende thrombotische Verschluß eintritt. Aufgrund dieser Erkenntnisse sind wir heute der Meinung, daß — ähnlich wie bei der großen Lungenembolie — möglicherweise schon der Ersttherapeut mit 10 000 Einheiten Heparin den endgültigen thrombotischen Verschluß verhindern könnte. Diese Vorstellung ist auch durch eigene Untersuchungen relativ gut abgesichert. Ob dies aber Ihren Fall erklärt, wage ich zu bezweifeln.

Lindner, Ulm:
Bis zu welchem pH-Wert — Normoventilation vorausgesetzt, d. h. bei einem arteriellen CO_2-Partialdruck zwischen 35 und 40 mm Hg — kann die metabolische Azidose beim akuten Herz-Kreislauf-Versagen als biologischer Kompensationsmechanismus verstanden werden?

Kreuzer, Göttingen:
Das weiß ich nicht. Herr *Schuster,* können Sie dazu etwas sagen?

Schuster, Hildesheim:
Ich glaube nicht, daß die Azidose einen Kompensationsmechanismus darstellt. Wahrscheinlich wird man sagen müssen, daß die Azidose, woher auch immer sie kommt, bis zu einem gewissen Grad kompensiert werden kann. Die Sequenz ist: erst Minderperfusion, dann Azidose; diese Azidose kann bis zu einem gewissen Grade gut kompensiert werden und bedarf dann keiner Behandlung, weil, wie wir schon gehört haben, die Gefahr der Überbehandlung besteht. Bei den kardiozirkulatorischen Zuständen liegt der in dieser Hinsicht kritische pH-Wert meiner Meinung nach bei 7,25 – 7,28.

Lindner, Ulm:
Aber bei Normoventilation würde das doch bedeuten, daß die Basenabweichung durchaus −5 bis −10 ist?

Schuster, Hildesheim:
Ja, das ist richtig.

Lindner, Ulm:
Kann nicht bei einem kardiogenen Schock eine kontinuierliche Überdruckbeatmung, eine Überdruckbeatmung mit PEEP, positive Effekte auf die Hämodynamik haben?

Kreuzer, Göttingen:
Schon in den zwanziger Jahren gab es Bemühungen der Glasgower Arbeitsgruppe, durch hyperbare Oxygenation — ich komme gleich auf die Überdruckbeatmung zurück — im kardiogenen Schock oder Infarkt etwas zu erreichen. Alle diese Versuche sind wegen der begleitenden Vasokonstriktion fehlgeschlagen. Ich habe Schwierigkeiten, mir vorzustellen, was Sie im kardiogenen Schock durch die Überdruckbeatmung mit PEEP erreichen wollen, es sei denn, daß — wie ich gezeigt habe — bestimmte Abfälle von pO_2 und pCO_2-Anstiege vorliegen. Ich gehe aber davon aus, daß Ihre Frage auf die Hämodynamik abzielt.

Linder, Ulm:
Ja!

Kreuzer, Göttingen:
Da sind mir eigentlich nur Untersuchungen bei normalen Patienten bekannt, in denen es unter Erhöhung des endexspiratorischen Drucks zu einem Abfall des cardiac output kommt. Ich weiß nicht, wie Sie den kardiogenen Schock durch diese Maßnahme bessern wollen.

Lindner, Ulm:
Es wäre doch vorstellbar, daß die PEEP-Beatmung ähnlich wirkt, wie die Infusion von Nitroderivaten; die Vorlast könnte damit reduziert werden.

Kreuzer, Göttingen:
Dann würde ich mich schon für die konventionelle Methode des Nitroglyzerins entscheiden!

Kettler, Göttingen:
Theoretisch ist denkbar, was Sie gesagt haben, Herr *Lindner*. Über Auswirkungen der Beatmung auf die Ventrikeldynamik gibt es insbesondere von *Laver* sehr ausgiebige Untersuchungen. Meine Erfahrung ist die: Reduzierte Pumpleistung des Herzens — bei der koronaren Herzkrankheit meistens ja auch von der rechten Seite oder häufig kombiniert — und ein erhöhter PEEP führen sehr häufig zur Verschlechterung der Pumpleistung und zwar durch Erhöhung des intrathorakalen Druckes.

Schuster, Hildesheim:
Ich glaube, man hätte die Frage anders stellen sollen: Wenn ich es richtig sehe, ist der Sinn des PEEP bei diesen Zuständen pulmonal ausgerichtet. Wir wissen, daß das kardiale Lungenödem ähnliche Lungenveränderungen macht wie das nichtkardiale Lungenödem. Darauf zielt der PEEP, und die Frage ist: Wann darf ich zum Nutzen der Lunge mit PEEP beginnen? Hier waren wir früher sehr strikt und haben gesagt, daß diese Zustände des kardiogenen Schocks mit niedrigem Herzzeitvolumen die Anwendung von PEEP verbieten. Wir haben aber gelernt, daß man dies nicht mehr ganz so streng sehen kann. Es gibt Fälle, in denen der Pulmonalkapillardruck sehr hoch ist, so daß man relativ frühzeitig mit PEEP beginnen kann. Ich sehe die Sequenz folgendermaßen: Man muß den Patienten zunächst hämodynamisch stabilisieren und dazu ist PEEP sicher kein Mittel; wenn er aber hämodynamisch stabilisiert und beatmet ist, kann man aus pulmonalen Gründen vorsichtig mit PEEP beginnen.

Hannauske, Hannover:
Herr *Kreuzer*, wie bewerten Sie die Gabe von Acetylsalicylsäure, gegebenenfalls in Kombination mit Dipyridamol beim anhaltenden Infarktschmerz? Das ist eine Kombination, die in englischsprachigen Zeitschriften in letzter Zeit diskutiert und empfohlen wird.

Kreuzer, Göttingen:
Aber doch nicht zur Beseitigung des Infarktschmerzes?

Hannauske, Hannover:
Doch zur Beseitigung und Verhinderung einer weiteren Thrombosierung, die als Grund für den anhaltenden Infarktschmerz angesehen wird.

Kreuzer, Göttingen:
Es gibt in der Tat aus der letzten Zeit Arbeiten, die sich mit der Kombination von Acetylsali-

cylsäure und Dipyridamol beschäftigen, die uns in Deutschland als Asasantin® geläufig ist. Das hat aber nichts mit unserer akuten Situation zu tun, sondern mit der Verhinderung von Reinfarkten bei schon bekannter koronarer Herzkrankheit und bei Patienten, die bereits einen Infarkt hinter sich haben. Wenn man diesen Arbeiten glauben will, ist es in der Tat sinnvoll, in der Zukunft solche Thrombozytenaggregationshemmer zu geben, wobei das Problem der Dosierung speziell für die Acetylsalicylsäure noch völlig offen ist. Die Arbeit von 1983 aus dem New England Journal of Medicine ist zu dem Ergebnis gekommen, daß 0,375/die genügen würden. Wir sind in Deutschland ganz andere Dosierungen gewöhnt, obwohl schon immer darauf hingewiesen wurde, daß beim Eingriff in das Prostaglandinsystem durch so hohe Gaben, wie wir sie zu geben gewohnt sind, möglicherweise auch die Thromboxansynthese stimuliert werden könnte, was unerwünscht ist. Meiner Meinung nach kann man, über diese ersten Arbeiten hinaus, vorläufig nicht sagen, daß jeder Patient mit einer koronaren Herzkrankheit einen Thrombozytenaggregationshemmer haben müßte. Dazu sind weitere Studien sicher notwendig.

Unseld, Donaueschingen:
Tritt die Vasokostriktion unter der Sauerstofftherapie wirklich auch in der Herzmuskulatur auf? Es ist bekannt, daß es in anderen Gefäßgebieten sehr wohl zur Vasokonstriktion kommt. Betrifft dies wirklich die Herzmuskulatur genauso wie die Skelettmuskulatur?

Kreuzer, Göttingen:
Zunächst ist der mittlere arterielle Widerstand betroffen. Natürlich haben wir bei einem reduzierten Herzzeitvolumen ohnedies eine Vasokonstriktion als Kompensationsmechanismus. Wenn es nun zu einer weiteren Vasokonstriktion unter der Erhöhung des arteriellen O_2-Angebots kommt, ist das sicher sauerstoffverbrauchssteigernd für das Myokard. Soweit ich weiß, sind auch Untersuchungen an Tieren gemacht worden, bei denen eine Konstriktion der Koronargefäße unter diesen Konditionen nachgewiesen wurde.

Klocke, Grevenbroich:
Die skandinavische Betablocker-Studie hat in Göteborg sehr ermutigende Ergebnisse gezeigt. Danach können in der Frühphase eingesetzte Betablocker durchaus die Mortalität senken. Was sagen Sie dazu?

Kreuzer, Göttingen:
Ich habe mich bemüht, in meinem Vortrag zum Ausdruck zu bringen, daß ich derzeit zwei Substanzgruppen in der Diskussion sehe, um sie für die allgemeine Anwendung freizugeben. Es sind dies einmal die Beta-Sympathikolytika, zum anderen die Kalziumantagonisten. Bis heute ist noch völlig offen, ob die Kalziumantagonisten nicht möglicherweise den Betablockern den Rang ablaufen, weil sie im Einsatz nicht so kritisch gesehen werden müssen wie die Betablocker. Sie werden sich, wenn Sie die Göteborger Studie von *Hjalmarson* zitieren, sicher auch daran erinnern, daß *Hjalmarson* sehr klare Kriterien für die Verabreichung von Betablockern hat. Diese Kriterien sind sehr wichtig, und nicht umsonst gehört *Hjalmarson* zu denjenigen, die erstaunlich wenig Zwischenfälle gesehen haben. Es gibt andere Gruppen, die beim frischen Myokardinfarkt ähnliches versucht und sehr viel mehr dramatische Zwischenfälle gesehen haben, auch bei strengen Auswahlkriterien.
Natürlich ist es keine Frage, daß es unter der Gabe von Betablockern beim frischen Myokardinfarkt zu einem Anstieg des enddiastolischen Druckes kommt und zu einem Abfall der

Ejektionsfraktion. Bis heute ist eigentlich nicht gut bewiesen, ob, was man an Verschlechterung der Hämodynamik in Kauf nimmt, durch den Gewinn der Frequenzsenkung und der Sauerstoffverbrauchsminderung bei geringerer Kontraktilität überkompensiert wird. Trotz der positiven Göteborger Studie ist diese Frage noch nicht einheitlich entschieden. Daher kann man heute niemandem, schon gar nicht dem Notarzt, empfehlen, ein Beta-Sympathikolytikum fast routinemäßig einzusetzen.

Klocke, Grevenbroich:
Zeigt nicht die Boston-Studie, daß die Frühmortalität gerade bei Verwendung hochdosierter Kalziumantagonisten höher ist?

Kreuzer, Göttingen:
Es hängt sehr davon ab, was man mit Betablockern oder Kalziumantagonisten erreichen will. Versuche, allein durch diese Maßnahmen Mortalitäten zu senken und Infarktareale vor dem Untergang zu bewahren, scheinen mir falsch zu sein. Ich habe versucht zu zeigen, daß alle diese Maßnahmen zur Sauerstoffverbrauchssenkung, seien es Nitroglyzerin, Beta-Sympathikolytika oder Kalziumantagonisten, nur protrahierend auf die Infarktentwicklung wirken. Anders formuliert: Die Enttäuschung über alle diese infarktbegrenzenden pharmakologischen Verfahren beruht darauf, daß an diese Verfahren der Versuch der O_2-Angebotssteigerung im Sinne einer Reperfusion nicht angeschlossen worden ist. Daher bin ich der Meinung, daß diese Maßnahmen nur sinnvoll sind, wenn es gelingt, ein Verfahren auszuarbeiten, das breit anwendbar ist und Reperfusionsmöglichkeiten schafft. Im anderen Fall protrahiert man nur die Entwicklung des Infarkts. Im Endeffekt wird der Infarkt genauso groß, und er hat dann dementsprechend die gleichen Folgen, als wenn nichts getan worden wäre.

Hirschauer, Bad Mergentheim:
Ich bin über Ihre Zurückhaltung bezüglich des Morphiums überrascht gewesen. Schließlich haben wir doch von den Internisten gelernt, daß Morphium das Analgetikum mit der geringsten Wirkung auf Myokard und Kreislauf ist. Vom Fortral® wird gesagt, daß es den Pulmonalisdruck erhöht. Stimmt das und ist es dann für die Frühphase des Schmerzes nicht ungeeignet?

Kreuzer, Göttingen:
Unsere Zurückhaltung gegenüber Opiaten oder starken Analgetika basiert nicht auf gefürchteten Nebenwirkungen dieser Substanzen sondern auf Überlegungen ähnlich wie beim akuten Abdomen. Wenn wir uns für aggressive Therapiemaßnahmen beim frischen Myokardinfarkt entscheiden, ist ein entscheidendes Kriterium für uns, ob der Patient noch symptomatisch ist, d. h. ob er noch Schmerzen hat. Bringt man ihn – und das ist ähnlich wie beim akuten Abdomen – mit Opiaten in einen Zustand, von dem sich nicht mehr sagen läßt, ob die Schmerzfreiheit durch therapeutische Maßnahmen oder Heilmaßnahmen des Organismus zustandegekommen ist, oder ob es sich um eine Opiatfolge handelt, dann kann man auch nicht mehr entscheiden, ob es noch sinnvoll ist, zu reperfundieren und zu revaskularisieren. Daher tasten wir uns immer über Diazepam an die Geschichte heran.
Das Fortral® ist vor vielen Jahren in einer Gemeinschaftsstudie hämodynamisch untersucht worden, und es ist ihm nachgesagt worden, daß es auf dem Boden von Steigerungen des linksventrikulären enddiastolischen Druckes Pulmonaldrucksteigerungen verursache. Die Mehrzahl derer, die es beim frischen Myokardinfarkt hämodynamisch untersucht haben, haben bei

unveränderten Pulmonalkapillardrucken gelegentlich diskrete Steigerungen im kleinen Kreislauf gesehen. Dies ist damals mehrheitlich als Vasoaktivität der Substanz im kleinen Kreislauf gedeutet worden. Es hat niemand zweifelsfrei zeigen können, daß Fortral® negativ inotrop wirkt und den linksventrikulären enddiastolischen Druck steigert, auch wenn das immer wieder diskutiert worden ist.

Kettler, Göttingen:
Ich möchte mich hier einmal von der Seite der Anästhesiologie einmischen und als alter Opiatfreund sagen, daß keine Übereinstimmung zwischen uns erzielt werden kann, weil Herr *Kreuzer* andere Patienten hat. Herr *Kreuzer* ist nicht dran interessiert, eine totale Analgesie zu machen. Dagegen haben wir in der Anästhesie, auch bei Herzpatienten, eine völlig andere Situation vorliegen. Wir sind daran interessiert, einen Patienten unter dem Streß einer auf ihn zukommenden Operationsbedingung oder einer Intensivbedingung total analgetisch zu machen.

Hirschauer, Bad Mergentheim:
Mir scheint dies weniger eine Frage des Analgetikums als vielmehr der Dosierung zu sein. Man kann mit Temgesic® und Fortral® in entsprechend hoher Dosierung ebenfalls eine komplette Schmerz- und Symptomfreiheit erzielen. Ich vermißte einen Hinweis darauf, daß alle diese Dinge auf keinen Fall intramuskulär gegeben werden sollten, wegen der weiteren Therapie mit Streptokinase. Zumindest in unserem Einzugsbereich ist es noch eine große Crux, daß durch den Erstbehandelnden intramuskulär injiziert wird. Darauf sollte von Ihrer Seite in einer allgemeinmedizinischen Zeitschrift noch einmal mit entsprechendem Nachdruck eingegangen werden.

Kreuzer, Göttingen:
Ich stimme Ihnen völlig zu. Ich kann nur für mich in Anspruch nehmen, daß ich versucht habe, in 30 Minuten die halbe Kardiologie zu besprechen. Vielleicht hätte ich doch drei Viertel der Kardiologie in dieser Zeit schaffen müssen.

Grosse, Berlin:
Ist es möglich, aus der Gemeinschaftsstudie zur Fibrinolyse eine Trendinformation über die Effektivität zu erhalten?

Kreuzer, Göttingen:
Sie spielen hier sicher auf die ISAM-Studie an. Es handelt sich dabei um eine multizentrische randomisierte Studie, die klären soll, ob die systemische fibrinolytische Therapie der konventionellen Therapie vorzuziehen ist. Das Erfolgskriterium der Studie ist die Mortalität. Vielleicht kann man als Zwischenbilanz ausgeben, daß die Studie um ein weiteres Jahr verlängert ist, um die Patientenzahl zu erhöhen, da das bisherige Ergebnis nicht ganz eindeutig war. Im ersten Berichtsjahr sind die erwarteten Unterschiede nicht in dem Umfang aufgetreten, den man erhofft hatte. Dies hängt wie so häufig damit zusammen, daß die Mortalität der Vergleichsgruppe sehr viel kleiner war als erwartet.

Grosse, Berlin:
Welches sind die Gründe dafür, daß Sie das Dopamin gegenüber den Dobutamin so sehr favorisieren. Warum berücksichtigen Sie nicht die Vorteile, also die fehlende Drucksteigerung

im kleinen Kreislauf, den niedrigeren Frequenzanstieg und die bessere O_2-Bilanz gegenüber dem Dopamin?

Kreuzer, Göttingen:
Für meinen Geschmack wird das Dobutamin gegenüber dem Dopamin zu sehr in den Vordergrund gespielt. Im Gegensatz zum Dobutamin bewirkt nämlich Dopamin etwas an der Niere, das wir bei mangelnder Ausscheidung und zunehmender kardialer pulmonaler Stauung als etwas sehr Wichtiges ansehen. Unter diesem Aspekt scheint mir das Dopamin nach wie vor eine wichtige Substanz zu sein. Ich habe Bilder gezeigt, wo ich von einer Dosierung Dopamin: Dobutamin im Verhältnis 1:1 ausgegangen bin. Es kann selbstverständlich Fälle geben, wo man aus Frequenzgründen und anderen Gründen bei guter Ausscheidung isoliert Dobutamin gibt; aber das sind vielleicht Differenzierungen, die man in 30 Minuten nicht machen kann.

Große-Ophoff, Berlin:
Die positiven renalen und mesenterialen Perfusionseinflüsse sind in niedrigen Dosierungen zu erwarten. Ein Dopamin:Dobutamin-Verhältnis von 1:1 impliziert daher, daß man relativ zu hohe Dopamindosen mit notwendigen Dobutamindosen verbindet.

Kreuzer, Göttingen:
Daß dies alles an die Beta-Stimulation gebunden ist, und daß man nicht in den Bereich der Alpha-Stimulation kommen darf, setze ich als Primärwissen voraus.

Große-Ophoff, Köln:
Ich habe noch eine kurze Frage an Herrn *Schuster*. Ich habe einmal den Fall erlebt, daß ein junger Mann mit schwerem Schädel-Hirn-Trauma unter eigentlich stabilen Operations- und Anästhesiebedingungen ohne erkennbare Ursache plötzlich Kammerflattern mit sehr schnellem Übergang in Kammerflimmern gezeigt hat. Die übliche Therapie, Defibrillation und Lidocain, war nicht erfolgreich. Dann habe ich Alupent® eingesetzt und praktisch mit Wirkungseintritt des Medikaments bekam ich einen stabilen Sinusrhythmus mit ausreichend hohen Blutdruckwerten über den Rest der Operation und Intensivtherapie. Haben Sie dafür eine Erklärung?

Schuster, Göttingen:
Nein, um es gleich vorweg zu sagen. Die extrakardialen Ursachen auf die Elektrophysiologie des Herzens, auf das EKG, betreffen überwiegend Endstreckenveränderungen, sicher aber auch Rhythmusprobleme. Es scheint ziemlich klar zu sein, daß das Arrhythmieproblem auch ein Problem des vegetativen Grundtonus des Herzens ist, also von Vagotonie oder Sympathikotonie. So erkläre ich mir, warum durchaus auch bei gesundem Herzen schwere Hirntraumata maligne Herzrhythmusstörungen auslösen können.
Warum nach allen vorausgegangenen Versuchen plötzlich Alupent® gewirkt hat, weiß ich nicht. Wir wissen, daß es selbstlimitiertes Kammerflimmern gibt, ganz sicher über kurze Phasen, offenbar aber auch über längere Phasen. Es läßt sich also nicht entscheiden, ob es sich in einem solchen Fall um ein langanhaltendes, dann aber selbstlimitiertes Kammerflimmern handelte, oder ob das Orciprenalin doch in irgendeiner Weise gewirkt hat. Zumindest aus den Antworten, bei denen ich selbst beteiligt gewesen bin, werden Sie entnehmen können, daß zwar das Adrenalin den ersten Platz in der kardiopulmonalen Reanimation hat, daß aber nach

wie vor der reanimierende Arzt, wenn aus irgendwelchen Gründen das Adrenalin nicht zum Erfolg führt, durchaus auf das Orciprenalin übergehen soll. Was Sie gesagt haben ist ein Fall, der diese Ansicht stützt.

Einige Aspekte eines großstädtischen Reanimationsprojektes: das „Rotterdam-Projekt"

Von H. N. Hart

Bevor ich auf das Thema eingehe, das vorzutragen ich eingeladen bin, muß ich zunächst einige allgemeine Informationen über die integrierte Handlungsweise der Fürsorge für akute Herzpatienten in der prähospitalen Phase in Rotterdam geben, innerhalb der das Reanimationsprojekt für Laien einen Teil ausmacht. Rotterdam ist die zweitgrößte Stadt Hollands, die größte Hafenstadt der Welt. Die Einwohnerzahl beträgt gut eine halbe Million. Die Gesundheitsfürsorge ist in Holland stark auf den Hausarzt konzentriert. Außer bei Unfällen außer Haus, wendet sich ein Patient immer erst an seinen Hausarzt, der – zusammen mit dem Patienten – Entscheidungen trifft hinsichtlich Krankenhausaufnahme und eines eventuellen Krankenwagentransports.

Die Hilfeleistungskette für Patienten mit einem akuten Herzgefäßleiden ist aus fünf Gliedern aufgebaut: den Umstehenden beim Unwohlwerden eines Patienten, dem benachrichtigten Hausarzt, dem Krankenwagenpersonal, dem Krankenhauspersonal und den Hilfeleistenden in der Nachpflegephase. Ein holländisches Sprichwort sagt: „Eine Kette ist nun einmal so stark wie ihr schwächstes Glied". Bei der Beurteilung dieser Hilfeleistungskette muß jedes Glied auf Zweckmäßigkeit geprüft und womöglich verstärkt und angepaßt werden. In meinem Vortrag werde ich besonders auf die Hilfe eingehen, die in der prähospitalen Phase durch nicht medizinisch Geschulte geleistet wird.

Alle Anstrengungen auf dem Gebiet der Herzüberwachung, besonders die, die auf die Folgen eines akuten Kreislaufstillstandes gerichtet sind, werden im allgemeinen erst dann optimal erachtet, wenn es möglich ist, den Patienten innerhalb weniger Minuten unter verantwortliche Aufsicht zu bekommen. Um das zu erreichen, darf keine einzige Verzögerung entstehen beim Entschluß, das medizinische Hilfeleistungssystem zu alarmieren und tatsächlich zu gebrauchen.

Das erfordert schnelles Erkennen des Krankheitsbildes durch den Laien, den Arzt und das Krankenwagenpersonal, keine Verzögerung beim Transport, notwendige Behandlung und Aufnahme auf der richtigen Station im Krankenhaus. Wichtig sind also nicht nur die therapeutischen Möglichkeiten und Mittel, sondern besonders die Geschwindigkeit, mit der diese geboten werden.

Die gefährlichste Verzögerung verursacht leider noch stets der Patient selbst. Aus allerlei Gründen wartet er mit dem Anruf auf Hilfe. Eine zweite Verzögerung entsteht – ungewollt – beim Hausarzt oder seinem Stellvertreter. Die Verzögerung, die der Krankenwagendienst maximal verursachen darf, bevor er den Patienten erreicht, ist in Holland seit einigen Jahren durch gesetzliche Vorschrift auf 15 Minuten festgelegt. In Rotterdam beträgt die durchschnittliche Anfahrtszeit übrigens nur 8 Minuten.

Die integrierte Handlungsweise bei der Herzüberwachung in der prähospitalen Phase besteht in Rotterdam aus den folgenden drei Komponenten:
Krankenwagen mit gut ausgebildeten Krankenpflegern,
eine Meldezentrale mit Mobilophonverbindung mit allen Krankenwagen und Hilfeleistung vor Ankunft des Krankenwagens.

Rotterdam verfügt über ungefähr 40 Krankenwagen, wovon die Hälfte dem städtischen Gesundheitsamt gehört. Die städtischen Krankenwagen werden ausschließlich für Eilaufgaben eingesetzt. Alle diese Krankenwagen sind unter anderem mit Herzüberwachungsgeräten, einem EKG-Gerät und einem Defibrillator ausgerüstet; sie sind mit speziell ausgebildeten Krankenpflegern besetzt, die bei kardialen Eilfällen vor und während des Transports zum Krankenhaus eine zentrale Rolle spielen. Diese Krankenpfleger haben eine sechsjährige Krankenhausausbildung hinter sich und bekommen obendrein einen Applikationskurs für Krankentransportaufgaben und die Behandlung von kardialen Eilfällen.

Ein Krankentransportpfleger des Rotterdamer Gesundheitsamts sieht jährlich mehr als 30 Fälle mit einem akuten Myokardinfarkt, im Gegensatz zu einem Hausarzt, der trotz seiner zentralen Rolle, nur ungefähr vier solcher Fälle zu sehen bekommt. Das ist einer der Gründe, weshalb wir seit ungefähr zehn Jahren die prähospitale Herzüberwachung dem Krankenwagenpersonal anvertrauen.

Um eine einheitliche Vorgehensweise zu garantieren, wurden durch die Rotterdamer Kardiologen Richtlinien für Hausärzte und Krankentransportpfleger aufgestellt, die gut befolgt werden. Wenn der Hausarzt einen Myokardinfarkt vermutet, füllt er den für ihn vorgesehenen Teil eines dafür vorbereiteten Formulars aus, das der Krankentransportpfleger mit relevanten Daten aus der Transportperiode ergänzt. Auf diese Weise ist der Spezialist von Beginn der Behandlung an genau informiert und hat Einsicht in ein Kardiogramm, das bei jedem Kardialpatienten während des Tranport gemacht wird.

Der Hausarzt und das Krankenwagenpersonal entscheiden unter anderem an Hand des Kardiogramms, welche Hilfe während des Transports geleistet werden soll. Die Pfleger sind ausgebildet, um Rhythmusabweichungen erkennen und, wenn kein Hausarzt zugegen ist, diese gemäß „standing written orders" behandeln zu können, indem sie beispielsweise Lidocain, Atropin, Thalamonal oder Furosemid intravenös zu spritzen. Die Eilbehandlung kann auch aus Herzmassage, Sauerstoffverabreichung, Intubation, Anlegen einer intravenösen Infusion oder Defibrillation bestehen. Das Handeln des Krankenwagenpersonals wird von einem Arzt täglich auf Richtigkeit und Zweckmäßigkeit überprüft.

Die Meldezentrale, bei der alle Anfragen nach Krankentransporten einlaufen und die ebenfalls mit Krankenpflegern besetzt ist, koordiniert die Aufnahme in das am nächsten gelegene CCU-Bett per Mobilophon. Rotterdam verfügt über 58 CCU-Betten in acht Krankenhäusern. Das Gesundheitsamt führt die zentrale Registratur über die Belegung der Betten. Dreimal pro Tag werden die Veränderungen registriert, während die Diagnose bei Entlassung, Überführung oder Tod hinzugefügt wird.

Die Hausärzte verfügen über eine geheime Telefonnummer der Meldezentrale, die ausschließlich Herzinfarkt-Meldungen vorbehalten ist, wodurch unnötige Verzögerungen vermieden werden. Auch die ‚high-risk"-Patienten verfügen über eine geheime Telefonnummer der Meldezentrale. Diese Nummer wird den Patienten vom Spezialisten in Zusammenarbeit mit dem Hausarzt zur Verfügung gestellt, wenn sie das für nötig halten. Ihr Zweck ist, daß der Patient bei Wiederholung seiner kardialen Beschwerden direkt einen Krankenwagen rufen kann, ohne erst seinen Hausarzt benachrichtigen zu müssen, wodurch man den sogenannten

„doctor delay" ausschaltet. Dieses System wird auch „free call" genannt. Alle Daten und die Berichte dieser Patientengruppe werden in einem Register festgelegt.

Das schwächste Glied der Hilfeleistungskette ist das erste, die Hilfe durch Laien vor der Ankunft des Krankenwagens und/oder des Hausarztes. Die einzige Behandlung, die bei Kreislaufstillstand bisher sinnvoll erscheint, ist Herzmassage und Beatmung. Weil Laien – Familienmitglieder, Kollegen, Umstehende – früher zur Stelle sein werden als medizinisch oder paramedizinisch Hilfeleistende, ist in Rotterdam diese Hilfemöglichkeit verstärkt worden. Im September 1979 wurde mit Unterstützung der Stadt eine Stiftung ins Leben gerufen, die die Aufgabe hat, möglichst vielen Rotterdamer Bürgern die Technik der elementaren Reanimation beizubringen. Dabei ist vor allem an bestimmte große Bevölkerungsgruppen gedacht, die durch ihre Arbeit mit vielen Mitmenschen in Kontakt kommen. Gut zwanzig Ausbilder des Krankenwagenpersonals stehen zur Verfügung, um die drei Stunden dauernden Kurse mit maximal 15 Teilnehmern durchzuführen.

Was sind nun die Resultate, die wir in den Jahren 1981 bis 1983 erzielt haben? In diesen Jahren wurden ungefähr 11 000 Krankentransporte für Patienten angefordert, die vermutlich einen Herzinfarkt hatten und bei denen hinterher bei fast 45 Prozent ein Herzinfarkt bestätigt werden konnte. Von dieser Gruppe mußten 419 Patienten durch das Krankenwagenpersonal reanimiert werden, also etwa 11 Prozent. Von diesen 419 reanimierten Patienten wurden 170 (40,6 %) stationär aufgenommen und 106 (25,3 %) entlassen (Abb. 1).

Die Zahl der Rotterdamer, die durch die genannte Stiftung seit deren Gründung im September 1979 in der Reanimationstechnik ausgebidet werden konnten, betrug am 1. Januar 1984 fast 20 000, während fast 3000 Teilnehmer einen Wiederholungskurs besuchten, eine Möglichkeit, die seit 1982 besteht.

Wichtig für unsere Auswertung ist natürlich die Frage, wie oft aus dieser Einwohnergruppe initiierende Arbeit bei den genannten Reanimationen durch das Krankenwagenpersonal geleistet wurde. Innerhalb der drei Jahre stellte sich heraus, daß einundachtzigmal ein Laie mit

Abb. 1

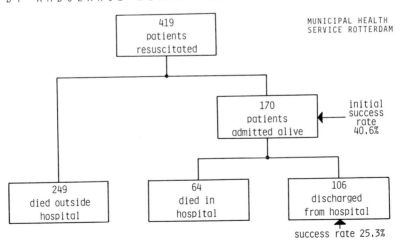

der Reanimation begonnen hatte; 19,3 Prozent aller Reanimationen (Abb. 2). In den letzten drei Jahren konnten von diesen 81 durch Laien reanimierten Patienten 22 (27 %) mit einem wiederhergestellten Kreislauf in ein Krankenhaus aufgenommen werden und schließlich 12 (14,8 %) in die Gesellschaft zurückkehren. In Abbildung 3 sind die Resultate, getrennt nach den Jahren 1981, 1982 und 1983 und danach, ob die Reanimationsversuche vom Krankenwagenpersonal oder von Laien begonnen wurden, aufgeführt.

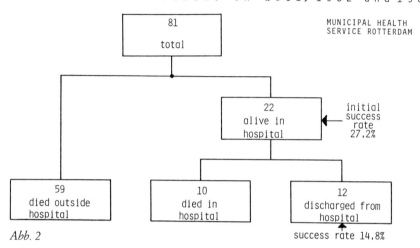

Abb. 2

Bei der Beurteilung der Resultate stoßen wir sofort auf eine Schwierigkeit, nicht zu wissen, wieviel Patienten in Rotterdam jährlich für Reanimationen in Betracht kommen. Eine Berechnung von *Eisenberg* und Mitarbeitern in Seattle (USA), einer Hafenstadt mit ebensoviel Einwohnern wie Rotterdam und mit einem vergleichbaren Bevölkerungsaufbau und ebensolcher Infrastruktur, spricht von 600 bis 800 Patienten pro Jahr mit einem Kreislaufstillstand und es stellte sich heraus, daß das 81,4 Prozent aller akut Verstorbenen entsprach. Diese Zahlen stimmen einigermaßen mit unseren Ergebnissen überein. Aufgrund dieser Schätzung kann die Erfolgsquote unserer Reanimationsinstruktionen für Laien insgesamt als sehr gering beurteilt werden.

Doch nur ein Teil der Todesfälle durch akuten Kreislaufstillstand ereignet sich an Orten und unter Umständen, bei denen geschultes Personal anwesend sein kann. Um dies festzustellen, haben wir eine Stichprobe aus den Todesfällen in Rotterdam untersucht (Tab. 1). In dieser Tabelle ist die geschätzte Anzahl plötzlicher Todesfälle (innerhalb einer halben Stunde) nach Ort und Zeugen aufgeführt.

Die Anzahl plötzlicher Todesfälle „außer Haus" ist niedrig, aber muß aus Sicht der Gruppe „Krankenwagen/Krankenhaus" etwas korrigiert werden, da in einer Reihe von Fällen der Tod, der außer Haus stattfand, erst im Krankenhaus definitv festgestellt wurde. Die Gruppe der plötzlichen Todesfälle „Zuhause" kann – entsprechend der genannten Korrektur – auf ungefähr 75 Prozent geschätzt werden, ein Prozentsatz, den wir auch anderswo in der Literatur finden. In dieser Gruppe fällt auf, daß Mitbewohner des Hauses relativ oft anwesend sind.

Abb. 3

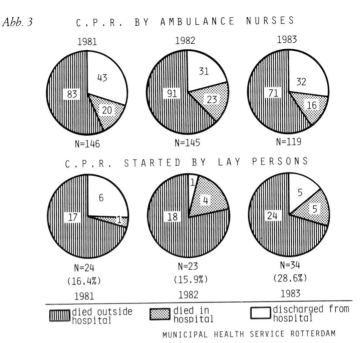

Das Auffallendste an den von uns erwähnten Resultaten ist die geringe Zunahme der Zahl der Reanimationen durch Laien im Verhältnis zu der großen Steigerung der Zahl der Laien, die die Reanimationskurse besucht haben und deshalb imstande sein müßten, eine Reanimation praktisch durchzuführen (Tab. 2). Das ist bedauerlich, kann aber auch durch statistische Schwankungen und einem unterschiedlichen Erfolg beim Ermitteln und Identifizieren der Laien-Reanimatoren verursacht sein. Um diesen beiden Einflüsse möglichst auszuscheiden,

Tab. 1: Maximum estimated annual numbers of sudden deaths ($t \leq 29$ minutes), excluding violence/accidents in Rotterdam City

Witnesses Place	medics, paramedics	partners, relatives, house-mates	passers by, neighbours others	none	Total
home, other house	179	342	16	65	602
street, work, public space, hotel, etc.	16	33	16	33	98
ambulance, hospital, health institution	505	33	49	131	718
Total	700	408	81	229	1418

wurde jedem Teilnehmer, der in der Zeit von Juni 1979 bis Juni 1981 einen Kurs besucht hatte, ungefähr ein Jahr danach ein Fragebogen zugesandt, in dem die wichtigste Frage war, ob der Teilnehmer im vergangenen Jahr selbst eine Reanimation durchgeführt habe. In diesem Fall wurde mit dem Reanimator ein persönliches Interview geführt (Abb. 4).

Von den beinah 8000 Fragebögen, die verschickt worden waren, kamen 67 % beantwortet zurück. Die Auswertung ergab, daß 99 Personen reanimiert hatten und es konnten für 91 Patienten Fallstudien erstellt werden. Die Personen, die selbst reanimiert hatten, wurden mit einer systematischen Stichprobe der anderen Antworten verglichen. Aus den Resultaten dieser Untersuchung konnte geschlossen werden, daß die Zahl der Teilnehmer, die Gelerntes und Geübtes in der Praxis angewandt hat, unterschätzt wird. Wir kamen zu dem Ergebnis, daß bei 1000 Kursteilnehmer-Menschenjahren 19 Reanimationen vorgenommen wurden oder eine Reanimation auf 50 Menschenjahre kommt.

Aus den Interviews konnten wir ferner die Opfer nach Ursache des Unwohlwerdens unterteilen, und dabei zeigten sich bei 60 Prozent kardiale oder vermutlich kardiale Ursachen, bei 20 Prozent waren keine kardialen Ursachen nachweisbar. Die letztgenannte Gruppe setzt sich aus Ertrinken, elektrischen Schlägen, Ersticken (Erwürgen) und übermäßigem Rauschgift- (und Medikamenten-)Gebrauch zusammen. Bei 20 Prozent der Opfer war die Ursache des Unwohlwerdens unbekannt. Auf der Basis unserer Befunde konnten wir für 1982 ungefähr 250 Reanimationen durch Laien erwarten, wovon mindestens 150 Patienten eine voraussichtliche kardiale Ursache und 50 Patienten sicher keine kardiale Ursache aufweisen dürften. Auch der Art der Hilfe wurde nachgegangen (Tab. 3).

	1979	1980	1981	1982	1983
Total in CPR instructed lay persons	1800	5900	11 300	16 600	21 500
CPR by lay persons	?	?	24	23	34

Tab. 2

Tab. 3

Nature of care	No. of victims
cardiac massage and pulmonary inflation:	
– trainee(s) initiated cardiac massage	47
– trainee(s) initiated pulm. inflation	22
– trainee(s) initiated both ways	2
– method unknown	6
	77 77
pulmonary inflation only	7
cardiac massage only	2
nature of care unknown	5
Total	91

Abb. 4   SAMPLE FRAME, SAMPLING RESULT, CASES AND CONTROLS USED.

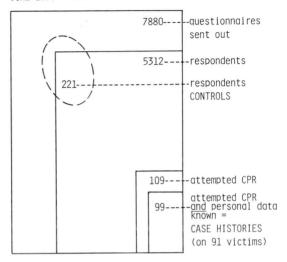

Sicher führt die durch die Kursteilnehmer erhaltene Information zu einer etwas zu hohen Zahl der Reanimationen, da eine Reihe der mit Herzmassage und/oder Beatmung behandelten Personen nur aufgrund einer falschen Indikationsstellung so behandelt worden waren, übrigens ohne ernste Folgen. Nicht in allen Fällen war bekannt, ob es sich um einen klinischen Tod handelte.

Daß uns im Jahre 1982 nur 24 durch Laien ausgeführte Reanimationen bekannt wurden, kann unter anderem durch den Tatbestand verursacht sein, daß, wenn durch Laien ohne Erfolg reanimiert wurde, wahrscheinlich besonders zuhause, kein Krankenwagen mehr gerufen wurde. Die geringe Zahl dürfte außerdem die Folge davon sein, daß die Hilfeleistenden nicht immer identifiziert werden können. Auch wir haben festgestellt, daß Patienten, die wohl einen Herzanfall hatten, jedoch keinen Kreislaufstillstand, adäquate Erste Hilfe geleistet worden ist. Für diese Gruppe der Hilfeleistenden kann gelten, daß der Reanimationskurs einen positiven Beitrag für die Hilfeleistung geliefert hat, auch wenn nicht reanimiert wurde.

In der genannten Untersuchung unter ehemaligen Kursteilnehmern sind wir auch der Frage nachgegangen, inwieweit sich die tatsächlich Hilfeleistenden von den übrigen unterscheiden. Um ein Profil der Teilnehmer zu bestimmen, untersuchte man die Wirkung einer Reihe von Variablen auf die Häufigkeit, mit der die Teilnehmer tatsächlich zur Hilfeleistung schreiten: Alter, Geschlecht, Beruf, Absolvierung eines Erste Hilfe-Kurses, Zusammenleben mit einem Herzpatienten in häuslicher Gemeinschaft. Die Häufigkeit der Hilfeleistung hängt von der Chance ab, die ein Teilnehmer hat, Zeuge des Unwohlwerdens eines Mitmenschen zu sein *und* der Wahrscheinlichkeit, daß er/sie in solchen Fällen handelt. Wir waren nicht imstande, diese beiden Einflüsse voneinander zu trennen.

professional group	relative probabilty
1. administrative/financial	1.00
2. housewives, etc.	1.10
3. medical/social	1.19
4. services/industrial	1.66
5. trade/traffic	2.10
6. education/recreation	5.45*
7. governmental	11.92*
* = deviation from unity statistically significant ($p \leq 0.01$)	

Tab. 4: Relative probabilities of professional groups resuscitating as compared to professionals in group 1 (administrative/financial)

Für die Kategorie Beruf wurde eine Einteilung in sieben Gruppen vorgenommen (Tab. 4):
Gruppe 1: Verwaltung, Finanzen, Organisation
Gruppe 2: Hausfrauen, Schüler, Pensionisten,
Gruppe 3: medizinische und soziale Berufe,
Gruppe 4: industrielle und handwerkliche Berufe,
Gruppe 5: Handel und Verkehr,
Gruppe 6: Unterrichtswesen und Rekreation,
Gruppe 7: Behörden (auch Polizei und Feuerwehr).
Weil Gruppe 1 die relativ wenigsten Reanimatoren stellt, wurden die anderen Berufsgruppen mit ihr verglichen. Aus Tabelle 5 geht hervor, daß Angehörige der letzten beiden Berufsgruppen mehr Aussicht haben, zu reanimieren als Angehörige der Gruppe 1. Für die Gruppen 6 und 7 zusammen ist die Chance 7,6 mal größer. Ferner besteht ein bedeutender Unterschied hinsichtlich der Variable Geschlecht: Ein Man hat eine dreieinhalbmal größere Chance zu reanimieren als eine Frau.

variables	Relative probability	90 % confidence interval
professionals group 6 and 7	7.60	4.63 – 12.48
male sex	3.65	2.26 – 5.89
first aid diploma	6.52	3.98 – 10.67
age $\leq$ 31 years	2.21	1.48 – 3.30
heart patient in family	0.62	0.31 – 1.25

Tab. 5: Influence of the variables on the propability of a trainee attempting C.P.R.

Ein Teilnehmer des Reanimationstrainings, der einen Erste Hilfe-Kurs absolviert hat, hat eine sechseinhalbmal größere Wahrscheinlichkeit zu helfen, als jemand, der keinen Erste Hilfe-Kurs besucht hat. Auch ist die Gruppe der Reanimatoren erheblich jünger als die der Teilnehmer in der Kontrollgruppe. Teilnehmer bis zu 31 Jahren haben sogar die doppelte Chance zu reanimieren als die älteren Teilnehmer.

Das Leben in häuslicher Gemeinschaft mit einem Herzpatienten hatte in unserer Untersuchung keinen Einfluß auf die Häufigkeit des Reanimierens. Das Interesse dieser Untersuchung war vor allem auf die Wirkung der Variable Beruf gerichtet. Hierzu haben wir den Effekt dieser Variable im Zusammenhang mit anderen Variablen betrachtet. Tatsächlich stellt sich heraus, daß der Beruf als Faktor unverändert wirkt, auch wenn die Variablen Geschlecht, Erste Hilfe-Diplom oder Alter variiert werden. Das bedeutet, daß der relativ große Beitrag der Berufsgruppen 6 und 7 nicht auf die personelle Zusammensetzung hinsichtlich Geschlecht, Alter oder Erste Hilfe-Diplom zurückzuführen ist.

Man kann daher aus der Untersuchung ableiten, daß, in Bezug auf die Reanimationsinstruktionen für Laien zugunsten der Bürger einer Stadt die Aufmerksamkeit vor allem auf die genannten Berufsgruppen gerichtet werden muß. Die Gruppe der Teilnehmer, die in ihrer direkten Umgebung täglich mit Herzgefäßleidenden umgehen, muß als eine Art Nachhut gesehen werden, die besonders den zuhause unwohl werdenden Patienten eine zusätzliche Hilfe bieten kann. So kann man an die Hausgenossen der Patienten herantreten, die in irgendeiner Form mit einer Notfallstation für Herzkranke in Kontakt gekommen sind, um sie in einer ihnen gemäßen Weise anzusprechen.

Eine Herausforderung stellen die durch Laien initiierten Reanimationsresultate dar, wie sie unter anderem aus den USA berichtet werden. Wichtig erscheint uns die Rolle, die die „Fire Brigade" (Feuerwehr) bei der Hilfeleistung in den USA spielt. Dieses Personal verfügt über eine gediegene Reanimationsausbildung. Der Vorteil des Einsatzes der „Fire Brigade" bei der Hilfeleistung beruht auf der Dezentralisation der Bereitschaftsposten, wodurch die durchschnittliche Anfahrtzeit nur drei Minuten beträgt. Dadurch, daß man die Bevölkerung außerdem gut über die allgemeine Alarm-Rufnummer informiert, ist es in Seattle beispielsweise denkbar, daß die fachkundige Hilfeleistung schon innerhalb von vier Minuten gestartet wird und die Bevölkerung selbst kaum zu reanimieren braucht. Dennoch wird die Reanimation in einem Drittel der Fälle durch einen Laien begonnen. Aber in jedem Fall beginnt die Reanimation dann, wenn die „Fire Brigade" eingetroffen ist.

Für Holland ist diese Form der Hilfeleistung durch die Feuerwehr nicht denkbar, obgleich es beispielsweise naheliegt, der Polizei einen bedeutenden Platz in der Hilfeleistungskette einzuräumen, da ihre Anfahrtzeit, in Fällen, bei denen einem Patienten auf der Straße unwohl wird, in Rotterdam nur 4,3 Minuten beträgt.

Schlußfolgerungen

Ich habe den Eindruck, daß die Mortalität eines akuten Herzanfalls außerhalb des Krankenhauses durch Einschaltung fachkundigen Krankenwagenpersonals mit optimaler Apparatur nicht mehr spektakulär fallen wird, verglichen mit dem, was in den letzten Jahren in Rotterdam erreicht worden ist. Wenn nicht mehr Patienten mit einem akuten Kreislaufstillstand durch Reanimation am Leben gehalten werden können, gerät die ganze prähospitale Hilfeleistung schon in der ersten Phase ins Stocken. Es ist daher notwendig, kritisch zu untersuchen, welche Aspekte einen Beitrag liefern können, um die Hilfeleistung in der ersten Phase zu optimieren. Ich habe dabei auf die Bedeutung verwiesen, die der Fähigkeit von Laien zur Reanimation zukommt, weil sie oft die ersten sind, die Patienten mit einem akuten Kreislaufstillstand zu Hilfe zu kommen.

Wir haben mit unserem Projekt bewiesen, daß Menschenleben gerettet werden können, wenn wir eine große Zahl von Laien in die Lage versetzen, die Symptome einer Kreislaufstörung zu erkennen, um danach adäquate Hilfe leisten zu können, während auf den Krankenwagen mit dem fachkundigen Personal gewartet wird.

Wir haben dargelegt, daß die Wahrscheinlichkeit, in die Situation zu kommen, reanimieren zu müssen, am größten für die Berufsgruppe ist, in der sich unter anderem Polizei und Feuerwehr befinden, für Personen männlichen Geschlechts, für solche, die nicht älter als 31 Jahre sind und für die, die im Besitz eines Erste Hilfe-Diploms sind. Das „Profil" des erfolgreichen Teilnehmers an Reanimationskursen ist auf diese Weise annähernd festgelegt.

Nimmt man dazu die Gruppe der Bürger, die in ihrer nächsten Umgebung täglich mit Herzgefäßleidenden zu tun haben, die sich freiwillig – weil motiviert – für einen Kurs anmelden, so ergibt das vielleicht bessere Resultate als Masseninstruktionen des Personals von Betrieben, öffentlichen Einrichtungen usw. Auf jeden Fall wissen wir, welchen Zielgruppen bei der Ausbildung Vorrang gegeben werden muß.

In Rotterdam wird jährlich in 150 Fällen durch geschulte Laien Hilfestellung bei Patienten mit einem akuten Herzanfall geleistet, von denen nur ein kleiner Teil einen Kreislaufstillstand hatte. Diese Tatsache muß auf die Reanimationskurse Auswirkungen haben. Die Aufmerksamkeit muß auf alle Ursachen des Unwohlwerdens gerichtet werden und nicht ausschließlich auf die kardiale Ursache.

Hinsichtlich der Beherrschung der Technik stellte sich wiederholt heraus, daß *ein* Kurs nicht ausreichend ist, da die Teilnehmer sich ihres Wissens noch nicht sicher sind. Das hält sie vermutlich auch zurück, das Gelernte in die Praxis umzusetzen, wenn es nötig ist. Für solche „Hilfeleistende" ist der ganze Plan, der Bevölkerung wesentliche lebensrettende Erste Hilfe zu bringen, eine verlorene Investition. Es muß daher versucht werden, einen harten Kern gut motivierter Laien aufzubauen. Bei der Ausbildung muß die Bedeutung des „feed back" unterstrichen werden.

Über jeden Reanimationsversuch müssen Informationen geliefert werden, um dem Reanimator selbst einen besseren Einblick in das eigene Handeln zu geben, aber auch, um die Kurse erforderlichenfalls anzupassen. Auch dem Krankenwagenpersonal muß die Bedeutung der Identifizierung der Laien-Reanimatoren klargemacht werden. In Rotterdam existiert dafür eine Karte, die dem Reanimator gegeben wird, und durch die er gebeten wird, mit dem Arzt des Krankenwagendienstes Kontakt aufzunehmen, damit dieser auch – wenn notwendig – dem Reanimator psychologisch beistehen kann (Abb. 5).

> Geachte hulpverlener,
> U heeft zojuist een medemens met een hartstoring eerste hulp verleend. U begrijpt dat wij op dit moment geen tijd kunnen vrijmaken om hierover nog even met u na te praten. Wij zouden het echter zeer op prijs stellen als u alsnog contact met ons zou willen opnemen. Het nummer 010 - 339933 tst 432 van de ambulancedienst van de GG en GD staat hiervoor tot uw beschikking.
> ed 238 / 6459-'80

Abb. 5

Zum Schluß noch zu der Frage, was wir unserer Hilfeleistungskette noch hinzufügen können. Dazu haben wir in Rotterdam zwei Absichten, die wir im Laufe dieses Jahres verwirklichen wollen. Erstens wollen wir im akademischen Krankenhaus der Erasmus-Universität neben einer CCU-Station einen Raum zum Selbststudium und zur praktischen Übung der Reanimation einrichten. Vorbilder eines derartigen "teaching room" bestehen schon in England und in der Schweiz. Sie sind für jeden jederzeit zugänglich. Alle Hilfsmittel – Kassetten und

Abspielapparatur für den audiovisuellen Unterricht und dergleichen – sollen zur Verfügung stehen, während Krankenpfleger der Station auf Wunsch für ergänzende Erklärungen sorgen werden. Zweitens wollen wir Hilfe per Telefon bieten. In diesem "Telefon-Reanimations-Projekt" kann der Anrufende durch den Krankenpfleger der Meldezentrale in die Lage versetzt werden, in der Zeit, in der man auf den Krankenwagen wartet, mit Hilfe telefonischer Instruktionen die Reanimation am Patienten zu beginnen (Abb. 6). Wir halten es für möglich, daß Nicht-Ausgebildete einem Patienten mit einem akuten Kreislaufstillstand Hilfe bieten können, erwarten aber auch, hierdurch ehemaligen Kursteilnehmern in diesem ersten und – wie ich zu Beginn meines Vortrages schon sagte – schwächsten Glied der Hilfeleistungskette, direkte Unterstützung geben zu können.

Abb. 6

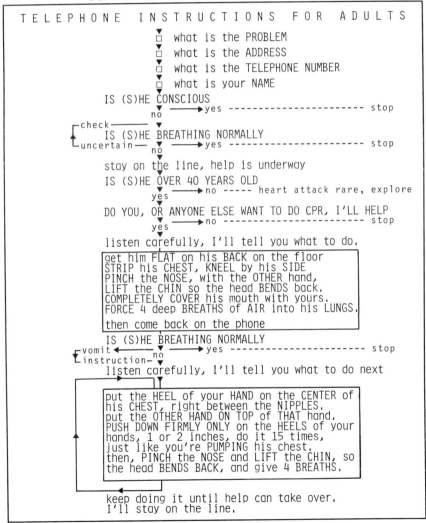

Diskussion

Kettler, Göttingen:
Meine Damen und Herren, Sie haben nun fünf Minuten Zeit, Fragen an Herrn *Hart* zu stellen. Bitte stellen Sie nur Verständnisfragen und fragen Sie nicht nach den Realisierungsmöglichkeiten eines solchen Konzepts in der Bundesrepublik. Dieses Problem wollen wir anschließend im Panel gemeinsam diskutieren.

Bechstein, Hannover:
Ich habe zwei Fragen an Herrn *Hart* bezüglich der high-risk-Patienten, die eine geheime Telefonnummer haben bzw. von dem free-call-System profitieren. Welches sind erstens die diagnostischen Kriterien, nach denen Sie Patienten als high-risk einstufen und wie erfassen Sie zweitens diese Patienten? Geschieht das systematisch z. B. über die Hausärzte oder eher zufällig?

Hart, Rotterdam:
Der Spezialist legt in Zusammenarbeit mit dem Hausarzt fest, ob der Patient eine solche Nummer bekommen soll oder nicht. Natürlich gibt es Patienten, die aus psychologischen Gründen eher keine solche Nummer bekommen sollten; diese Entscheidung ist aber, wie gesagt, eine Entscheidung des Spezialisten. Wir haben festgestellt, daß es fast keinen Fehlalarm oder falsche Telefonaktionen gibt. Wenn wir alarmiert werden, ist es Vorschrift, alle Patienten in die Ambulanz zu transportieren. Wir dürfen nicht davon ausgehen, daß es sich um eine Geringfügigkeit handeln könnte.

Ist die primäre kardiopulmonale Reanimation eine ausschließlich ärztliche Aufgabe?

Übersicht über die Entwicklung der CPR-Ausbildung in der Bundesrepublik

Von W. Reifenrath

Die primär kardiopulmonale Reanimation (CPR) wurde von *Jude* und Mitarbeitern 1961 anhand von eingehenden Untersuchungen auch im Hinblick auf eine Anwendung durch Laienhelfer dargestellt. Auslösend für Forschung und Entwicklung der CPR war der 2. Weltkrieg. Nachfolgend soll die Situation in der Bundesrepublik dargestellt werden.

1961: Einführung Herz-Lungen-Wiederbelebung in die Breitenausbildung. Die Maßnahme besteht im Beklopfen der Brustkorbvorderfläche mit der locker geballten Faust. Rhythmus anfangs 100 pro Minute dann 70 bis 80 Schläge.

1964: Einführung der modifizierten CPR in die Breitenausbildung.

1965: Gedanken zur medizinischen und diadaktischen Problematik der Herzmassage durch Laien. Beleuchtung der Problematik der einwandfreien Bestätigung eines Herzstillstandes durch einen Laienhelfer. Frage nach Schäden wird gestellt. Abweichung vom in der Ersten Hilfe geltenden *Grundsatz:* „Wenn Sie beim Anblick eines Verunglückten Zweifel hegen, welche Verletzungen er erlitten haben könnte, vermuten Sie lieber die schlimmere und leisten Sie Ihre Hilfe entsprechend!". Hinweis auf besonders große Verantwortung der Ärzte dem Laienhelfer gegenüber, die zu besonders vorsichtigem diadaktischem Verhalten veranlassen sollte. Nicht alles, was Arzthände im Krankenhausbereich unternehmen können, taugt auch in den Händen des Ersthelfers. Das bezieht sich in ganz besonderem Maße auf das in jedem einzelnen Fall riskante Unternehmen einer äußeren Herzmassage.

Die umstrittene Frage, ob Laienhelfer in der äußeren Herzmassage ausgebildet werden sollen, wird aus grundsätzlichen Erwägungen bejaht.

1967: DRK lehnt CPR durch Laien grundsätzlich ab. Ausnahmen: Transportsanitäter, Reparaturtrupps deutscher E-Werke, DLRG-Rettungsschwimmer, Bundeswehr — gehobene Sanitätsdienstgrade. Konsequenz: Ausbildung für Laien wird eingestellt. Ab August 1967 verbleibende Methode für Laienhelfer: Atemspende.

1969: CPR für Laienhelfer empfohlen durch Dick und andere. Bedingung: Beurteilung des Gesamtzustandes eines Notfallpatienten mit Prüfung der Atemfunktion und der Bewußtseinslage sowie der Prüfung der Kreislauffunktion und möglicher Blutungen. Forderungen an Ersthelfer: Intensive Schulung, ständige Wiederholung.

Oktober 1981: Auf dem Internationalen HLW-Symposium der Liga der Rot-Kreuz-Gesellschaften in Kopenhagen wird festgestellt, daß Herz-Lungen-Wiederbelebung nur unter Vorbehalten in die Laienausbildung gehört. Nach den allgemeinen Empfehlungen sollte jedem Land die Entscheidung, ob das volle ABC der kardiopulmonalen Wiederbelebung oder ausschließlich die Atemspende zu lehren sei, durch die örtlich zuständigen Verantwortlichen (z. B. Hilfsorganisationen) bestimmt werden. Obwohl bekannt ist, daß unzureichende Übung, Fehlen von Wiederholungslehrgängen und das Auftreten von möglichen Komplikationen bei der kardiopulmonalen Reanimation potentielle Gefahren darstellen, sollte in den Ländern, in denen die kardiopulmonale Reanimation weit verbreitet ist, in vermehrtem Maße die Ausbildung in kardiopulmonaler Wiederbelebung für die gesamte Bevölkerung angestebt werden. Dort, wo die Möglichkeiten der Unterrichtung begrenzt sind, sollte das Hauptaugenmerk der Ausbildung der Reanimation auf bestimmte Personengruppen gerichtet bleiben, wie Rettungssanitäter, Feuerwehrmänner, Polizei, Rettungsschwimmer, Arbeiter der elektrischen Industrie und andere Personengruppen, die in Arbeitsbereichen mit hohem Risiko im Bezug auf die Notfallfolge Herz-Kreislauf-Stillstand beschäftigt sind. Für die Bundesrepublik Deutschland gilt: Nur ausgewählte Gruppen sollen ausgebildet und trainiert werden.

1983: Überarbeitung der Ausbildungsunterlagen Herz-Lungen-Wiederbelebung durch DRK und Anästhesie (Sefrin/Thiemens, Würzburg) für Sonderausbildung folgender ausgewählter Gruppen: Rettungssanitäter/Rettungshelfer/Sonderlehrgänge Berufsgenossenschaften/ Betriebshelfer/DRK-Sanitätshelfer.

In Anbetracht der Erfahrung, daß die Erkennung eines Herzstillstandes selbst für einen Arzt unter den am Unfallort herrschenden Bedingungen mit erheblichen Schwierigkeiten verbunden sein kann, sollte die Indikation zur Herzmassage durch Laien nur unter folgenden Bedingungen gestellt werden: Vorliegen eines primär auf Herzstillstand suspekten Unfallmechanismus (Elektrounfall, Ertrinken), und bei Vorliegen folgender Symptome: Atemstillstand, Fehlen des Radialis- und Carotispulses und lichtstarre weite Pupillen.

Aus der „historischen Entwicklung" seit 1961 ist ersichtlich, daß das Problem der Herz-Lungen-Wiederbelebung durch Laien kontinuierlich diskutiert wurde. Es sind vielfältige Aktivitäten auf diesem Gebiet festzustellen. Leider ist nicht bekannt, wie viele Laienhelfer bis 1967 in der Herz-Lungen-Wiederbelebung ausgebildet wurden. Außerdem dürfte dieser Personenkreis durch fehlende Nachschulung zum gegenwärtigen Zeitpunkt keine Bedeutung mehr haben. Wie die gemachten Erfahrungen zeigen, überwiegen bei qualifizierter Ausbildung und regelmäßigem Wiederholungstraining die positiven Ergebnisse dieser lebensrettenden Sofortmaßnahme. Aufgrund der gemachten Erfahrungen wurde allerdings die Herz-Lungen-Wiederbelebung aus der Breitenbildung herausgenommen. Von Interesse dürfte eine 1981 gemachte Feststellung sein, wonach durch Sofortmaßnahmen und Erste-Hilfe-Ausbildung 77 Prozent aller Führerscheininhaber unterrichtet wurden, aber nur 18 Prozent sich in der Lage sahen, Erste Hilfe zu leisten.

Am Klinikum Göttingen führe ich in Zusammenarbeit mit dem Zentrum Anästhesiologie seit 1978 Unterrichtungen im Notfalltraining einschließlich der CPR für das Personal durch. Das Interesse ist sehr groß, weshalb die Zahl der Unterrichtungen vergrößert werden muß. Besonders interessiert sind Mitarbeiter aus dem Pflegedienst, auch oder vielleicht gerade mit langjähriger Berufspraxis. Durch den Erste-Hilfe-Lehrgang während der Krankenpflegeausbildung hat das medizinische Assistenzpersonal nicht mehr Kenntnisse als „der Mann auf der Straße". Besonders bedauerlich, daß für angehende Mediziner die Approbationsordnung bis zum Physikum auch nur Erste-Hilfe-Kenntnisse ohne Sonderausbildung in der Herz-Lungen-Wiederbelebung verlangt.

Aufgrund der Entwicklung von Ausbildungsstandards für die Sonderausbildung Herz-Lungen-Wiederbelebung in Verbindung mit den gemachten Erfahrungen wird auch für die nächste Zukunft die diskutierte Maßnahme einem definierten Personenkreis vorbehalten bleiben. Unbestritten ist, daß die kardiopulmonale Reanimation eine lebensrettende Maßnahme bei einer Vielzahl von Erkrankungen und Unfällen ist und nur die sofortige Anwendung dieser Maßnahme einen Erfolg verspricht. Obwohl nach dem gegenwärtigen Erkenntnisstand in unserem Notfallsystem immer noch Lücken erkennbar sind, d. h., bei jedem fünften Notfall dauert es immer noch länger als 6 Minuten, bis eine Meldung abgegeben wird, wird die 1967 auferlegte Aufhebung der Ausbildung der Herz-Lungen-Wiederbelebung nicht rückgängig gemacht. Das bedeutet, daß neben dem ärztlichen Personal nur in beschränktem Umfang Laien in dieser Methode ausgebildet werden. Bereits jetzt ist zu übersehen, daß ein ständiges Training aller seit 1968 ausgebildeten Laien in der Herz-Lungen-Wiederbelebung nicht sichergestellt werden kann. Voraussetzung für die Anwendung durch Laien ist jedoch, daß diese neben einer intensiven Ausbildung eine ständige Fortbildung mit praktischen Übungen dieser Methode nachweisen können. Nur so wird gewährleistet, daß die Herz-Lungen-Wiederbelebung in Laienhänden zum Erfolg führt. Auch die Tatsache, daß die Notfälle im Straßenverkehr, in den Betrieben und im Haushalt in der Regel nicht von Ärzten beobachtet werden, bedingt, daß die primäre kardiopulmonale Reanimation niemals eine ausschließlich ärztliche Aufgabe sein kann. Die in Seattle und Rotterdam gemachten Erfahrungen zeigen Möglichkeiten auf, welche Anregungen für eine intensive Beschäftigung mit der angesprochenen Thematik beinhalten. Alle Verantwortlichen sind daher aufgerufen, die kardiopulmonale Reanimation festen Bestandteil der Notfallausbildung werden zu lassen.

Anhang
Ausgewertet wurden folgende Texte:
J. Amer. med. Ass., S. 178/1961
Leitfaden Erste-Hilfe-Grundausbildung DRK
Ausbildungsbeilage zum DRK-Zentralorgan 6/1965
Dr. med. Egbert Zühlmann, Hamburger Ärzteblatt, S. 291, Oktober 1965
DRK-Zentralorgan 5/1967
Dick, Katastrophenmedizin, Heft 1, 5. Jahrg., S. 8, 1969
Info Sanitäts- und Rettungswesen 1/1982, Bayer. Rotes Kreuz, J 21507 F
Drucksache 9/1246, Deutscher Bundestag, 9. Wahlperiode.

Paneldiskussion

Teilnehmer: H. N. Hart, H. Kreuzer, W. Reifenrath, H.-P. Schuster, H. Sonntag.
Leitung: D. Kettler.

Kettler, Göttingen:
Ich habe einige Vorbemerkungen, die Sie auf die Thematik einstimmen sollen. Ich möchte von einem Satz auf einer der Abbildungen von Herrn *Kreuzer* ausgehen. Dort hieß es, daß die suffiziente Notfalltherapie den Ausgang z. B. beim Infarktpatienten ganz entscheidend beeinflußt. Aus dieser Tatsache, die medizinisch begründet ist, ergibt sich eine ganz klare und entscheidende Bedeutung für die rechtzeitige Erstversorgung von Herz-Kreislauf-Stillständen. Entscheidend ist natürlich die Existenz einer nachgeschalteten Rettungskette; dazu gibt es sehr viele Publikationen. Es bedarf weiterhin einer spezialisierten Auffangstation und bei Herzfällen selbstverständlich einer adäquaten kardiologischen Einheit im Krankenhaus. Herr *Hart* hat sehr deutlich gemacht, daß man nicht durch Laien reanimieren lassen kann, wenn man nicht weiß, wohin man die Patienten anschließend bringen soll.
Betrachtet man die Alarmierungszeiten in der Bundesrepublik, so läßt sich das NAW-System mit minimal 7 bis 10 Minuten ganz gut charakterisieren. Das Rettungshubschrauber-System, das mit einem Arzt besetzt ist — in dieser Hinsicht sind wir besser dran als die Holländer —, läßt sich vielleicht mit einer minimalen Alarmierungszeit von 5 bis 7 Minuten charakterisieren. Wir sind also gut gerüstet für das schnelle Heranführen von professionellen Rettern. Aus den genannten Rettungszeiten ergibt sich die Frage, was in den ersten 5 bis 7 Minuten gemacht werden soll. Wenn diese Zeit nicht mit einem suffizienten oder einem wenigstens bedingt suffizienten Reanimationsversuch abgedeckt werden kann, wird ein Teil der Patienten, die überleben könnten, letztendlich nicht überleben. Darüber gibt es aus Rotterdam und auch aus Seattle ganz harte Daten. Aus dieser Situation, die ich kurz charakterisiert habe, ergibt sich zwangsläufig die Forderung nach einer breiten Massenausbildung, bei der die Maßnahmen der kardiopulmonalen Reanimation gelehrt werden, um Hirn- und Myokardgewebsverluste zu begrenzen. Hierzu besteht keine andere Möglichkeit, als auf das Reservoir der Laien zurückzugreifen.
Zu dem Begriff Laie muß man sagen, daß es sich nicht im eigentlichen Sinne um Laien handelt, sondern um Menschen, die in der Regel einen zehnjährigen Schulabschluß haben, und die nicht zu dumm sind, eine Herzmassage durchzuführen oder eine Atemspende zu geben. Das sind leicht erlernbare mechanische Maßnahmen. Wie auch Herr *Hart* schon gesagt hat, geht es nicht darum, eine Diagnose zu stellen oder pathophysiologische Zusammenhänge zu erkennen. Diese Maßnahmen werden in den englischen Texten als "standing written orders" als exakte, fast militärische Vorschriften bezeichnet und auch so gelehrt. Glauben Sie wirklich, daß man in der Bundesrepublik den Laien weiter unterstellen sollte, sie seien dazu nicht in der Lage?
Natürlich stellt sich auch die Frage nach den Risiken, über deren Ausmaß aus Seattle und Rotterdam bereits Ergebnisse vorliegen, auf die wir noch zurückkommen werden. Damit bin ich mit meiner Vorrede eigentlich am Ende. Ich habe einige Punkte skizziert, die ein Laienreani-

mationsprojekt charakterisieren. Man sollte ein solches Projekt regional, vielleicht an ein oder zwei Zentren in der Bundesrepublik starten. Gegenwärtig gibt es eine Reihe von Aktivitäten am Zentrum Anästhesiologie der Universität Göttingen, die sich mit der Vorbereitung eines derartigen Projektes befassen.
Wer soll ausgebildet werden? Und wo muß man die Grenzen setzen? Zur Beantwortung dieser Fragen müssen wir auf die bereits gemachten Erfahrungen zurückkommen, und ich bitte unsere Mitglieder im Panel, die alle eigene Erfahrungen in der Reanimation haben, Stellung zu nehmen. Auf Ihre Kommentare und auch eventuelle Widersprüche sind wir alle gespannt.

Kreuzer, Göttingen:
Ein Teil der Reanimationsfälle entsteht dadurch, daß der Patient sich nicht rechtzeitig meldet, obwohl er schon Beschwerden hat. Ich würde also der Reanimationsausbildung eine Laienaufklärung vorausschicken, die bedeutet, daß jeder Bürger jenseits des fünfundvierzigsten Lebensjahres, der eine Thoraxsymptomatik bekommt, sofort einen Arzt konsultiert. Ich glaube, man könnte schon sehr viele Reanimationsfälle dadurch vermeiden, daß sich die Patienten nicht über drei oder vier Stunden mit Beschwerden, die eindeutig im kardialen Bereich angesiedelt sind, zuhause herumquälen, bis sie schließlich reanimationspflichtig werden. Wenn es auch wahrscheinlich nicht sehr populär ist, was ich jetzt sage, denke ich, daß wir, bevor wir Laien ausbilden, erst einmal uns selbst ausbilden müssen. Vielleicht darf ich das nicht sagen: Aber meines Erachtens sind nicht einmal 50 Prozent aller niedergelassenen Kollegen in der Lage, eine nach heutigen Vorstellungen suffiziente Reanimation zu betreiben. Ich verstehe diese Aussage nicht als Vorwurf, bin aber der Meinung, daß dies das erste ist, was man tun müßte, um es dann auch jede Schwester und jeder Pfleger lernen zu lassen. Dies allein würde schon eine gewisse Verbreitung des Kenntnisstandes mit sich bringen.
Wenn ich die Daten aus Rotterdam betrachte und sehe, daß die beste Chance der unter einunddreißigjährige männliche Ausgebildete hat, würde ich fast auf die Idee kommen, dies zur obligaten Ausbildung während der Bundeswehrzeit bzw. während des Zivildienstes zu machen. Da gibt es viel Zeit, dies zu lernen. Wir sind uns einig darüber, daß man so etwas nur behalten kann, wenn man es häufig wiederholt. Um einen Anreiz für Wiederholungskurse zu schaffen, würde ich jeden, der eine gerechtfertigte Reanimation – die nicht zwangsläufig erfolgreich verlaufen muß – durchgeführt hat, finanziell dafür honorieren.

Kettler, Göttingen:
Vielen Dank, Herr *Kreuzer,* Sie haben schon eine Reihe von Vorschlägen gemacht. Möchte jemand zu dem Personenkreis Stellung nehmen, der einbezogen werden sollte? Wir sind uns sicher darüber einig, daß es zunächst das medizinische Personal sein sollte, schon allein um atmosphärische Störungen zu vermeiden. Hier stimme ich Ihnen voll zu, Herr *Kreuzer.*
Sie wissen, daß es jetzt einen Rettungsfachkundenachweis von der Bundesärztekammer gibt. Ich habe an unsere Landesärztekammer geschrieben und erhielt zur Antwort, das sei ohnehin schon alles in der Berufsordnung der Ärzte vorgesehen und damit nicht notwendig. Wenn man so etwas hört, ist man über die Akzeptanz dieser Problematik natürlich nicht sehr begeistert.

Schuster, Hildesheim:
In einem Teil der Publikationen zu diesem Thema heißt es im Titel nicht Laienreanimation sondern Reanimation durch „Bystanders", durch zufällig Danebenstehende. Das scheint mir fundamental. Ich glaube, wir haben bisher die Risikogruppen falsch gesehen; das war für mich

das Eindrucksvollste an den Rotterdamer Zahlen. Das Rettungswesen ist vor vielen Jahren angetreten in Richtung des Personenkreises der Unfallverletzten. Wir haben gelernt, daß dieser Kreis nur ein Viertel ausmacht; die anderen drei Viertel sind akut Kranke. Die höchsten Risikogruppen finden sich also nicht auf den Autobahnen oder in den Fabriken, sondern in der eigenen Wohnung. Zuhause ist die Masse der Kreislaufstillstände zu erwarten, und diejenigen, die dort mehr oder weniger zufällig anwesend sind, die wären auszubilden. Dazu gehört natürlich der Hausarzt; dies ist mit dem Begriff „Anwesende" viel besser in Deckung zu bringen als der Ausdruck Laie. Von dort sollten wir anfangen zu denken, wenn wir, wie Herr *Kettler* sagt, unvoreingenommen fragen, wer es sein muß. Wir müssen uns nach der Risikogruppe richten. Die größte Risikogruppe sind die Herzkranken, die zuhause Ihren Herzstillstand bekommen, weniger die Unfallverletzten auf der Straße.

Sonntag, Göttingen:
Ich möchte noch einmal auf die Publikation im New England Journal of Medicine vom Dezember 1983 verweisen. Dort wurde über eine Studie zur Reanimation unter kontrollierten Bedingungen im Krankenhaus berichtet. Herr *Larsen* hatte gezeigt, daß diese mit etwa 50 Prozent nicht erfolgreich verlief. Bei der Laienreanimation lag dieser Prozentsatz nach den Angaben von Herrn *Hart* bei 59 Prozent, wenn ich die entsprechende Abbildung richtig verstanden habe. Im einen Fall erfolgte die Reanimation unter kontrollierten Bedingungen, im anderen Fall unter unkontrollierten Bedingungen. Daher glaube ich, daß diese Maßnahmen der Reanimation genauso parallel durchgeführt werden sollten, wie es in Holland geschehen ist, nämlich durch Laienreanimation mit paralleler Ausbildung der niedergelassenen Praktiker.

Kettler, Göttingen:
Nach den Daten aus Seattle betrug bei Reanimationen, die stattfanden, ohne daß vorher eine sogenannte „bystanding person" tätig war, die Überlebensquote 21 Prozent, im anderen Fall mit initialer „bystander reanimation" dagegen 43 Prozent. Das ist das Doppelte; das waren in Seattle Hunderte von Personen. Diejenigen Reanimationen, die mit „bystanders" stattgefunden hatten, zeigten auch eine wesentlich geringere Rate an zerebralen Dauerschäden. Diese beiden Daten vorweg.
Enorm wichtig war, daß man die Personen auf das einstimmte, was auf sie zukam, und daß man sie mit dem Projekt und der Problematik vertraut machte. So etwas ist nur über Öffentlichkeitsarbeit im breitesten Sinne möglich. Wenn man das Projekt als gesundheitspolitisches Projekt sieht, muß die Ausbildung in der Schule anfangen. Man muß es berufsbegleitend wiederholen. Und natürlich müßte schon zu Beginn des Medizinstudiums eine andere Kategorie eingebracht werden! Dann reicht dieser lapidare Erste-Hilfe-Kurs nicht mehr aus, dem erst nach dem Physikum ein Kurs für akute Notfälle folgt. Bis dahin sind die Medizinstudenten, formal gesehen, auf dem gleichen Ausbildungsniveau wie ein x-beliebiger Führerscheinbewerber.
Der nächste Punkt, den wir zu besprechen haben, sind die Gegenstände der Laienausbildung. Herr *Hart*, was haben Sie den Laien im einzelnen beigebracht?

Hart, Rotterdam:
Ich habe schon gesagt, daß wir Herzmassage und Beatmung gelehrt haben. Ich habe auch gesagt, daß wir nach zwei, drei Jahren Vorlaufzeit gemerkt haben, daß von einem solchen Kurs viel mehr mitgenommen und auch im Zusammenhang mit ganz anderen Dingen als dem Kreislaufstillstand genutzt wird. Da es nicht nur um Kreislauffälle geht, ist ein solcher Kurs

nicht verloren. Man kann, was man gelernt hat, auch in anderen Fällen gebrauchen; man lernt z. B., daß, wenn jemand einen Herzinfarkt bekommt, man ihn auf die Seite lagern soll usw.

Kettler, Göttingen:
Solche Dinge lehren wir ja schon im Erste-Hilfe-Kurs. Mir geht es jetzt um die Erweiterung der Maßnahmen auf die primäre kardiopulmonale Reanimation. Was haben Sie in den Kursen dazu gelehrt? Ich weiß, daß es in Holland ein anderes Konzept der Reanimation gibt, daß nämlich auf die Beatmung unter Umständen verzichtet wird. Haben Sie den Laien also eine ausschließliche Herzdruckmassage beigebracht?

Hart, Rotterdam:
Wir Holländer machen viele Dinge anders als sie sonst in der übrigen Welt gemacht werden. Ich habe dies in meinem Vortrag nicht erwähnt, um nicht noch mehr Verwirrung zu stiften. Aber ich muß sagen, daß wir in Holland nicht die in der ganzen Welt sonst gebrauchte ABC-Methode anwenden, sondern das CAB-Schema. Das bedeutet, daß wir zuerst versuchen, die Zirkulation herzustellen. Erst dann kommt die Beatmung. So haben wir es gelehrt und so sind die Laien auch vorgegangen.

Kettler, Göttingen:
Es ist ja auch in dieser Situation das Beatmen für den Laien oft viel schwieriger als das Drükken. War das der Grund?

Hart, Rotterdam:
In Holland wird die Beatmung schon im Erste-Hilfe-Kurs gelehrt, den viele der von uns dann Weitergebildeten bereits absolviert hatten. Die Herzmassage ist dann etwas ganz Neues. Ich glaube auch, daß eine gute Beatmung schwieriger ist als eine Herzmassage. Aber mit einer Herzmassage hat man natürlich auch mehr Möglichkeiten, Unfälle zu erzeugen. Das darf man nicht vergessen.

Schuster, Hildesheim:
Ich möchte dazu gerne ein Wort sagen, bitte Sie aber, dies genauso aufzufassen, wie ich es sage. Was zuerst kommen soll, wird bei uns derzeit ausgiebig diskutiert. Aus anästhesiologischer Sicht ist die Frage sicher richtig entschieden: erst pulmonal, dann kardiologisch. Hier und jetzt sprechen wir aber über etwas anderes. Unser Idealbild ist jetzt die unmittelbar beginnende Reanimation durch den zufällig Danebenstehenden. Für diese Situation gibt es ein großes Erfahrungsgut unter den Kardiologen im Herzkatheterlabor und auf der Intensivstation. Es gibt in meinen Augen keinen Zweifel, daß wir bei einer Vielzahl diese Patienten durch rasche, mechanische Manipulationen den Kreislaufstillstand beenden: ein Schlag, zwei Massagestöße, ein Hustenstoß oder wie auch immer. Die Situation im Herzkatheterlabor und auf den Intensivstationen, wo die primäre mechanische Maßnahme häufig sehr wirksam ist, ist das eigentliche Modell für die „bystander-reanimation".

Kreuzer, Göttingen:
Ich möchte Herrn *Schuster* in diesem Punkt sehr unterstützen. Man hat auch früher zuerst mit den mechanischen Maßnahmen begonnen; erst später ist über die Anästhesisten das „A" an die erste Stelle getreten. Es mehren sich – wie Herr *Schuster* sagt – die Stimmen, daß es auch

für Ärzte absolut genügen würde, die Reanimation mit einer Herzmassage zu beginnen und ohne Beatmung.
Wenn überhaupt darüber geredet wird, was denn gelehrt werden soll, dann kann es doch nur dies sein: Es muß erstens gelehrt werden, wann nichts gemacht zu werden braucht oder nichts gemacht werden darf. Die falsche Indikation muß vermieden bzw. die richtige muß gelehrt werden. Zweitens muß, was beigebracht wird, so einfach sein wie nur möglich. Und es sollte auch keine psychologischen Hemmschwellen geben. Zweifellos gibt es psychologische Hemmschwellen für die Beatmung. Das sollte man gar nicht verkennen. Nicht jeder ist bereit, an einem alten oder verschmutzten Menschen auf der Straße eine Mund-zu-Mund-Beatmung durchzuführen. Und nicht jeder hat gleich einen Tubus in der Tasche. Daher halte ich es für vernünftig, eine früh einsetzende Herzmassage zu lehren und sie dann auch zu machen.

Kettler, Göttingen:
Auch ich stimme beiden Vorrednern bedingt zu. Kardiologisch kann ich wenig dazu sagen. Nach dem, was ich aus Rotterdam gehört habe, hat der präkordiale Faustschlag selbstverständlich nach wie vor seine Indikation, obwohl viele Leute das Gegenteil schreiben. Das ist eine einfache Maßnahme, die ein Laie ausführen kann. Nur müssen wir unser Denken ändern. Wir dürfen uns nicht mehr darin üben, durch Verbote und Beschwören von eventuellen Fehlleistungen die Reanimationsmaßnahmen zu allein den Ärzten und professionellen Rettern zustehenden Leistungen hochzustilisieren. Wenn wir nicht damit anfangen, Barrieren abzubauen, kommen wir nicht weiter, und alles wird so bleiben, wie es ist.
Jetzt habe ich aber noch eine Frage zu den Risiken, denn wir können unsere Diskussion ja nicht in reiner Euphorie ausklingen lassen. Herr *Hart*, welches waren denn die Zwischenfälle und die Risiken, die Sie bei der Reanimation durch „bystanders" hatten? Was haben die „bystanders" an Komplikationen hervorgerufen?

Hart, Rotterdam:
Ich bin in der glücklichen Situation, daß ich das nicht so genau weiß, denn nach den Wiederbelebungsversuchen werden die Patienten mit der Ambulanz in das Krankenhaus gebracht und natürlich wird man erst dort feststellen, was kaputtgemacht wurde. Selbstverständlich habe ich stets danach gefragt. Demzufolge ist nur sehr wenig kaputtgemacht worden. Von den 81 Wiederbelebungsversuchen, die ich überschaue, sind natürlich viele Patienten gestorben, und von diesen vielleicht einige z. B. an einer Herztamponade. Es ist möglich, aber wir wissen es nicht genau. Wir wissen es auch deswegen nicht, weil Obduktionen in Holland sehr selten durchgeführt werden. Wir würden uns wünschen, daß dies geändert wird, denn dann wüßten wir besser, warum der eine oder andere Patient gestorben ist. Verletzungen durch die Reanimation scheinen aber selten vorzukommen. Bei keinem unserer Fälle haben wir bisher ein apallisches Syndrom nach der Reanimation gehabt.

Kettler, Göttingen:
Ich kann wieder nur über das berichten, was bereits in der Literatur beschrieben wurde. Die hauptsächlichen Bedenken in den Vereinigten Staaten bestanden nicht wegen möglicher Rippenfrakturen, sondern wegen einer eventuellen Herzdruckmassage beim noch schlagenden Herzen. Dieser Punkt hat in der Diskussion offenbar viel größere Bedeutung gehabt. Was kann passieren, wenn man ein noch schlagendes Herz massiert? Können die Kardiologen dazu Stellung nehmen?

Schuster, Hildesheim:
Ich weiß es nicht. Dennoch würde ich Herrn *Hart* gerne noch etwas fragen. Daß Laien bei der kardiopulmonalen Reanimation Schäden setzen können, ist klar. Das ist aber nicht das Problem. In den bisherigen Diskussionen, zumindest in Deutschland, war das Problem immer, daß der Laie die Herzmassage bei einem Patienten macht, der gar keinen Kreislaufstillstand hat und ihn dann schädigt. Ist das vorgekommen?

Hart, Rotterdam:
Man muß zunächst einmal sagen, daß es einen Unterschied zwischen der prähospitalen und der hospitalen Phase gibt. Ich glaube, daß die Laien bei der Herzmassage in der prähospitalen Phase nicht so hart drücken wie vielleicht ein Pfleger im Krankenhaus. Daher werden durch die Maßnahmen in der prähospitalen Phase nicht so viele Schäden im Körper erzeugt wie durch das, was im Krankenhaus falsch gemacht werden konnte. Viele Laien haben doch sicher Angst davor, die vier Zentimeter richtig durchzudrücken. Dann bekommt man natürlich weniger Unfälle. Selbstverständlich kann ich dafür keinen Beweis erbringen.

Kettler, Göttingen:
Die großen Studien aus Seattle zeigen, daß, auch wenn eine Reanimation insuffizient durchgeführt wird, dies eine erhebliche Bedeutung für das Ergebnis und die Gesamtüberlebensrate hat. Der nächste Punkt, den ich nur kurz anschneiden möchte, ist die rechtliche Situation. Die Amerikaner haben in diesem Zusammenhang den Begriff "good Samaritan laws" gebraucht. Das soll heißen, daß jeder zur ersten Hilfe verpflichtet ist, und, wenn er das in guter Absicht tut, exkulpiert ist vor jeder rechtlichen Verfolgung.

Reifenrath, Göttingen:
Ich habe zu dieser Frage mit dem zuständigen Referenten des DRK-Landesverbandes Niedersachsen gesprochen, der im Rettungsausschuß des DRK-Präsidiums in Bonn mitarbeitet. Rechtliche Probleme gibt es nicht mehr. Man stellt die Maßnahme auf eine Ebene mit der Atemspende. Sie wird also nicht so betrachtet wie beispielsweise die Freilegung eines venösen Zuganges oder die Gabe von Injektionen und Infusionen. Letzteres ist ja Diskussionspunkt seit Jahren.

Kettler, Göttingen:
Wir werden uns sicher ohnehin ein Rechtsgutachten besorgen müssen, wenn wir ein solches Projekt starten wollen. Der nächste Punkt betrifft das Auffrischungstraining. In Seattle wurde gesagt, daß eine Auffrischung von Zeit zu Zeit sinnvoll wäre, weil bemerkt worden ist, daß nach zwei Jahren nicht mehr viel präsent war. Allerdings steht dem entgegen, daß die nicht so gut ausgebildeten Laien fast die gleichen Ergebnisse hatten.

Hart, Rotterdam:
In Seattle war es doch am Anfang etwas anders. Man hat soviel Personen ausbilden wollen wie möglich. Man hat Wiederauffrischungskurse für nicht so wichtig gehalten. So haben wir in Rotterdam zunächst auch begonnen. Schließlich haben wir aber doch bemerkt, daß die Motivation zurückgeht, wenn man längere Zeit keinen Kurs mehr absolviert hat. Seit 1982 haben wir daher mit Wiederholungskursen begonnen. Von den 22 000 Personen, die ich anfangs genannt habe, haben 4 000 an einem Wiederholungskurs teilgenommen. Das ist natürlich zu wenig. Diese Zahl müssen wir jetzt verbessern.

Kettler, Göttingen:
Daran schließt sich die Frage an, von wem die Ausbildung vorgenommen werden soll. Daß dies nicht die Ärzte tun sollen und können, kann man vorausschicken. Dafür haben wir die diversen Rettungsorganisationen. Halten Sie die Realisierbarkeit eines solchen Projektes auf regionaler Ebene mit einer Population von 250 000 Einwohnern überhaupt für denkbar bei der allgemeinen gesellschaftlichen Großwetterlage?

Kreuzer, Göttingen:
Ich glaube schon, Herr *Kettler,* daß Sie mit dem nötigen persönlichen Einsatz in einem regionalen Programm so etwas zustandebringen. Die Frage ist, ob dies das Problem lösen würde, oder ob man nicht eher doch in jugendlichem Alter versuchen müßte, *alle* Menschen darin auszubilden. Wenn wir schon eine Bundeswehr haben, scheint es mir in der Tat keine so schlechte Idee zu sein, jeden Diensttuenden in der Bundeswehr und jeden Zivildienstleistenden sorgfältig ausbilden zu lassen. Zu den Argumenten von Herrn *Schuster* möchte ich noch folgendes sagen: Den Beistand hat am nötigsten der Mann jenseits des fünfzigsten Lebensjahres. Daher könnte man argumentieren, daß jede Ehefrau auszubilden sei. Nun ist aber ganz klar, daß, je älter die Auszubildenden werden, sie umso weniger bereit und auch körperlich in der Lage sind, die Reanimation zu betreiben. Wir werden also mehr auf den fünfundzwanzigjährigen Sohn angewiesen sein oder den Mitbewohner im Haus als auf die Ehefrau, obwohl sie natürlich der "bystander" an erster Stelle wäre.

Kettler, Göttingen:
Ich glaube, da unterschätzen Sie die Fähigkeiten und die Vitalität der fünfzigjährigen Ehefrauen.

Reifenrath, Göttingen:
Bundesweit halte ich Ihr Konzept für nicht realisierbar und zwar aus verschiedenen Gründen, von der Bereitstellung der Ausbilder angefangen bis zur Erfassung all derer, die teilgenommen haben hinsichtlich der Einladung zur Wiederauffrischung. *Regional* würde ich mir durchaus etwas versprechen, z. B. für den Göttinger Raum. Wir haben gute Erfahrungen mit der vorhandenen Motivation bei sehr vielen Mitarbeitern auch außerhalb des Klinikums gemacht. Die Zahnärztekammer Südniedersachsens trat beispielsweise an uns heran mit der Bitte, etwas zu tun. Vom Kieferchirurgen bis zur letzten Helferin haben wir fast alle in Erster Hilfe ausgebildet. Die Zusammenarbeit war wunderbar; das ließe sich auf andere Bereiche sicher auch übertragen. Einen Versuch wäre dies wert.

Kettler, Göttingen:
Herr *Hart,* wie haben Sie Ihr Projekt auf die Beine gebracht. Haben Sie einen Sponsor gehabt?

Hart, Rotterdam:
Da sind wir in Rotterdam gut dran gewesen. Ich habe das ganze einmal in einem Artikel vorgeschlagen. Den hat der Redakteur einer Zeitung gelesen, und er hat gesagt, daß er das Projekt finanzieren würde. Er hat vorgeschlagen, eine Fernsehaktion zu starten und von dort bekam ich unmittelbar 52 000 Mark. Davon wurde eine Stiftung gegründet.

Schuster, Hildesheim:
Ich persönlich bin davon überzeugt, daß Ihr Vorschlag realisierbar ist, vor allem wenn es ge-

lingt, das Fernsehen zu aktivieren. Und wenn es in einer Region funktioniert, müßte es auch in der gesamten Bundesrepublik funktionieren.

Große-Ophoff, Köln:
Ich bin etwas pessimistischer gestimmt. Ich leite diesen Pessimismus aus dem fehlenden emotionalen Rücklauf aus Notarztwagen und sonstigen Rettungseinsätzen ab, der nahezu gegen Null geht. Ich glaube, daß eine gewaltige Kampagne gestartet werden müßte, um das Projekt überhaupt in Gang zu bringen.

Kettler, Göttingen:
Wir wollen die Panelrunde damit beschließen, daß wir, wie ich schon ankündigte, noch einige Fragen aus dem Auditorium beantworten.

Kirschling, Melsungen:
Es liegt doch sowieso schon in der Verantwortung der Betriebe, daß Mitarbeiter – bei uns z. B. sind es 10 Prozent der Mitarbeiter – in Erster Hilfe ausgebildet sein müssen. Der Betriebsarzt hat die Verantwortung dafür zu tragen, daß sie richtig ausgebildet sind und er muß die anstehenden Fragen beantworten. Ich persönlich mache es so, daß ich in jedem Kurs zwei Stunden Herz-Kreislauf-Wiederbelebung einschließe; die Mitarbeiter werden alle zwei Jahre bei uns geschult. Wenn dies zum Gesetz würde, hätte man dort eine Möglichkeit der breiten Laienausbildung für Herz-Kreislauf-Wiederbelebung.

Kempe, Goßlar:
In den Erste-Hilfe-Kursen wird nicht die Herz-Lungen-Wiederbelebung gelehrt. Ich bin beim Roten Kreuz tätig und wenn wir die Herz-Lungen-Wiederbelebung behandeln, machen wir es nach dem Erste-Hilfe-Kursus zusätzlich. Man sollte daher an die Hilfsorganisationen herantreten, und sie auffordern, die Herz-Lungen-Wiederbelebung in den Erste-Hilfe-Kursus hineinzunehmen.

Kettler, Göttingen:
Herr *Kempe,* Sie wissen, wie sehr wir alle gefangen sind in Vorschriften. Alles ist schwarz auf weiß bis ins letzte geregelt. Diese Dinge sind nicht so einfach durch Wünsche und Empfehlungen aus der Welt zu schaffen.

Dahmer, Hannover:
Wir stellen Ausbildungsmaterial her und bereiten zur Zeit Ausbildungsmaterial zum Thema Herz-Kreislauf-Wiederbelebung vor. Ich fand es interessant, daß im Panel offenbar Einmütigkeit darüber besteht, daß in Zukunft nicht mehr nach dem ABC-Verfahren gelehrt werden soll. Wenn wir aber Ausbildungsmaterial herstellen sollen, würden wir natürlich gerne wissen, was wir lehren sollen. Könnte das Panel nicht einmal laut nachdenken, wie man in der Bundesrepublik in dieser Frage zu einer einheitlichen Auffassung kommen könnte?

Schuster, Hildesheim:
Ich habe meine Bemerkung zu diesem Problem mit der herzlichen Bitte eingeleitet, zuzuhören. Man kann natürlich von dieser Stelle aus nicht sagen, wegen dieses einen Problems der Reanimation durch "bystanders" im Haus, wo offenbar die höchste Risikogruppe vorliegt,

sollte das ABC-Schema umgekehrt und nicht mehr wie bisher gelehrt werden. Man kann auch nicht einfach die Hilfsorganisationen bitten, das in ihrem Programm zu berücksichtigen. Man muß es so sehen: Es gibt Rotterdam, Seattle, Oslo. Das ist nicht Deutschland, das ist nicht Hannover, nicht Mainz. Dort hat es funktioniert. Wir sollten nicht eine Kommission zusammensetzen, die berät und entscheidet, wie es gemacht werden soll. Wir brauchen einen Feldversuch, eine regionale Untersuchung, die prüft, wie das bei uns in Deutschland aussieht, mit unseren Menschen, mit unseren Patienten, mit unseren Möglichkeiten. Dann kann man die anstehenden Fragen beantworten und sagen, nach welchen Regeln es auch in den anderen Regionen gemacht werden soll. Es wäre m. E. ganz falsch, vorher durch eine Kommission sagen zu lassen, so oder so solle das vor sich gehen. Man muß beides tun: Man muß an dem lang und mühsam erworbenen ABC-Schema festhalten. Das schließt aber nicht aus, daß einer — und ich hoffe, Herr *Kettler* ringt sich dazu durch — in einer Region einen solchen Feldversuch macht, bei dem dann hinterher andere Dinge herauskommen können.

Kettler, Göttingen:
Herr *Dahmer,* machen Sie Ihren Film ruhig weiter. Niemand würde Ihnen den Film, wenn er mit „B" beginnt, abnehmen und wenn er von einem wie auch immer zustandekommenden Panel gutgeheißen worden wäre. Da würden sich unsere Traditionen schon wieder durchsetzen. Dies ist ein wissenschaftliches Panel, wenn auch mit Fortbildungsaufgaben betraut, und hier kommt zum Ausdruck, daß die Ingangsetzung der Zirkulation offensichtlich wohl doch eine ganz gewichtige Bedeutung vor den anderen Strandardmaßnahmen hat. Das muß man aber erst noch weiter diskutieren.

Paraviccini, Münster:
Ich muß mich aus eigener Erfahrung leider der etwas pessimistischen Ansicht von Herrn *Sonntag* anschließen. Ich sehe die Problematik allerdings auch in den Reihen unserer eigenen Kollegen, insbesondere der Funktionäre z. B. der Bundesärztekammer. Diese votiert eindeutig gegen die weiter ausgedehnte Laienausbildung. Ich erinnere an ein Expertenhearing, das im vergangenen Jahr in der Bundesschule des DRK in Bonn stattfand. Da und auch kürzlich im Bundesärzteblatt wurden eindeutig konträre Ansichten geäußert.
Ich finde es besonders interessant, daß wir heute überwiegend den Eindruck gewinnen, daß die Mund-zu-Mund-Beatmung, wie sie in der Laienausbildung bisher durchgeführt wird, mit zwar anderen, sicher aber gleichwertigen Risiken behaftet ist wie möglicherweise die externe Herzdruckmassage. Es müßte also der Versuch unternommen werden, zunächst in unseren eigenen Organisationen den Weg zu bahnen und dann solche Feldversuche zu starten. Vielleicht sollte zuvor aus wissenschaftlicher Sicht die Frage noch abgeklärt werden, ob ein noch schlagendes Herz durch eine gleichzeitig durchgeführte extrathorakale Herzmassage möglicherweise Schaden erleidet.

Kettler, Göttingen:
Da haben wir es an der Hochschule ausnahmsweise einmal sehr viel besser. Wir können unter Umgehung jeglicher Organisationen und Kammern nach Absprache mit einem Sozialminister ein solches Projekt als wissenschaftliches Projekt starten. Wir können es uns sogar bezahlen lassen, z. B. von der Deutschen Forschungsgemeinschaft; damit hätte die ganze Angelegenheit sogar ein Siegel.

Roland, Pinneberg:
Ich habe noch eine kurze Frage zu der erwähnten telefonischen Schulung in der akuten Situa-

tion. Haben Sie in Holland Erfolge damit erreicht, daß die Beistehenden, die keinerlei Ausbildung hatten, in der Situation durch die telefonische Rückkoppelung in die Lage versetzt wurden, eine kardiopulmonale Reanimation zumindest ansatzweise zu beginnen?

Hart, Rotterdam:
Diese Maßnahme ist noch nicht in Funktion. Sie befindet sich gerade in der Probe. Das ist natürlich eine sehr schwierige Angelegenheit und nicht so einfach, wie es auf der Abbildung ausgesehen hat. Es wird wahrscheinlich ein Jahr dauern bis eine gute "standing written order" ausgearbeitet worden ist.

Kettler, Göttingen:
Wenn keine weiteren Bemerkungen mehr zu machen sind, möchte ich jetzt schließen. Ich danke Ihnen allen und ich erspare mir langatmige Zusammenfassungen, wie sie bei solchen Panels sonst üblich sind. Jeder, der hier war, wird wissen, was er mit nach Hause nehmen kann. Ich glaube, daß wir trotz des einfachen Titels „Reanimation" doch Hochinteressantes und Neues in diesen Vorträgen gehört haben. Ich schließe mich nicht aus, das will ich ganz offen gestehen.
Ich möchte schließlich allen Referenten und Diskutanten und Ihnen ganz besonders als einem äußerst geduldigen Auditorium danken und die Veranstaltung mit nochmals herzlichen Dank an die B. Braun Melsungen AG, die uns dies alles ermöglicht hat, schließen.